好心情系列

睡出好心情

冯观富◎著

暨南大學出版社
JINAN UNIVERSITY PRESS
中国·广州

图书在版编目（CIP）数据

睡出好心情/冯观富著. —广州：暨南大学出版社，2011. 11
（好心情系列）
ISBN 978 -7 -81135 -977 -0

Ⅰ. ①睡…　Ⅱ. ①冯…　Ⅲ. ①睡眠—普及读物　Ⅳ. ①R338. 63 -49

中国版本图书馆 CIP 数据核字（2011）第 182489 号

出版发行：暨南大学出版社

地　址：中国广州暨南大学
电　话：总编室（8620）85221601
　　　　营销部（8620）85225284　85228291　85228292（邮购）
传　真：（8620）85221583（办公室）　85223774（营销部）
邮　编：510630
网　址：http：//www. jnupress. com　http：//press. jnu. edu. cn

排　版：广州市天河星辰文化发展部照排中心
印　刷：广东省农垦总局印刷厂

开　本：787mm ×960mm　1/16
印　张：15
字　数：300 千
版　次：2011 年 11 月第 1 版
印　次：2011 年 11 月第 1 次
印　数：1—3000 册

定　价：33. 00 元

前 言

本书专门探讨人们睡眠问题及如何因应之学，睡眠问题人人有，只是没有当今多。

世界卫生组织（WHO）已将睡眠问题列为21世纪人类社会重大问题。睡眠问题包括三个层面：

一是睡眠知识。不是人人都了解，有待学习。

二是睡眠障碍。在竞争剧烈的今日世界，人人难免一生中不时出现，都是知其然而不知其所以然，如何避免，须有深层的认知和行为改变。

三是睡眠疾患。严重的睡眠问题，足以影响日常生活、学习和人际关系发展，甚至生命及社会安全。当下这类人越来越多，但知道如何正确处理者少。

美国哈佛医学院医生贾柯布斯（G. D. Jacobs，1998）坦言："医学院里的医生不一定都能治疗睡眠问题，因为整个医学教育的过程中，医学系学生学到的睡眠问题训练时数甚微，医生也无法在医学与科学期刊中吸收到关于治疗失眠的信息。"由是而知，一般社会大众更难窥其堂奥。

研究证明，失眠多由心理引起，是情绪问题。失眠的最大害处是造成白天易怒、挫折感、失落、焦虑、忧郁、疲倦，甚至缺乏生存动机等不同形式的情绪反应。同时，睡眠临床治疗师统计，约80%～90%睡眠障碍的患者是心理问题，不是真正的生病。笔者认为既然如此，就可以"自疗"，无需浪费时间、金钱和社会资源往医院里来回奔跑，本书重点也在此。

2001年，国际精神卫生和神经科学基金会主办的全球睡眠和健康计划发起一项全球性的活动——"世界睡眠日"，并将它定在每年春季的第一天——3月21日为"世界睡眠日"，各国纷纷热烈响应，这项活动迄今仍在积极进行，目的在于唤醒世人重视自己的睡眠健康，而相关文献也随之大量出现，受到广泛的重视与讨论。

这是一个没有时空性、几乎人人都有的问题，多年来一直吸引笔者探索、琢磨。2007年，笔者参加"海峡两岸心理辅导学术论坛"时，提出"睡眠障碍心理治疗/DIY”专题报告，以呼应当时的“世界睡眠日”活动。睡眠问题也是心辅人员自己和被辅导者经常面临的问题，该报告得到热烈的回响，及后在两岸一些院校授课或心理健康讲座中，常以睡眠问题为题予以阐述，得到肯定与鼓舞。

本书内容包括三个部分，旨在就前述睡眠问题的三个层面进行探讨和阐述。

第一部分：第一至第十章，属睡眠的基本认识，是认知层面，旨在使读者了解有关睡眠的种种基本知识，进而获得一个健康的睡眠。

第二部分：第十一至第十八章，属睡眠障碍与疾患处理，旨在使有同样遭遇的人知道问题症结，怎样及时作适当处理。

第三部分：第十九至第二十章，属睡眠障碍心理治疗/DIY 的各种方法。睡眠问题心理因素甚多，科学实验已经证明“自疗有效”，因此不妨一试（当然问题严重的不可延误求诊问医），书中告知正确方法。

睡眠问题是一个非常复杂的问题。本书所述，限于笔者学识能力有限，谬误与疏漏难免，尚祈专家学者先进斧正。

冯观富 谨识

2011 年 8 月

目　录

第一章 绪论

一、睡眠是一门科学

睡眠（sleep）是一门深奥的生命科学，如同空气和水是人类生存的三大要素之一。它牵涉范围既深且广，它占去人生1/3或1/4的时间，人们的日常生活活动甚至生命都受到它的影响，它迄今仍有许多不为人知、尚待探索的问题。

自古以来，睡眠一直带有神秘色彩，随着社会的发展、科学的进步和研究的深入，目前人们已经认识到睡眠不仅是人类的一种本能，一种自然现象，而且是一门科学。只是人人行之，日日行之，如同呼吸空气一样，只要不出问题，没有人去深究，多是习而不察，知其然而不知其所以然。

睡眠是一门崭新的综合科学，它的领域涉及分子生物学、心理学和社会学等跨学科协作的科际整合，主要有三个方面：

第一，通过生物实验和分子生物学研究睡眠原理，建立睡眠科学。

第二，通过防止失眠和精神障碍造成的事故，改善睡眠环境，避免经济损失。

第三，为治疗失眠和嗜睡症，建立睡眠医学。

21世纪的今天，睡眠已经不单是医学或专业医师的研究课题，而几乎是人人皆应学习的课题。世界卫生组织（WHO）预言，21世纪是心理障碍时代，而睡眠问题80%是心理问题（李舜伟，2007；袁勇贵、杨忠，2007）。同时，世界卫生组织（WHO）将“睡得香”定为人体健康标准之一。英国大文豪莎士比亚称“睡眠是生命筵席上的滋补品”。中国古代医学强调人生“不觅仙方觅睡方”。

二、研究睡眠的时代背景

1. 生命不可欺，天规不可违

人在一天24小时中，除白天工作、学习和饮食活动外，晚上的睡眠是一种最佳且必须的活动。人生苦短，人们为了生存和发展，必须在其一生中，将如此宝贵的1/3或1/4的时间用于睡眠，这突显了睡眠的重要地位。

睡眠是大自然的节律、人类生理时钟，是基本的生命现象，是与生俱来的本能、生存的要件，是非常节奏性的现象，是自然界可以看得到的现象。如地球绕太阳一周为一年，分成春、夏、秋、冬四季；地球自转一周正好是一昼夜24小时。人类和所有动物一样，有一种内在生理节律，昼夜不同，例如中枢，体温形成的一种生理时钟——早晨，逐渐爬升；午后、黄昏，体温升至最高点，身体渐感疲倦；入夜后2~3小时，体温又开始下降，此时正是入睡时间；清晨时分达到最低点，渐进入预备清醒状态，正好是一天的周期。

人类为了健康、生存和发展，必须使自己生物时钟节律与地球节律保持同步：在白天清醒时活动，晚上倦困时睡觉。如故意违背或破坏此规律，后果将不堪设想。虽然有些人一晚只睡3~4小时甚至更短，仍是好好的；也有一些长期熬夜，也不会立即出现问题，这些“例外”只是短时间维持着，其问题正如隐伏的活火山，何时爆发只是时间而已。最佳的解决方法就是设法解除即将爆发的危机——不欺骗自己的生命，不违背天地自然的规律。

2. 睡眠是21世纪社会大问题

在电灯发明以前，睡眠周期与昼夜更迭周期是紧密而有规律的，但自20世纪70年代以来，人们的睡眠时间大大下降，之所以如此，生存竞争是主要原因。有人说，白天是老板的，晚上是自己的，所以晚上得犒劳一下自己，以免生命虚度。可是一天只有24小时，既不能预支，也不能补偿。

世界卫生组织（WHO）早有预言，21世纪是心理障碍时代；又说，睡眠将是社会一大问题。这些问题在今日社会已经得到印证：知识分子苦恼，学生无奈，工人无头路；商店老板怕无人上门，制造业者怕产品无销路，外贸商怕汇率变动，政治人物怕众叛亲离、竖敌太多而遭不测。男人怕性功能衰退而雄风不再，女人怕人老珠黄而失宠；年轻少男怕收入不多娶不到老婆、养不起老婆，更怕入错行，年轻少女怕嫁错郎。家庭“主夫”怕失业，“主妇”怕先生外遇；孩子怕失亲，老人怕被弃养……总之，当今三百六十行，无一不在战战兢兢之中过着，担惊受怕以致晚上睡不着。

3. 解决睡眠问题的迫切性

20世纪90年代，世界卫生组织（WHO）对14个国家调查发现，有27%的人睡眠有问题。2002年，全球交通事故死亡人数一半以上是由打瞌睡及睡眠障碍所造成的。

1990年，据台湾地区的统计，在精神科门诊中有70%~80%的患者抱怨失眠；2001年，260万人有睡眠障碍；2005年，有500万人睡眠不好。

1995 年，据美国统计，一年中因睡眠障碍造成的经济损失高达 430 亿～560 亿美元；用于治疗失眠症的直接花费高达 139 亿美元；驾车因打瞌睡造成车祸死亡每年有 2 万～3 万人，造成经济损失达 500 亿～600 亿美元。有一半的美国人抱怨睡不着，至少有 3 000 万的成年人为长期严重的失眠压力所苦（G. D. Jacbs，1998）。

美国挑战者号航天飞机升空不久爆炸、三里岛核能事故等调查均发现事故往往与工作人员极度缺乏睡眠导致注意力、判断力降低有关。

据统计，美国每 3 个成年人中就有 1 个人被失眠困扰。

1995 年，据法国统计，一年中用在治疗失眠症的直接花费达 20 亿美元。

2002 年 3 月 21 日，“中国医学会精神病理分会”举办了为期一周的宣传活动并进行万人问卷调查，发现高达 42.5% 的人饱受失眠困扰。

2003 年春节前 15 天，仅广东省因车祸死亡的人数多达 478 人，半数是驾驶时打瞌睡所致。

张鲁原《睡眠健康指南》一书指出，2005 年，中国有 35% 以上的人患有不同程度的睡眠疾病，老人有高达 40% 的发病率；有 200 万人患睡眠呼吸中止症；每年睡眠疾患增长率为 13%，因而造成各种并发症。此书同时指出，上海市有 400 万人患有不同程度的睡眠疾患，其中 100 万人每天依赖药物助眠；有 50% 的成年人都经受过失眠的困扰。

2006 年 4 月 10 日，零点调查公司《中国女性健康白皮书》公布对北京、上海、广州等 5 个城市千余名女性的健康调查，发现职业妇女平均每周有 3.7 天无法享有“黄金觉”（晚上 11 时至凌晨 3 时），每天睡眠时间不到 8 小时，9.9% 受访女性表示睡大觉是她们自我犒赏的方式之一。

调查显示，城市妇女中有 40.5% 属于高压力感者，其中广州女性的压力感最强。在上网减压人群中，广州女性最多。工作压力是城市女性的首要压力，占 53.8%；其次是经济压力，占 39.5%；位列第三的是健康问题，占 21.7%（谢绮珊，2006）。

2006 年 2 月 27 日，《广州文摘报》转载《时代商报》的报道，文中内容归纳如下：

（1）如今的中国人要睡得香、睡得足，越来越不容易。激烈的竞争、工作的压力，加上互联网络等种种消磨时光的诱惑，使失眠的人越来越多。

（2）据调查，中国人睡眠时间在减少，而且睡眠质量也有所下降，目前有 45% 的人饱受失眠之苦。调查显示，睡眠时间与受教育程度成反比，文化越高的人睡得越少。与城镇居民相比，农村居民睡眠不足的情况稍微少一些，他们休息得早，说明农村缺乏娱乐项目，也是为了省电。

（3）随着市场竞争越来越剧烈，很多白领和经理阶层人士每天不得不工作到深夜；有些因为工作压力的缘故，根本无法入睡；还有一些人沉醉在五光十色的夜生活中。

（4）不仅成年人，就连孩子们也开始睡眠不足。在升学考试的沉重压力下，缺睡成了中小学生的普遍问题。

三、研究睡眠问题——当今重要课题

1. 1 + 0 = N

根据世界卫生组织做过的一次调查，失睡已列入当今工业社会中人数最多的健康问题之一，众多研究人员和生产部门都在投入大量的人力和物力开发新产品，以期改善人类睡眠质量。人们曾给健康下过一个定义："健康是一种身体上、精神上和社会上的完满状态。"

健康不是一切，但没有健康就没有一切。健康可比喻为数学中的"1"，人们所拥有的一切（包括财富、地位、荣誉、家庭及事业等）比喻为"0"，有了健康的"1"，后面的"0"越多越好，如果没有前面的"1"，后面的"0"就失去意义，什么都没有了。睡眠又是健康的基石，基底不稳固，上层建筑必定会发生问题。如何强基固本，已成为当今研究的重要论题。

随着脑科学领域研究的深入，人们了解到睡眠不仅是机体活动暂时停止，而且是维持高级生理功能的重要生命活动，睡眠是生命中不可或缺的一部分。美国学者对 7 000 人为期五年半的研究表明，在影响人寿命的七个因素中，睡眠是其中最重要因素（王祖承，2005）。

随着时代的飞快发展，生命科学带动睡眠科学研究蓬勃兴起，有关睡眠障碍性疾病的知识日新月异，睡眠受到广泛的重视。这是由于现代化社会的生活紧张、压力大增，将睡眠时间人为压缩所致。睡眠是生命必需的过程，是健康的精神活动、机体复原、整合和巩固记忆的重要环节。

健康来自睡眠，这是研究人员根据对睡眠研究最新成果所提出的新观点。重视睡眠，解决睡眠不足和排除失眠障碍，已成为当今人类健康的普世价值，是最重要"生命能源危机"。21 世纪的人们纷纷在研究解决生活能源石油危机的同时，也不得不研究生命的能源危机——睡眠危机。

2. "世界睡眠日"——一项全球性的活动

2001 年，国际精神卫生和神经科学基金会发起一项全球性的活动——"世界睡眠日"，并将它定在每年的 3 月 21 日，活动的重点在于唤起人们对睡眠的重要性的意识，“开放心灵之窗，共同关注睡眠的质量”的口号获得世界各国热烈响应，每年都在此日纷纷展开各种学术及宣传活动，教育民众重视自己的睡眠健康。

3．研究睡眠机构如雨后春笋

事实上，对睡眠的重视非始自今日，从研究睡眠理论的发展和研究睡眠的机构成立的先后顺序可见端倪。

1961年，美国最先组成睡眠障碍协会（American Sleep Disorder Association，ASDA），几经合并，今日已成为世界上最具权威和历史最久的研究睡眠组织。

1970年，由睡眠研究导致睡眠障碍研究的发展，斯坦福大学成立世界上第一个睡眠障碍研究中心，开始接受有睡眠障碍的检查，从此将睡眠基础医学带进临床医学。该中心已成为世界上最具权威的研究睡眠机构，很多重要的发现，几乎都出自该中心的研究成果。

1971年，欧洲成立“欧洲睡眠学会”（European Sleep Research Society，ESRS），进入21世纪，亚洲、拉丁美洲各国也纷纷成立不同名称的研究睡眠学术机构。世界性的“世界联合睡眠学会”（World of Federal Sleep Research Society，WFSRS）成立于1988年，这是一个全球性从事睡眠研究的机构；在洲际方面，除欧洲的“斯堪的拿维亚睡眠研究学会”、拉丁美洲的“拉丁美洲睡眠学会”外，亚洲也于1994年成立“亚洲睡眠研究学会”（Asian Sleep Research Society，ASRS）。

第二章　睡眠的要义

何谓睡眠（sleep）？迄今尚无一致公认的定义，众多学者专家乃至贩夫走卒对它都有不同解释，但都只是对睡眠的过程及其种种现象作出自己的诠释而已，却很难有一周延的说法。自古以来，从神话故事、哲人隽语到今日科学论证，任何一种论述一经提出，就会立刻遭到批判，这些都不足为怪。

一、近代学者对睡眠的诠释

（1）一种较为普遍的看法认为，睡眠是指人在一个较长时间内躺在床上，闭上眼睛，不活动、不吃不喝、不思考，大脑及其他器官共同处于休息的一种状态。

评述：这一说法将睡眠的含义太过简化。

（2）20 世纪 30 年代，一位法国生理学家给睡眠下了一个定义，认为“使感觉性的活动和运动性的活动暂时停止，给予适当刺激就能立即使其醒觉”（张鲁原，2005）。

评述：这种说法立即遭到批评，如晕厥和全身麻醉的人，经过采取某种措施，或等待时间一到，无需刺激也能立即醒来。而且人在睡眠时并不是不动的，这点已获得科学上的证实。

（3）随着科技的发展，通过仪器可以记录动物和人类的脑电波活动，发现睡眠状态与清醒状态的脑电波有明显的不同，因此认定人的睡眠与大脑有密切关系，将睡眠定义为“由于脑的功能活动引起动物生理活动，若给予适当刺激，可使之完全恢复清醒的状态”。

评述：这样的定义仍有瑕疵，因为睡眠状态下肠胃的蠕动、生长激素和消化液的分泌等生理活动相对清醒时更活跃；而且脑功能活动为何会引起动物生理活动也令人不解。

（4）认为“睡眠是最好的休息”。所持的理由是，人在睡眠时神经抑压过程扩散到整个大脑皮层，使一切生理活动减至最低水平，整个机体功能处在休息的状态中，神经细胞得以充分恢复并进行能量储备，觉醒后神经细胞重新进行活动，比如学习和工作。

评述：此说法虽符合最新科学研究成果，但说睡眠就是一种最好的休息，欠缺定义的周延性，因为睡眠绝不等于休息，而且，人的休息有很多方式，闭上眼睛睡觉只是休息之一，其他动态的活动如游泳、欣赏、登山、旅游、跳舞、听音乐、钓鱼、静坐等，都应算是休息，只是因人而异而已。

（5）认为睡眠是抑制过程控制脑神经的结果。其过程与消除白天的疲劳、促进新陈代谢、修整机体功能和贮存的能量密切相关。这一观点，在说明睡眠是大脑功能的一种“兴奋与抑制”作用所致，通过科学实验与观察已获得证实，睡眠是脑细胞和机体内兴奋转向抑制而进入另一种积极活动的主动过程。这期间抑制起主导作用，抑制就等于睡眠，抑制功能正常，人就能正常睡眠；抑制功能减弱，人就难以入眠。抑制并非一切活动停止，相反，入睡后各有关生理神经活动较清醒时更为活跃。

评述：这一说法有其科学基础，系一纯生物学观点，但仍不够周延，也欠缺心理学、社会学基础。

（6）认为睡眠是大脑的意识相对丧失，没有自主的肌肉活动，受适当刺激可完全恢复清醒时的生理功能，为人生周期性需要的一种无意识的愉快状态，是一种主动行为。判断入睡标准如下（慈书平，2005）：

第一，没有主动的意识活动，自觉意识消失，思考问题消失，回忆往事、展望未来消失。

第二，没有主动的行为活动，如运动、行走、谈话、写作等。

第三，姿势固定，大多数是躺着，少数是坐着。

第四，不能控制自己说什么（梦话）或做什么（梦游）。

第五，可逆性，在睡眠中很容易觉醒。

第六，脑电图检查呈现出睡眠波形。

评述：此说法只是将各家所述更进一步阐释，并无多大新义，但其可取之处是有较详细的描述。

（7）认为睡眠表现为机体运动活动停止、肌肉松弛、意识消失、与世隔绝；新陈代谢下降，允许能量在最小的条件下保证机体的生命活动；或知觉与环境分离并丧失反应能力的一种可逆状态，常可在瞬间完成睡眠和觉醒转换。麻醉或昏迷状态与睡眠有别，不具备瞬间唤醒的转换性（王祖承等，2005）。

评述：此一定义也脱离不了前人所述，只是文字上的转换而已。

二、中医学对睡眠的诠释

中医以阴阳论睡眠，认为人的正常睡眠是“心神”所主，阳气由动转静时，即为入睡状态“阴”；反之，阴气由静转动时，即为清醒状态“阳”。清代林佩琴所著《类证治裁·不寐论治》一书中云：“阳气自动而之静，则寐；阴气自静而之动，则寤。”可见人之正常睡眠是阴阳之气自然有规律地相对转化的结果（吴敏，2005）。

“寐”意指熟睡，“寤”意指睡醒，中医学认为“寐”、“寤”是人体阴阳动静之间对立统一、相互交替的两种不同功能状态，具有比较严格的周期性，是人类长期为适应自然变化规律而形成的身心活动规律。由于天地日月的运转最突出的表现为昼与夜交替出现。白昼属阳，为阳气所主；黑夜属阴，为阴气所主，彼此呼应，随着昼夜的变化，人体内阴阳之气亦因之而消长和转化，也就会产生睡眠和觉醒的周期变化。

依中医学的观点，睡眠不只是一个生理过程，更是一个心理过程。睡眠与觉醒皆表现为以“神”（精神、心理）的动静为主要特征，同时受“心神”所主宰，神安则寐，神动则寤，神畅情静则寐，神躁情郁必难寐，所以明代张景岳的《景岳全书·不寐》中说：“寐本乎阴，神其主也，神安则寐，神不安则不寐。”睡眠与觉醒是生命活动中所必需的两个相互转化的身心活动过程。

《备急千金药方》说：“凡眠，先卧心，后卧眼。”先卧心，再卧耳，后卧眼，这是睡眠的基本概念，也是睡眠的程序和秘诀。

《黄帝内经》认为，睡眠与卫气、营气、阴跷脉和阳跷脉有关。营卫之气运行与阴阳之间正常与否，直接影响睡眠的质量。

评述：中医学上的种种解释都有道理，但其言难适如其界，有漏、有逾、有泛，且缺少现代科学论证。不过，当时对心理问题已予以注意，确实难能可贵。

第三章 睡眠的理论

一、西方学者的论点

1. 睡眠发生方面

(1) 神赐论。除希腊神话外，还有很多宗教信徒有意无意地认为睡眠是神、上帝或主赐予的。教徒们不管年长、年幼，睡前必祈祷就是明显的例子，如犹太人的祷词："尊敬的主啊！您赐福吧！让睡眠降临我的双眼，使微睡轻拂我的眼睑。主啊！我的上帝，我的神灵！请您降旨意，允我安心躺下，允许我能安心重新地站起。"

当清晨睡醒时，他们又祈祷，感谢上帝和神灵："我心中的主啊！衷心感谢您，将灵魂重赐予我身体。"早在希腊古代荷马（Homer，900 B. C.）早期已提及"睡神"（Hypnos）一词。

这一睡眠神赐论并不限于古代民智未开或愚夫愚妇，现代一些高级知识分子仍奉行无误，成为他们固定的自然仪式，临睡和觉醒时不可或缺的制约行为。

(2) 血液流动论、血管论（vascular theory）。

第一，公元前6世纪，希腊人 Alcmaeon（500 B. C.）提出，睡眠的发生是当脑部血管充满血液的时候，而当血液从脑部离开时，就会伴随清醒。后来的研究者称，这可能是全世界第一个有关睡眠的理论。

第二，在上述同一时期，西西里岛的一个医学研究者 Empedocles（493—443 B. C.）提出一个基本观念，认为所有事物皆由水、空气、火及泥土四组元素组成，他相信睡眠是发生在当血中的火冷却时。

第三，Hippocrates（460—370B. C.）认为睡眠是由于血液从四肢流到体内深部而产生。这个理论根植于血液在体内深处加温是为了要产生睡眠。

第四，18 世纪，瑞士科学家 Albrecht Von Haller（1708—1777）对睡眠的生理理论提出诠释，也相信当血液流至头部时，因会对脑室产生压力而导致睡眠。

(3) 原子论。Democritus Abdera（420 B. C.）和 Leucippus Miltus（430

B. C.）两人提出睡眠原子论，认为睡眠是因为原子间部分或完全分裂所引起。

（4）流程模式论（hydraulic model）。17 世纪是科学革命时代，对睡眠的理论研究也受科学发展的影响，Rene Descartes（1596—1650）信奉实验功利主义（Utilitarianism），提出产生睡眠的流程模式理论，认为松果体的功能在于维持脑室的饱满度，进而维持意识清醒；而动物灵魂从松果体消失，引起脑室塌陷导致睡眠。

（5）神经论。1890 年，Rabi Ruckhardt 认为睡眠是神经原延长（prolongations）的部分麻痹，导致邻近的神经细胞无法沟通所致。随后，其他研究者也提出相似理论，同意睡眠是由于神经细胞像“阿米巴”的突出缩回而产生。

（6）化学论。Aristotle（384—322 B. C.）在《睡眠与觉醒》一书中认为睡眠是受摄取食物的影响，人一旦吃下食物，就会产生高热毒气（fumes），而被带入血管中，随血液循环至脑部而产生想睡的感觉，当这些毒气被冷却回到身体的下半部时，同时也将热气带离脑部而启动睡眠，而且只要食物持续被消化，睡眠过程就会持续进行。

2. 睡眠功能方面

（1）恢复论（restorative theory）。认为人在睡眠中，脑及身体各部仍进行着某种反应，使组织恢复活力，以备身体应付明天的工作。

（2）适应论（adaptive theory）。人在夜晚视线不良，易成为猎物招致危险，而睡觉时可使身体不动，局限在一个安全的栖息地，度过一天中最危险的时间，增加存活率。

（3）能量储存论（energy conservation）。睡眠时，新陈代谢率低，使全身能量损耗减少，保存能量及精力，应付不时之需。

（4）记忆的增强及牢固论（memory reinforcement and consolidation theory）。实验证明快速眼动与促进记忆学习有关。快速眼动期的睡眠剥夺会影响新事物的学习；而深度睡眠期的睡眠剥夺则会影响旧有熟悉的工作效率。

（5）突触及神经网络统整论（synaptic and neural network integrity theory）。认为睡眠的原始功能是维持突触及神经元网络的完整。因为人在清醒时，有些突触并没有足够地被刺激，为了保持中枢神经功能，在睡眠时，间接地刺激这些未充分刺激的神经网络至关必要。

（6）体温调节论（thermoregulatory function theory）。睡眠可以维持体温调节功能的恒定性。在完全睡眠剥夺时，会导致体温调节严重异常，下视丘体温调节中枢神经元又可影响睡眠与清醒，足可认定睡眠有调节体温的功能。

二、中医学的论点

（1）神主睡眠论。所谓“神主”不是指宗教上的上帝或菩萨，而是指人的精神心理，是以“心主神明”为核心，“神”是人的意识、价值观、思想和观念。神和心有很大的关系，即心主神明。心不但控制人体血脉作用，还能够主神明，神明分属于五脏，最终仍归于心。透过心主神明的作用，使得神在人的意识活动中发挥主导作用。

（2）脑髓睡眠论。认为脑、精神、魂魄皆有阴阳之分，“精”对“神”而言，前者为“阴”，后者为“阳”。“魂”对“魄”而言，魂为“阴”，魄为“阳”。脑髓中寄居“元神”，控制睡眠。当元神安静、疲劳时，人就进入睡眠状态；当元神活跃时，人就觉醒。

（3）魂魄论。认为魂魄是人产生的，魂为阴神，魄为阳神，彼此相互配合。魂魄由脑髓产生，寄居于人的五脏内，管理睡眠的质量。当魂魄不正常时，就会产生梦游、遗精等；当魂魄在夜晚潜伏不动时，睡眠质量就好。当人处于醒觉状态，魂魄便活跃，睁开眼睛，掌管外界刺激作出反应。

（4）阴阳论。认为天地万物都是阴阳对立与统一的结果，阴阳相互对立，同时又相互联系、相互转化，阴阳此消彼长。宇宙间所有事物都是分为阴阳两类，人类也不例外。人不但有阴有阳，且人体内部也是有阴有阳，人体阴阳的变化随着自然界阴阳的变化而变化。早晨，体内的阳气开始上升，至上午最多，晚上阳气逐渐变少，阴气增多。晚上人体的阳气减少，阴气旺盛，人就会睡眠；到了早晨，阳气旺盛，阴气衰退，人就会觉醒。如果出现阴阳失调，将导致睡眠障碍，如梦性爱、梦遗、梦游、遗尿和失眠等。

（5）营卫论。认为睡眠是“营”、“卫”两气运行、交替的结果，卫气营气运行正常与否，直接影响睡眠的好坏。《灵枢·营卫生会》谓：“卫气行于阴二十五度，行于阳二十五度，分为昼夜。”卫气营气运行日夜不休，昼行于卫阳在表，夜行于营阴在里，寤寐交替，即《内经》提出的营卫循行睡眠理论（吴敏，2005）。

古代朴素唯物主义认为世界万物的根源，都是由气构成，人体也不例外。人的气主要源于父母、食物和自然界，包括元气、宗气、营气、卫气等。其中营气是人体脾胃中之水分，食物浓缩的精华，它在人体血脉中行走，成为血液中的营养，属阴性的。卫气是人体中水分（脾胃）食物中活跃的成分，它能够摆脱血脉的束缚，在血脉之外行走，属阳性的。营气与卫气不断在人体中运行，白天由于自然界中的阳气比较旺盛，因此，营气在内部运行、卫气在外部运行，人保持清醒状态。晚上，自然界阳气开始衰退，阴气比较旺盛，营气仍然在血脉内运行，而卫气则潜伏于人体内，人进入睡眠状态。早晨，大自然的阳气开始旺盛，营气在血脉内部运行，而卫气回复到血脉外部运行，人就会觉醒。

《灵枢·口问》谓："卫气昼日行于阳，夜半则行于阴。阴者主夜，夜者主卧。"《灵枢·大惑论》云："夫卫气者，昼日常行于阳，夜行于阴，故阳气尽则卧，阴气尽则寤。"入寐除与心和阴血相关外，与卫气运行有直接关系，卫气运行于脉外有其规律，如白昼行于三阳经，夜行于三阴经，各为二十五周。卫气日行于阳，则阳经气盛，神动于守则寤；卫气夜行于阴则阴经气盛主静，神入于守则寐。阴阳经气的偏盛偏衰，直接影响睡眠（吴敏，2005）。

至于卫气与营气的形成，卫气与营气皆由水谷精气化生成，其精纯部分进入脉中者，运行成营气。其性迅猛疾行部分不进入脉中者为卫气。营气和卫气的运行在子夜时分交汇。故《灵枢·营卫》云："夜半而大会，万民皆卧。"

现代科学验证，这个理论符合人类睡眠规律，并符合大自然对人类睡眠的影响。

三、其他理论

（1）睡眠 VS 觉醒论。睡眠与觉醒状态相反，是一矛盾又统一的复合体。如何界定醒觉，是不是眼睛一睁开就是觉醒，研究者有不同的解说，通常认为觉醒包括行为觉醒和脑电觉醒。前者指觉醒时行为表现，例如，视觉、嗅觉、听觉和触觉等刺激出现的感知、思维、行动和记忆的反应，且对这些刺激普遍增强，使全身处于一种活动状态，如肌肉张力增高，交感神经系统的活动增强，副交感神经系统的活动减弱，基础代谢增高，反应能力增强表现等。后者指脑电图出现的特征异常。

睡眠与觉醒是一种周期性交替作用，人类生存不可或缺的条件。这两者现象的变化，自古以来众说纷纭，又成为研究睡眠的一种学说。这多少又与前述的睡眠理论有重叠或类似。

（2）太阳公转、地球自转论。认为太阳朝升夕下，对人类睡眠影响重大，睡眠 24 小时的节律，是受地球自转和太阳公转所控制，12 小时昼夜节律和地球的纬度有关，时差与地球的经度及子午线有关。由于地球绕着太阳自转，人们养成日出而作、日落而息的习惯。

（3）人体生物时钟论。研究者认为，人体存在一种内源（endogenous）的促眠与促醒物质，其部位可能在下丘脑的视交叉上核，这种物质的生物钟控制睡眠和觉醒节律。

（4）抑制扩散论。这是俄国科学家巴甫洛夫（Pavlov）的制约反应理论（conditioning theory），认为睡眠是抑制刺激在大脑皮质的扩散并波及皮质下中枢的结果，通过“皮质—网状”结构系统，抑制网状结构的功能。

（5）上行激动受阻论。认为睡眠是由于上行激动系统的功能在低位脑干受到对抗的结果，上行激动系统的功能降低或受到抑制。低位脑干是调解睡眠与觉醒相互转化的神经结构。

（6）神经化学论。认为睡眠与觉醒的节律性的周期转化可能与体液——化学因素有关，并且认为异相睡眠的缺乏可能导致某些生化因素，如单氨类物质堆积。如5－HT的浓度减少时可以觉醒，而5－HT的浓度增加时即可发生慢波睡眠、异相睡眠与脑桥骨部，特别是蓝斑核释放神经化学物质有关。多巴胺、去甲肾上腺素、乙酰胆碱等化学传递物质均具有觉醒功能。

（7）开关论。认为人的大脑有一个主管睡眠的开关，这个开关是位于大脑深处的一个微小的细胞群，且在解剖学上不同于其他脑细胞。当细胞开关打开时，所有脑细胞就处于活跃状态，使人保持清醒；当开关关闭时，脑细胞就处于休息，这个状态，即进入睡眠期。

（8）基因论。美国犹他大学研究人员发现，人类第二条染色体（hper2）蛋白的基因控制睡眠和周期。

（9）中枢论。瑞士生物学家用特殊的电极刺激动物大脑的不同部位，当刺激丘脑下部时，动物即由清醒状态很快进入睡眠状态，认为此部位就是睡眠中枢。

四、睡眠的功能

睡眠是生命的基石，从健康的层面而言，归纳理论研究，其功能如下：

（1）睡眠可以使机体组织恢复活力，预备明日工作。

（2）睡眠时躯体不动，减少能量损耗，保存及储备能量，以应不时之需。

（3）睡眠可增强学习过的事物记忆。

（4）睡眠可以帮助刺激白天未充分刺激过的神经网络，使突触及神经网络完整。

（5）睡眠可以维持体温调节功能的衡定性。

（6）睡眠可以充实人们的生活，并且可以减少压力。

（7）从生命的历程看，睡眠几乎占人生1/3的时间，睡眠质量的好坏影响生命的长短及痛苦与快乐。

（8）从睡眠的生理机制而言，最重要的部分是影响免疫系统，是健康与否的关键。研究者曾研究23名清晨3时至7时不睡觉的健康男子，发现免疫细胞减弱28%（黄席珍，2003）。

（9）从睡眠的心理机制而言，最重要部分是心理受到种种刺激（如压力）会扰乱或影响睡眠的质量。

（10）就整体而言，良好充足的睡眠会促进婴幼儿生长，有利青少年学习活动，帮助成年人事业成功及增进家庭婚姻幸福，有益老年人身体健康、延年益寿。

第四章　睡眠的启动、过程与身心变化

一、睡眠的启动

睡眠是一种主动过程，机体内以另一种形式活动，几乎每一部分都在进行着，是与生俱来的，但是否执行睡眠任务，取决于两大因素：

（1）睡眠与清醒之间的平衡，人睡多了对睡眠的需求必然降低，自然会清醒；相对地，人在清醒期活动过多，身体自然觉得疲劳，对睡眠的渴望增加而执行睡眠行为。

（2）受体内睡眠清醒生物时钟影响，体内有些内分泌系统，如肾上腺皮质类固醇（cortisone）及中心体温等，自己有着每天一定的上下起伏变化的规律，并不受外界环境变化影响。当中心体温下降及肾上腺皮质类固醇分泌最低时，正是人类最想睡觉的时候，若此时执行睡眠行为，必定很快睡着。

二、睡眠的过程

（1）1937 年至 1939 年间，美国哈佛大学的 Harvey Hobart & Davis 等人研究人类睡眠时的脑波活动时，发现人类睡眠时的脑波活动确实不同于清醒时。

（2）1953 年，美国芝加哥大学的 Aserinsky & Kleitman 等人（1953）观察睡觉时眼睛移动情况，根据脑波活动、颏（下巴）肌肉张力、眼睛快速移动与否，结果发现睡觉时有着明显规律性，他们将睡眠区分为非快速眼动期（nonrapid eye movement stage，NREM）及快速眼动期（rapid eye movement stage，REM）。非快速眼动期又分为四期：第一、二期为浅度睡眠期，第三、四期为深度睡眠期。第一期是一个昏睡期，仍有部分意识，时间非常短，第二、三期为沉睡期，时间最长。

（3）睡眠通常是由浅（NREM 第一、二期）入深（第三、四期），再从深回到浅，约 70 ~ 90 分钟进入第一个快速眼动期，为第一个（循环），如此一个周期历时 90～120 分钟，一个晚上约有 4～6 个周期。深度睡眠第一个周期时间最久，而快速眼动期却是在第一个周期时间最短。天亮时快速眼动期活动最旺盛，所以，此时会清醒，形成人类体内睡眠清醒生物时钟节律（rhythmic），通常为 25 小时，而外在环境昼夜变化为 24 小时。从此，人类睡眠的几个过程清晰地被揭示。

三、睡眠的身心变化

（1）一般而言，一个正常人的睡眠，每夜平均 4～5 个过程（阶段），从脑波的变化可以清晰地观察到，当睡得好时，一闭上眼睛，几分钟内意识处于清醒的松弛状态，此时出现一种名为“阿尔法（α）”的脑波，人们的思绪游移不定，身体逐渐放松，此时进入第一阶段睡眠，是一种睡与醒之间昏昏欲睡的放松状态。这个时段，身体更放松，肌肉不再紧张，呼吸与心脏跳动的速率降低，体温下降，眼睛出现缓慢翻转。一种缓慢的被称为“西塔（θ）”的脑波出现，人于此时有一种断断续续的意念浮现出来，或类似白日梦的感觉。

（2）几分钟的第一阶段过后，即进入真睡眠的第一期，即第二阶段，比第一阶段更深层，身体更稳定，与外在的世界也更隔离了。于此阶段，会出现一种被称为“纺锤波”与“K 复合波”（K complex）的脑波，是大脑对周遭环境完全关闭之前企图留住意识的间歇反应。第二阶段被认为是一种“轻度睡眠”状态，人们还是很容易从这一阶段醒来。

（3）经过大约 30～45 分钟之后，会进入更深的睡眠，即第三和第四阶段，这两阶段的脑波形成非常慢，被称为“代尔塔（δ）波”，此时的状态被称为“深层睡眠”（deep sleep）。此时，人们的生理活动，包括呼吸、氧消耗、心脏速率和血压是一天中最低的时刻，难从深层睡眠中觉醒，几乎关闭了对外界的意识。经过约 45 分钟的深层睡眠后，再回到第二阶段几分钟，然后进入“梦的睡眠期”（dream sleep stage），梦境、梦容是一个情感、视觉的世界，此时将他唤醒或自己觉醒，几乎可以说出梦中的世界。梦睡眠时期又被称为“快速眼动睡眠”。研究发现，眼睛会在做梦时快速转动，虽然研究人员不知道做梦者的梦境、梦容，但显示眼睛的转动与梦的动作相连。

快速眼动睡眠期做梦时，大脑与身体出现明显的活动，如心跳、血压、呼吸速度都会升高、加快及变化不规则，脑波也会加快，脑部血流急速增加。研究指出，做梦睡眠时期脑波形式与清醒时几乎相似，故此快速眼动睡眠又被称为“异常睡眠”（paradoxical sleep），此时，大部分的肌肉是瘫痪的，无法做出梦里的动作。快速眼动期睡眠时，男性的阴茎会勃起，常作为男子性功能是否有问题的标准；女性此时的阴核也会充血。这些完全是一种生理现象，与心理无关，也与梦中性交无关。快速眼动期睡眠是一个生理与心理比较活跃的状态，比较容易在此阶段唤醒，觉醒后神志比较清楚。

一个正常人睡眠，从第一阶段到第四阶段，再到快速眼动睡眠，约需 90 分钟，一个晚上会历经 4 ~ 6 次，这种 90 分钟的睡眠循环，有 5% 的时间在第一阶段，50% 的时间在第二阶段，20% 的时间在深层睡眠，25% 的时间在快速眼动睡眠。

人于睡眠的初期，深层睡眠时间较长一些，研究发现，有时会持续至 1 个小时，而快速眼动睡眠只有短暂的几分钟。然而，随着夜晚越来越深沉，深睡的时间越来越短，快速眼动越来越长，到最后一个睡眠循环时，快速眼动睡眠可能持续 1 个小时。由此可知，人类睡眠的前半段，大部分是在深层阶段，后半段都是在做梦或浅睡。

因睡眠随着时间越来越浅，所以比较容易在后半段觉醒，一个晚上醒来五六次甚至更多，这不足为奇，是正常的，尤其是在转换睡眠阶段时，通常会在几秒之内又立刻睡着，次晨也不会有记忆（Jacobs，1998）。

表 4 – 1　人类睡眠各期的身心变化

睡眠期别		睡眠深度	心理活动	生理活动
醒觉		醒觉边缘	放松，思维离题，意识迟钝	1. 身体肌张力降低，眼转动缓慢 2. 心率、脉率、血压和体温轻度降低
NREM	第一期	轻睡、易醒，如醒来则否认入睡	思维飘移，知觉飘浮	1. 渐入睡，身体活动慢，以后停止 2. 体温、心率、脉搏下降，呼吸时而规律，入睡时可能出现幻觉
	第二期	转到中度睡眠，有声音易醒，如睁眼则看不见物体	思维有些片断，记忆过程减少，可描述模糊梦境	1. 眼安静，很少体动，通常打鼾 2. 心率、脉搏、代谢力减低，呼吸规则，气道力增加
	第三期	深睡，有更大声音时才醒	很少能记忆，也可能记忆加强	1. 身体偶尔活动，眼安静 2. 心率、脉搏、代谢力和体温出现下降，生长激素分泌更多
	第四期	睡眠更深，很难醒来	健忘，很少回忆	1. 身体偶尔活动，眼安静 2. 心率、脉搏和新陈代谢继续下降，生长激素分泌增加
REM		如果有声音，反应常改变，掺杂做梦，较难唤醒	80% 做梦可生动回忆	1. 大肌肉瘫痪，眼转动快，男性阴茎勃起，女性阴核充血，打鼾常于此时停止 2. 心率比非快速眼转动期增加，回升 5%，血压、脉搏、脑血流、温度和代谢率增加，呼吸不规则

四、睡眠的类型

从理论和事实而言，凡是动物，不眠是不存在的，型态不同而已。文献上统计的不下20种。

1. 短睡眠

短睡眠指人类不是由于身体健康、心理状态及外界因素影响，而需要睡眠的时间较短，每天睡眠时间经常少于5个小时。一般而言，有短睡习惯者，其睡眠会低于其年龄应具有的最少睡眠时间的3/4（范晓清，2006）。

短睡的人，即使睡眠时间很短，也不会影响其身体、心理状态及工作和学习表现，而且先天短睡者往往表现更加乐观、精力充沛。但是后天造成的短睡，在心理疾患上，有轻微的狂躁行为。长期短睡者的寿命要比一般人短（范晓清，2006）。

2. 长睡眠

长睡眠指人类不是由于身体、心理状况及外界因素影响而产生睡眠时间需要较长。通常一般成年人睡眠每天7~9小时，而长睡者超过10小时，他们的身心状态与一般正常人无异。但研究者指出，长睡者的性格一般比较敏感、悲观，往往对自已及未来没有信心，而且其寿命不因长睡比他人长，相反地，比正常睡眠者要短些。

3. 快速眼动期睡眠

快速眼动期睡眠又称“快波睡觉”、“深度睡眠” 和 “异相睡眠”。

4. 非快速眼动期睡眠

非快速眼动期睡眠又称 “慢波睡眠”、“浅度睡眠” 和 “多相性睡眠”。

5. 核心睡眠

核心睡眠由深度睡眠构成，为机体最重要的睡眠。

6. 奢侈睡眠

奢侈睡眠由浅度睡眠构成，不比核心睡眠重要，可去掉或减少。

7. 行为静止期睡眠

这是行为学上的术语，指动物的行为处于静止时，就是它们的睡眠期，如昆虫类的蜜蜂、黄蜂、苍蝇、蜻蜓、蚱蜢、蝴蝶和飞蛾等。鱼类也是这样，当它在鱼缸、池塘、湖泊和江河底某一水层面不动时，就是静止睡眠。两栖爬行类的动物，如鳄鱼、乌龟等也是行为静止期睡眠。

8. 异相睡眠

鸟类、家禽属异相睡眠，与人类快速眼动期睡眠相似。研究发现，鸡在睡眠时，它的颈肌肉紧张力迅速下降，脑电波频率增高，脑电压下降和突发动眼。

哺乳类动物异相睡眠以分钟计算，人类以小时计算，而鸡和某些鸟类只能用秒计算，一般只能维持 10 秒左右。它们的睡眠至觉醒周期较短，一天 24 小时累计只有几分钟时间而已。

不同种类的动物异相睡眠的需要量不同，与其体型大小成反比例。如哺乳类体型越大，异相睡眠时间越少。这可能与它的代谢速度和需要找寻食物等有关。又与动物所属的环境危险度、出生时的成熟度有关。前者，凡是需要掠食或捕猎动物以及被掠食或被捕猎者都是异相睡眠减少者。后者，凡出生时已相当成熟的动物，异相睡眠少，如绵羊；出生时未成熟的开始异相睡眠量大，如人类和猫，小猫出生的最初 10 天，异相睡眠占一生中的 90%。

9. 警觉性睡眠

警觉性睡眠是鸟类特有的睡眠，它们需要保持高度的警觉以防敌人攻击，因此，它们将多次短暂期睡眠串联在一起，保持一种特定睡眠姿势。由于睁眼期的脑电波活动与觉醒相似，所以称为警觉性睡眠。

10. 单眼睡眠

鸟类的睡眠，除了上述的警觉性外，还有一种特别的现象，睡眠时只闭一只眼睛，另一只眼睛是睁着的，这也是一种短暂的睡眠。研究者发现，脑电图显示在那短暂瞬间，一边脑半球处于睡眠状态，而另一边则处于清醒状态。专家指出，鸟类的单眼睡眠是进化的结果，这是为了适应迁徙、不停地飞翔，不迷失飞行方向的需要，可以在飞行中睡觉，使大脑得到休息继续飞行。

11. 短暂睡眠

短暂睡眠不同于短睡眠，短暂睡眠的时间仅保持几秒钟或几分钟。除在昆虫、鸟类、鱼类、爬行动物和哺乳类动物出现外，人类也有出现。

12. 多相性睡眠

睡眠有多样性和可塑性，一天多次的睡眠，又称多相性（polyphase）睡眠。如非灵长类动物的睡眠清醒为多相，频繁的休息及活动周期，有时一天内可达到 12 个周期的次数。新生婴儿的睡眠不规律，是一种多相性睡眠。

13. 单相性睡眠

一天只睡一次的睡眠称单相性（monophase）睡眠，如人类，其生理时钟的昼夜节律和社会时钟，均以 24 小时为一周期。

14. 双相性睡眠

研究者发现，灵长类动物中的黑猩猩的睡眠清醒状态一天有两次，其中一次为白天，在中午时将近有 5 小时的睡眠；另一次在黄昏到次日黎明间有一段冗长的将近 10 小时的睡眠。此种两段式的睡眠称双相性睡眠（diphasic sleep）。

人类的睡眠属单相性，据考证是由双相演化而来的，现代人多少仍有午睡习惯，由此不难说明，只是不如黑猩猩睡得那么长而已。

15．冬天睡眠

冬眠是某些动物为适应生活环境所采取的一种特殊行为。它是一种与睡眠完全不同的状态，几个月可以不吃不喝，如北极熊、青蛙和蛇等。

16．半脑睡眠

半脑睡眠指半个大脑睡眠，不仅在鸟类中出现，哺乳动物中的海豚也是如此，海豚用半个脑子睡觉，另一半保持警觉状态。而且每 3 个小时左右交换一次。研究者指出，海豚的睡眠，一般先是用左半球大脑，然后用右半球大脑。因为海豚只有一个呼吸中枢，即随意呼吸中枢，为保持呼吸的连续性，大脑必须有一部分处于警觉状态，以防呼吸停止，而且它在睡眠时需持续不断地游动。人类和其他动物不是这样，而是有两个呼吸中枢，一个是随意呼吸中枢，一个是自主呼吸中枢。前者主要功能在觉醒状态下活动，能协调运动时的呼吸需要，睡眠时则停止工作，由后者取而代之。

17．脑睡眠

脑睡眠指大脑处于睡眠状态，身体仍在活动而不处于睡眠状态，如梦游。

18．身体睡眠

身体睡眠与脑睡眠相对，身体已处于睡眠状态，而脑未在睡眠状态。如非快速眼动期的睡眠和日常生活一般性的梦境与梦容。

19．微小睡眠

微小睡眠是自已不能感知而脑电图能显示的睡眠行为，如打盹（俗称“打瞌睡”）、打鼾憋气不能进入深睡，致微小睡眠增多。

20．主动睡眠

由于大脑过于疲劳，或大脑受到的刺激是单调持续的，没有新鲜和新奇感，大脑会对这种刺激感到厌倦，就会从兴奋状态转变为抑制状态。如学生在课堂上打瞌睡，是因为老师教学枯燥、单调的声音没有变化，大脑没有接受更新鲜的刺激，使得大脑由兴奋状态转变为抑制状态，进而打瞌睡。

21．被动睡眠

大脑活动都是透过脑干的网状结构活化所致，被动睡眠不是由于大脑受到连续单调刺激或刺激过多而产生疲劳想睡，而是由于和大脑高度相关的网状结构出了问题。在一般状况下，当身体的各个部位受到刺激后，这些刺激就通过网状结构系统激活大脑，如果网状结构没有受到外界的足够刺激，它对大脑的刺激就会减少，大脑的机能就会降低，此时，人们就会产生睡觉的欲望。如人们在晚上睡觉，光线对体内激素分泌影响外，网状结构所受到外界的刺激减少，导致大脑细胞受到抑制，也是得以进行睡眠重要原因之一。

22. 梦睡眠

梦睡眠是发生在睡眠过程中的第三、四阶段的睡眠，又称“深层睡眠”(deep sleep)。

五、睡眠的起讫

(1) 早睡早起型：通常晚上10时左右上床，次晨5时左右起床。

(2) 早睡晚起型：通常晚上10时左右上床，次晨7时左右起床。

(3) 晚睡早起型：通常晚上12时左右上床，次晨6时左右起床。

(4) 晚睡晚起型：通常晚上12时以后上床，次晨9时左右起床。

第五章　睡眠剥夺

一、睡眠剥夺的含义

睡眠不足在医学上称为“睡眠剥夺”（sleep deprivation），可分为完全剥夺（total sleep deprivation or total sleep loss）、部分剥夺（partial sleep deprivation）及选择剥夺（selective sleep deprivation）。人类到底能够多久不睡觉，或持续一段时间不睡觉后对健康有多大的影响，基于人道主义考虑，过去没有以人作为实验求证，仅限于以动物大白鼠做实验，结果发现大白鼠在睡眠剥夺 10 至 30 天，虽然进食正常，但体重减轻，同时发现其体温控制机制也丧失，最后死亡。然而，近代随着科学仪器的发明，睡眠剥夺的人体实验已非常普遍。

二、睡眠剥夺的种类

1. 完全剥夺

苛勒等人（Collare, et al., 1968）研究发现，人在完全睡眠剥夺后大约 4 天，警戒心及工作表现会受到影响。心境发生变化，包括躁动不安、疲倦感、注意力难以集中，有时还胡言乱语，短期记忆也会受到影响。睡眠剥夺超过 205 小时后，其潜在的神经学症状为“水平性眼振”，口齿不清、手颤抖、深部肌腱反射增强及对痛的阈值降低。Naitoh P., et al. 1969）指出，脑波变化为 α 波无法持续出现，当闭眼时缺乏 α 波活动的增强作用。精神病理方面，如幻觉、幻想、视觉错乱及妄想症等都会在睡眠丧失中出现。连续一周没有入睡会精神错乱，甚至死亡（丁绮文，2007）。

2. 部分剥夺

部分剥夺又称睡眠断裂（sleep fragmentation），指人在睡眠过程中，由于某种原因导致觉醒。睡眠是一个连续的过程，频繁的觉醒可减缓或终止睡眠的运行。

实验发现，睡眠期间短暂的唤醒，将全面降低白天的警觉水平，降低的程度视不同的情况而定，与唤醒的频率、类型和被唤醒者的年龄等因素有关。如果反复唤醒的间隔时间在20分钟以上，对白天的日常功能没有明显的影响。如果老年人在睡眠期间，唤醒的间隔时间由20分钟逐渐减少至1分钟，白天功能的变化愈来愈明显。老年人在夜间有频繁短暂的唤醒，不少与睡眠障碍有关，常见的有不宁腿综合征、睡眠呼吸暂停综合征等，也因此导致白天的嗜睡，记忆力减退，注意力不集中，甚至精神错乱等症状。

临床治疗师发现，在现实生活中由于睡眠断裂导致的病例常见的有纤维组织炎（fibrositis）、重症监护病房综合征（intensive care unit syndrome）、慢性运动障碍（chronic movement disorder）和慢性疼痛综合征（chronic pain disorder）（李延忠，2005）。

3. 选择性睡眠剥夺

选择性睡眠剥夺指在一固定睡眠期（REM或NREM）唤醒。研究者在快速眼动期睡眠剥夺实验发现，选择性睡眠剥夺会增加快速眼动期的压力，在以后睡眠的数夜中导致快速眼动期的出现提前及增加，并有精神性反应（psychotic reaction）产生。也有研究发现，会产生对食欲及性欲增加作用，会出现攻击性增强和焦躁不安。

三、睡眠不足对健康的危害

（1）英国广播公司（BBC）报道，美国普林斯顿大学研究人员发现，长时间不睡觉，可致大脑停止生出新细胞。

研究人员以老鼠为实验对象，发现缺乏睡眠会使皮质酮浓度增高，从而影响职司形成记忆的脑部海马回。

研究人员比对被剥夺睡眠72小时的动物和睡眠正常的动物，前者的皮质酮浓度高于后者，海马回区的新生脑细胞数量也大为减少。如果皮质酮浓度不变，细胞增生的功能会受到影响。这意味着缺乏睡眠而导致皮质酮浓度提高，可能是成熟大脑的新细胞生成量减少的原因。

研究人员指出，长时期剥夺睡眠会导致有关认知的功能受损，可能就是因为成熟神经细胞受到压抑。

（2）2000年，美国芝加哥大学睡眠专家发现，长期睡眠不足可出现肥胖、糖尿病、高血压等疾病，即使身强力壮的年轻人，每晚仅睡3～4小时，连续一周，身体处理碳水化合物、压力、维持荷尔蒙平衡及抵抗传染病的能力都会降低。

(3) 2000年，麦克阿瑟基金会研究小组研究发现，长时间睡眠不足（每天只睡4个小时，连续6个晚上）对健康有危害，导致新陈代谢及内分泌腺发生明显变化，与某些老化近似。

(4) 帕特里克和芝尔波特（1968）曾对3个健康年轻人做在完全睡眠剥夺90个小时后所产生的人体反应实验，其中一个一开始就有感觉性的幻觉发生。

(5) 一篇来自英国的医学报道指出，睡眠质量不佳或不足可能是近代人罹患糖尿病人数日增的一个重要原因。

这份名为《兰舒蒂》（*Lancet*）的英国医学刊物内容刊载美国芝加哥大学考特博士的研究论文。考特博士以一群年轻人为研究对象，发现当这些年轻人连续一个星期睡觉质量不佳时，糖类的代谢便产生问题。考特博士表示："健康的年轻人，也没什么特别危险因子，一个星期的睡眠不足就会进入初期的糖尿病。"可见睡眠对人体的重要性。他的研究同时也发现，睡眠质量不佳对儿童智能成长的危害有重大影响（联合报，2008-02-19）。

(6) 愈来愈多的研究报告证明睡眠对健康有重大影响，许多现代社会中的慢性疾病包括糖尿病、高血压甚至癌症，可能都与睡眠质量不佳存在一定的因果关系。因此，对现代繁忙的人而言，追求良好的睡眠质量是维护健康的不二法门。

(7) 2008年，美国总统大选中，奥巴马等人的睡眠问题也成为新闻话题。由于赶场、拉票、演讲和接见民众忙个不停，难得休息入睡，因而导致睡眠不足，影响身体健康，其将来的治国能力也受到质疑。

(8) 美国医学学会期刊《内科医学档案》（*Archives of Internal Medicine*）刊登的研究报告显示，削减睡眠时间将会升高心脏病发作的风险。报告指出：

①每日睡眠不足七个半小时，诸如中风和心脏病发作等心血管疾病发作的几率将会增加33%。

②日本研究人员追踪调查1 255名高血压者的睡眠，平均长达50个月，并记录白天和夜间的血压、睡眠时间，以及诸如中风、心脏病发作和心因性猝死等心血管疾病等案例。

研究人员记录了99起心血管疾病案例，发现睡眠不到7个小时者，发作比率每百人每年平均2.4起。

这项研究发现，血压于夜间升高者，更容易罹患心脏病。研究报告主要执笔人日本自治医科大学的江口和男写道："睡眠时间缩短，是年长高血压者心脏疾病发作的先兆。"

③睡眠不正常也可能增加罹患糖尿病和肥胖几率，以及升高多种心血管疾病的风险因素，包括夜间高血压和睡眠呼吸障碍。

④在日常生活中，这方面的研究报告不断出现，如最近美国芝加哥大学学者克努松（2009）在《内科医学档案》发表研究报告，睡眠不足持续 5 小时以上的人，罹患高血压的风险较高。

目前研究已能证明，小孩睡眠不足会增加肥胖、忧郁症和高血压的比率，老年人睡眠不足会提高跌倒的风险，中年人则增加感染、心脏疾病、中风以及癌症的风险。

这是研究小组以 578 位平均年龄 40 岁的人为研究对象，记录他们的血压和睡眠时间，只有 10% 的人睡眠时间在 8 小时以上。接受研究的人平均睡眠时间为 6 小时，睡眠时间少的人超过 5 年易罹患高血压，睡眠时间不足 1 小时，风险就升高。

克努松表示，比较 5 小时和 6 小时的睡眠时间，睡 5 小时，罹患高血压的可能性高出 37%。

⑤根据美国最新的研究发现，每晚睡眠不足 6 小时的人，易患高血压疾病。

狂飙期青少年出现叛逆行为，亦与在此时期往往睡眠不足有关。睡眠不足会影响情绪，导致情绪不佳，很自然地表现出叛逆行为。

四、不睡觉能支持多久

据报道，1959 年，美国一家广播站的音乐师皮捷尔·特里帕为筹集公益募款，开辟 24 小时专题节目，连续 200 小时没有睡觉，每天用 3 小时对着话筒做节目，其余时间准备材料或做其他的事情。

实验在曼哈顿的大马斯广场一间装有玻璃幕墙的房间内进行，以便接受医学专家和公众的监督。特里帕每隔 15 分钟做一次记录表示自己仍醒着。他偶尔会放松一下，走出房间，到附近的一家宾馆上厕所和换衣服。

特里帕坚持 200 小时不睡，结果，他的思维日渐混乱，并有明显的荒诞表现，至第四夜结束后，他甚至已不能将英文字母按顺序排列，同时开始出现幻觉及看不清楚东西。

有一次，特里帕竟将桌上的一个斑点看成臭虫，他向人们抱怨，房间四周爬着蜘蛛，这些蜘蛛甚至在他的鞋子上编织蛛网；壁钟怎么长了一张人脸，而且挂在他的对面。

五、睡多久才算够

睡眠长短与遗传、体质、情绪、环境、生活事件、压力和基因等有关。专家曾推测，在爱迪生发明电灯后，人类每天平均少睡2小时。

1. 睡多久因环境而异

人类需要睡眠时间的长短，由于环境不同而异，工业化社会的规律生活，多数人认为每天八小时的睡眠是不可或缺的。在早期的农业社会，人们遵循的是日出而作、日落而息的生活作息。

在不同的文化中，睡眠时间会随着季节变化有明显的不同，有些地区的人在冬季一天要睡大约12小时，但夏季只要6小时左右。研究人员曾对马来西亚塔米尔族人作过调查，发现他们每天平均睡眠时间是6小时，非洲的马赛部落中的男人每天晚上的睡眠时间只有3~4小时，而女人稍长一点。美国健康中心的统计资料表明，每10个美国人中就有2人每日睡眠时间少于6小时（高华，2003）。

2. 睡多久因年龄而异

人的睡眠会随着生理年龄增加而变化。浅度睡眠随着年龄增加而增加；相反，深度睡眠随着年岁增长老化而减少。在总睡眠时数方面，婴儿期最长，儿童期次之，青少年期又次之，至成年期逐渐稳定。

存在这样一种错误的观念，认为老年人所需睡眠时数减少。其实不然，他们与年轻人所需睡眠总时数相差无几，只是晚上睡觉时常醒来，造成晚上睡眠质量降低，晚上睡眠时间减少，但他们会在白天小睡，足以补充晚上的不足。

根据研究，快速眼动睡眠期与脑的发育有相当密切的关系。新生婴儿在快速眼动期每日的睡眠占全睡眠时间50%，所以婴儿每天睡眠时间较长，是其生长发展的重要阶段，这应说是造物主的巧妙设计安排。其他一般正常年轻成年人，睡眠的第一期约占全部睡眠时间5%~10%，第二期约占50%，第三、四期约占20%~25%，而在全程的睡眠中，快速眼动期（深睡）占20%~25%，其他时间只在朦胧浅睡状态，在第四期正是天亮时，人们很容易醒过来。

不同阶段的人，所需要的睡眠时数不同，综合各方面的研究如下：

(1) 0~1岁。足月生产的新生婴儿，每天睡眠时间长达16~18小时，觉醒周期较短，一般每晚睡2~3小时或4小时就会醒来一次，且睡眠时间不局限于夜晚，昼夜节律几乎对他们没有影响，白天照样可以睡，晚上同样可以处于清醒状态，每次醒来就要吃奶，到满月后，日夜光线的明暗交替开始对其睡眠模式有影响（慈书平等，2005）。

3～6个月的婴儿，睡眠的脑波活动渐渐和成年人一样，整天的睡眠时间减少，且较集中在晚上，白天仍需小睡2～3小时（Pollack，1994；Coon，1987）。

因为各个系统的发育逐渐完善，尤其是神经系统和消化系统的发育，且随着其他副食品的增加，空腹时间延长，加之受成年人规律及外界环境的影响，导致睡眠周期逐渐延长，白天睡眠时间缩短，夜间睡眠时间延长，因而建立起一个良好的睡眠模式。此时，喂奶可在12时和次晨5时以后，再逐渐延长夜间喂奶时段。

6个月时，一般情形是最长的夜间连续睡眠可达6个小时，白天连续清醒逐渐形成。

1岁大的婴儿，基本上可以建立较稳定的睡眠模式，整天的睡眠时间约12～14小时，白天两次小睡，上、下午各一次。

（2）2～6岁。2岁时的幼儿，每天睡眠总量约12小时，多为夜间长时间睡眠和每日下午的一次小睡。以后随年龄的增长，睡觉时间愈来愈短。2～6岁这个阶段，一般正常儿童每天上午的小睡逐渐消失，到7岁左右，随着生活环境的改变会自动消失，但少数保留到成年。

（3）12～20岁。12～20岁之间的青少年，进入青春期，正值身体快速发育的阶段。研究文献指出，此阶段的青年人的睡眠时间，往往比进入青春期之前的睡眠时间多1个小时，这就是青年人喜欢睡懒觉的生理原因。另一原因是他们面对着现代化的生活事件压力，如读书、考试、升学和交友等，日间弄到精疲力竭，深夜方入睡，自然地次晨需要补足。

（4）成年人及老年人。广东省人民医院神经科王硕医师（2006）指出，成年人特别是老年人，每天睡觉超过10小时对健康不利，会使心脏病发作和脑中风猝死的几率明显增加。

人在睡着的时候，心率较慢，血液流动速度减缓，如果血液循环长时间处于睡眠的缓慢状态，不仅影响新陈代谢，还会增加心脏或脑内“污垢”的沉积，容易出现脑栓塞，睡眠时间过长的老人比睡眠少的同年龄老人心脏病发生几率高，脑中风猝死几率高出4倍。

美国一项研究指出，成年人睡眠时间过度延长，同样会使心脏病突发、脑中风猝死的比率增加。

王医师还指出，以往大家认为只有老年人才患脑中风，近年来，30多岁的青壮年中风的人数也在增多，称为青壮年“脑卒中”。

此外，青年人睡懒觉常不吃早餐，饮食无规律容易使人感到疲劳，头昏无力，长期如此就会造成营养不良、贫血，还易患胆结石。

医学研究证实，老年人睡眠时间一般六个半小时左右最适宜，睡多了反而对身体不利。

睡眠老化比生命其他老化表象出现得早。老年人睡眠的质量下降表现在睡眠的深度减少，甚至完全消失，睡眠习惯变得早睡早起，白天打盹的次数增多等，这是生理变化引起的现象。虽然老年人睡眠的质量和时间都不如年轻时，但由于老年人白天的体力和脑力劳动没有要求与年轻时那样强，因此，只要白天精神不错，睡眠时间一般在六个半小时即可。

总之，不管是什么年龄阶段的人，睡眠总是需要的，只是长短而已。就像世界上每一个人并不需要穿同样大小的鞋一样，睡眠也是如此。

日本名古屋大学副教授玉腰晓子，根据10万人参加的历时10年的大规模追踪研究发现，每天睡7小时的人最长寿，睡6～8小时者死亡率最低，少于6小时者死亡率最高（邱南英，2005）。

3. 睡多久与基因有关

《自然》科学期刊（2005）报道，科学家认为他们已经找到影响一个人需要睡多少时间的基因，这种决定睡眠的基因被称为“夏克”基因，别称为“撒切尔”基因。因为英国前首相有“铁娘子”之称的撒切尔夫人，在任期每天睡不到6小时而得名。不需太久睡眠是撒切尔家族的特质。

科学家说，这可以说明为何某些家族的人都是夜猫子，三更半夜不睡仍然精神饱满，可能是家族的“夏克”基因突变，干扰正常睡眠的模式。

该刊同时报道，美国麦迪逊威斯康星大学的一项研究发现，将果蝇的“夏克”基因稍为改变，果蝇的睡眠时间缩短到平常的1/3，“夏克”基因控制带电的钾离子流入脑部和睡眠有关区域的“信道”。该大学科学家说，这是科学界首度找到影响睡眠的单一基因。

上述研究是用900只果蝇来研究基因突变如何影响睡眠。果蝇和人类相同，每天需要6～12小时的睡眠。若睡不够就会露出疲态。但“夏克”基因突变的果蝇，只需正常睡眠的1/3就精神饱满，各种表现不输给一般果蝇。不过，睡得少的果蝇寿命较短。

世界上其他有名的短睡者如拿破仑，据说每天只睡4小时就够，是不是“夏克”基因突变，未见科学家的研究报告。

六、久睡易损健康

研究人员根据美国防癌协会在1982至1988年对110万名美国人的睡眠习惯

进行追踪调查的记录所作出的结论发现，与每晚睡7小时的妇女相比，每晚睡8、9、10小时的妇女死亡的危险，分别增加13%、23%及41%。与每晚睡7小时的男性相比，每晚睡8、9、10小时的男性，死亡危险分别增高12%、17%及34%。

反过来看，每晚睡5小时的妇女，死亡危险只比睡7小时的妇女高出5%，男子则高出11%。然而，每晚只睡3小时的男女，死亡的危险则分别增高33%与19%。睡眠时间这么少的人毕竟不多，平均每1 000人才有1人，而近半数民众每天睡8小时以上。

根据美国《华盛顿邮报》（2002年2月14日）报道，一项历来最大规模的最新研究报告显示，与每晚睡6～7小时的人相比，每晚睡眠超过8小时的人更容易早死。刊登在2005年2月15日的《一般精神病学档案杂志》的一份研究报告曾引起国内外学者的热烈讨论，且语多保留，因为这一报告并未说明为何睡得久会危害人体健康，也未指出睡得少些就可延长寿命。领导该研究的圣地亚哥加州大学精神病学教授认为，睡眠时间长的人较可能患“呼吸暂时中止症”，会让患者呼吸受阻，伤害心脏与脑部，减少寿命。台湾的台安医院身心精神科主治医师许正典也持相似的解释，因为“睡眠呼吸中止症”的患者睡眠质量不佳，往往需要较长时间的睡眠，而他们常因本身的肥胖、过敏体质，导致死亡风险较高。这份统计显示出睡得久的人，死亡的危险也较高。

到底要睡多久才健康，临床研究者表示，视每人“睡眠中枢的灵敏度”而异，位于脑部下视丘，灵敏度高者，所需睡眠时间较短；灵敏度低者，需要睡眠的时间较长。

第六章　睡眠与学习的关系

生命就是一种学习过程，不单指人类，几乎所有动物都一样。在快速变迁的现代化社会，人们特别强调终身学习，就是对自己的生命负责。

学习关系到记忆，心理学中有很多关于记忆方法的论述，而睡眠一再被强调。历来学者在这一方面的研究颇多，如《纽约时报》（*The New York Times*）刊登比纳迪克·凯利（Benedict Carey，2007）的一篇专稿，论述很多睡眠对学习与记忆的影响。

一、记忆的光圈在睡眠中打开

（1）据2007年5月的一份研究报告称，美国哈佛和麦基尔大学（Harvard & McGill University）的研究人员利用需要运用大脑思考组合的游戏测验学生，多数被试研究这些组合测验约20分钟，即可轻松过关，即使在第二天再测也可以过关。不过，也有部分模糊不清的被试。研究人员指出，玩完游戏后上床睡觉的人在接受第二次测验时，比未睡者分数高出许多。这很明显地说明，睡眠中被试把醒时不清楚的地方想通了。

因此，人们对日常中的事物，遇到困难先冷静下来，稍晚再行思考，将会得到答案。学生在校时，对难解的数学或实验，当时无解，睡一夜后，说不定就会柳暗花明。

（2）柏克莱大学（Berkeley University）神经学家麦修·华克（Dr. Matthew Walker，2007）说，睡眠中人们会打开记忆的光圈，看得更宽广，许多这种洞察力，只有人们在进入睡眠时才会发生。

（3）一些神经科学家指出，睡眠至少有一项和学习以及记忆息息相关的重大功能。一连串以动物与人类为对象的实验发现，在储存重要记忆上扮演关键性角色者是睡眠，有些在醒着时看不见的关联，很可能在睡眠中看得出来。证据就在这里，婴儿睡着时，仍会做吸吮动作，闭上的眼睑也会颤动，仿佛眼球有它自己的生命。

二、不同阶段的睡眠处理不同的信息

（1）20 世纪 50 年代初期，芝加哥大学的一群科学家在一个实验室里发现快速眼动期的睡眠状态后，将研究的重点移到认知的层面。最新的研究指出，不同的睡眠阶段，似乎各自处理某些特定形式的信息。如波士顿贝丝以色列女执事医院（Beth Israel Deaconess Medical Center in Boston）史提克高尔特实验室（Stickgold Lab Center）的麦修·塔克博士（Dr. Matthew Tucker）曾从事小睡片刻对词汇记忆的影响研究发现，睡过午觉，中间出现过缓慢波阶段睡眠，代表有过熟睡期的人，在做“明示记忆测验”（declarative memory test）时比没有睡午觉的人表现好。这种明示记忆测验要求被试必须记忆事实数据，如词汇组合等。

（2）一个健康的人，他的正常睡眠通常在 20 分钟后即可进入熟睡状态。研究显示，事实上早睡早起要比半夜两点才睡来得好。

研究显示，入夜较晚才会大幅出现的快速眼动期睡眠，在形态认知方面，如学习文法、下西洋棋等，显得格外重要。

（3）2003 年，圣地亚哥大学（San Diego University）的萨拉·梅尼克（Sara Mednick）研究指出，参与实验的被试 73 人，上午 9 时进入实验室，学习辨认一系列具有特定结构的图形。下午 2 时，有些被试约睡了一个小时的午觉，其他人则未睡，晚上 7 时重做实验，结果是睡过午觉的一组表现较佳。在所有人均睡过一晚，次日上午再做测验时，午休过的一组得分高出许多。午睡时，这些人均有快速眼动睡眠与熟睡两种状态。梅尼克认为，有两种状态的午睡，在巩固记忆上，效果和夜间睡眠相仿。

第二阶段睡眠对人类学习只有另外一些影响。加拿大川特大学（Trent University in Canada）的卡莱尔·史密斯博士（Dr. Carlyle Smith）研究发现，一个人第二阶段睡眠的数量，与动作学习能力的进步程度有重大关联。

音乐家就有这样的体认，长久以来，在晚间练习时，老跟手指头过不去的一首曲子，常在早上练习时有如行云流水。

学习心理学早有结论：技能学习采用分段法优于集中练习，如跳高、跳远等都不是一蹴而就能达到高峰，都要经历漫长时间练习、休息和再练习。又如背诵一篇较长的文章，分段分节的部分法优于一气呵成的全部法，因为在分段分节期间获得充分休息，睡眠有利于这些学习与记忆。

（4）波士顿大学医学院（Boston University School of Medicine）神经医学家苏比莫·达塔（Subimal Datta）的研究侦测到快速眼动睡眠与醒时大脑的化学物

质变化不同，快速眼动睡眠前，脑干的一小撮细胞即开始提高活化化学物质——谷氨酸的浓度，促进蛋白质合成和其他改变，以支持长期记忆的储存。

达塔说："醒时，千百件事同时发生，图书馆是爆满的，我们不可能全部处理。"人醒着时，大脑会在人不知不觉中下意识地搜集许多有用信息。睡眠时，人们才会出现这种清除超载的特殊状态，这有助于储存重要信息。

科学家相信，很可能在快速眼动期睡眠中，大脑开始作混合、配对和寻找隐秘的联结，让整个世界变得合情合理。这可能是晚上睡得好才会有灵感的原因。据说，俄罗斯科学家门捷列夫（Dmitri Mendeleev）的元素周期表（periodic table of elements）就是睡眠中排列出来的（王丽娟，2007）。

三、睡眠不佳会影响智力表现

睡不好、睡不够。不但影响孩子生长发育，也可能影响其智力表现，智力是孩子学习的重要元素。台湾长庚医院心智科主治医师黄玉书（2007）发现，有一对双胞胎兄弟，罹患睡眠呼吸中止症的弟弟，智力测验就比哥哥少 20 多分，治疗改善后，成绩立刻赶上。

这对双胞胎兄弟就诊时约 4 岁，哥哥智力测验 100 分，弟弟只有 76 分，而且晚上睡觉不好，打呼、呼吸声音很大，睡觉时呼吸一顿一顿的，有中止现象。经治疗后，睡眠状况改善，白天精神也比较好，再做智力测验，竟从 76 分进步到 98 分。

四、补睡对记忆无补

研究指出，试图记忆一件新事物，30 小时内睡个好觉，是为未来几周内能够很好地回忆起这件事物的前提条件。美国哈佛医学院的罗伯特·斯蒂克戈尔德教授进行的一系列睡眠研究指出，第一夜的睡眠就开始记忆巩固过程……睡眠是能使记忆深深扎入脑内的有效方法。如果允许被试者在记住一件事后的当晚睡个好觉，他就能比较容易记住这件事。但是，对于那些当晚不被允许睡觉的人来说，以后的睡眠，再也无法弥补因为当晚未睡好觉造成的损失。

斯蒂克戈尔德教授领导的研究小组，在布满水平条纹的计算机屏幕上设置 3 个闪烁 1/60 秒的倾斜条块，让 24 个被试识别这 3 个条块的指向。当晚，让一半被试睡觉，另一半不睡；在第二天和第三天的晚上，让第一晚两组被试都睡觉，以弥补他们之间在疲劳程度上的差异。

结果显示，第一天晚上睡觉的被试一致对上述试验有较好的记忆，另外的一组被试尽管第二、三天晚上补睡了，却没有显示出有较好的记忆改善的迹象。

德国吕贝克大学的科学家进行的另一项研究指出，记忆是在晚上的两个阶段储存起来的。第一阶段是慢波深度睡眠期，通常在上半夜；第二阶段是在噩梦期间，重要性仅次于第一阶段。当人没有上半夜的睡眠时，其记忆巩固程度几乎如同完全没有睡觉一样。

据 2007 年 3 月《科学期刊》的报道，科学家在研究睡眠如何影响记忆时发现，熟悉的香味能让沉睡的脑子把前一天学到的东西记得更牢，在学习时闻玫瑰，入睡后再闻到这种香味，能把记忆测验的成绩提高将近一至三成。

这项研究首次测验香味对人类入睡后的记忆的影响，了解睡眠中大脑如何处理新学到的东西，并加强其记忆的过程。

参与这项研究的科学家说，人在学习注意到特定事物时，如果受到某种刺激，脑部皮质会重新启动同一神经组织细胞，海马区则会据启动顺序记录回皮质层，因而加强这个记忆。

脑部的嗅觉管道比视觉或听觉管道更直接通向海马区。味道与记忆如此相连，并可能重新引发早已遗忘的喜悦、羞辱和其他往日记忆，原因可能在此。

德国的研究也显示，不同种类的信息，可能在不同的睡眠状态中纳入脑部记忆，如玫瑰香气并不能加强新学到的“弹手指顺序”的记忆。另外，在浅睡状态，玫瑰芳香对增强记忆似乎没有什么帮助。

五、睡眠中学习

人在睡眠中还能学习到新的知识，人之所以成为万物之灵，是因为人有一个超级容量的头脑，能容纳很多知识。大脑约 3 磅重，占我们体重的 2%，却用到我们身体 20% 的能源。

科学家发现，假如你始终好学不倦，那你的大脑在一生中能贮存的各种知识，当可 50 倍于美国图书馆里的藏书，约可容纳 5 亿册书籍的知识，但一个人如果能加上夜间睡眠时的学习，他脑子所容纳的知识当不止 5 亿册书籍（熊纯生，1976）。

科学已经证实，一个健全人的大脑，就好比一座时钟一样，一分一秒也不会休息，尽管身体中某些器官在睡眠中已经停止活动，可是大脑始终在工作。但是，人也需要真正睡眠的时刻，而在此时他的学习系统并没有完全关闭，通常视人的心理动机和下意识是否接受外界的暗示而定。心理学家曾指出，人的学习系统即使在关闭状态，对外界的刺激仍有某种程度的反应，尤其是对他“最关切的刺激”，反应的程度会更强。例如，一位困倦的母亲在喧闹的环境里睡着了，尽管喧闹声不断，她始终不会惊醒，可是，只要睡在身边的婴儿轻轻地哼一声，她就会立刻醒来。

研究发现，睡眠学习效果如何，完全取决于一个人的睡眠清醒程度与心意集中状况。如果在睡眠中具有某种程度的清醒状态，而且心意集中，则睡眠学习将很有效。反之，如果睡眠学习不是他所关切的，虽未熟睡，但心意不能集中，则学习效果不会理想。

英国心理学家史塔克曾在伦敦创设睡眠学习学校，使学生在睡眠中学习建筑学、弹吉他、弹钢琴和唱歌剧。史塔克说，对于纠正有自卑感、失眠症、吸烟、酗酒以及增进自信心等与心理作用有关的现象，睡眠学习特具效果（熊纯生，1976）。

美国北卡罗来纳州立大学欧利荷教授曾将40位学生分成两组，每组20人，第一组在睡眠中用唱片教他们学15个英文生字，在一夜中教30遍。第二组则安睡不教，第二天一早，分组让他们认识这15个生字，发现第一组的20位学生，一会儿就能将这些生字完全默写出来（熊纯生，1976）。

睡眠学习所采用的方法，可利用录音机，将连接的喇叭放置在学习者的枕头下，然后在睡眠中或将要就寝时将录音机打开播放出所要学习的内容。声音不可太高或太低，略高于耳语，以能进入耳鼓又不吵醒为度。

睡眠学习会不会影响睡眠而有损健康？睡眠障碍医生对此持慎重态度，但心理学家则认为脑波的活动不可能停止，就如同做梦一样，是十分正常的现象，所以利用深睡来学习是一种很理想的学习方法，绝不致妨碍健康。大脑具有“用进废退”的特性，例如，盲人没有用其视觉皮质，在实验中已发现，盲人在读点字时，视觉皮质被触觉征召过去使用。正常人眼睛蒙住5天，就会改变他的视觉皮质，去做听觉、触觉方面的事。1999年，神经学家发现，管记忆的海马回的神经细胞会长出新的神经元，大脑会不停地因外界需求而改变内在神经回路的连接（洪兰，2009）。由此可见，睡眠中的脑细胞会随着外界的刺激而转移，在睡眠中学习是一件可能的事。

第七章　睡眠与性生活

一、充足的睡眠有助性趣

英国伦敦大学研究人员对 11 000 名 16～44 岁男女进行的一项调查显示，有 60%的新妈妈因为缺乏睡眠而性欲低落。面对这种情况，研究人员说，性与睡眠绝不是互为消长的对立关系，相反，“性是最好的安眠药”。脑电波扫描及动物实验都显示，性生活后，男性往往睡得更快、更香甜。而对女性而言，性生活中若缺乏足够的前戏和爱抚，她会感到焦虑不安，失眠便接踵而至。

如何使男女双方在性爱过程中得到充分放松，促进睡眠？由于男性达到高潮比女性快，专家建议，男性在性爱过程中应有足够的前戏和后戏，充分挑动女伴的激情，一方面可以保存体力，另一方面可以缩短女伴性爱时间。此外，双方的睡姿也要有所讲究。美国性爱专家建议，性爱过后，男方可从女方身后环抱着她入睡，使双方身体充分接触，有利于促进彼此情感和睡眠质量。还有一些专家建议裸睡，认为人体这样更放松，能最大限度地消除疲劳（王增，2006）。

二、缺少性生活会失眠

一个月的世界杯足球赛，让很多男人们日夜不眠，也让很多女人出现失眠症状。专家研究发现，原来性生活没有了，女人也会失眠。

美国生理学家曾做过大量调查发现，性生活不完美是一些人失眠的重要原因。当一个人正处于性欲旺盛时期，而又长时间得不到发泄时，神经系统处于高度亢奋的状态，焦虑、烦躁和失眠便接踵而至。

这一点在女性身上表现得更加突出，这是因为男女性欲的产生、性高潮和消退在时间上都有较大差距。男性的性欲很快激发，并可以在性交过程中很快达到高潮，性高潮过后，性欲又很快消退，并安然入睡。女性则不同，性欲要有一段较长时间的发动，过程“平台”期也较长，即使到了高潮，性欲的消退也较缓慢，所以，女性在性生活过程中比男性更难达到完美、和谐的程度，因此，女性更容易失眠。

由此可见，完美、和谐的性生活对睡眠有促进作用。热情、奔放的性行为之后，紧张激动的身躯才能彻底放松，肌肉也可以在疲倦中得以舒展。男人和女人需要共同享有性生活带来的美妙体验，然后再同衾共枕进入梦乡。所以，那些为世界杯疯狂的男人，还需多考虑一下身边的女人，不要让其独守着漫漫长夜，难以入眠。

案例

夫妻睡眠大战

美国专家建议，性爱过后，男方从女方身后接触有利促进情感和睡眠质量。这样的建议尚有讨论空间。下面这个案例是一位妻子的自述，在报端披露：

结婚多年，我与外子鹣鲽情深，但有关生活习惯差异，始终困扰着我们。

由于我体质虚寒，容易手脚冰冷，一到冬天，更是不离避寒物品，到了夜晚，习惯在床上像八爪鱼趴住枕边人，摄取他的体温，这种本能让外子不能忍受。可是外子体质与我恰恰相反，他极为怕热，在冬天以外的季节里，我的依偎并没有那么明显，他还能勉强忍受互相贴靠的温热身体，但一到冬天，我变本加厉，常常紧黏着他不放，时间久了，两人在被褥里的热度让他的体温升高，燥热难受，有了失眠的状况。

因为长时间睡眠不足，外子的脾气日渐暴躁，两人为了这件事也时有龃龉。

最后两人漫漫长夜兴起拉锯战，他滚到床沿躲着睡。没有几秒钟，我就在他睡着后，自然而然的抱着棉被贴过去，接下来，外子总会生气地醒来，将我推回原位，而我也会被突如其来的动作给惊醒。同样的戏码不停上演，我跟外子的黑眼圈愈来愈严重，心火也愈来愈旺。

长期处于不满的外子终于火山爆发，决定暂时分房，我忧虑地想着，再这样下去不是办法，却苦无良策。

冷战分房三天之后，我在逛街购买冬季大衣的时候灵机一动，当天夜里说服一脸狐疑的外子穿上新买的“克什米尔”毛衣，请他不必盖被，然后将暖气温度调低。虽然刚开始他不甚习惯穿着毛衣睡觉，但随着房间温度降低，他也渐渐陷入沉睡。而我包得紧紧的抱着棉被，继续趴着他享受温暖。

可见夫妻抱着睡也必须考虑彼此的特质，否则可能弄巧成拙。

第八章　睡眠的生理机制

一、概说

睡眠的生理机制，是指睡眠中体内各个器官及内分泌所发生的变化。在白天工作、学习的时候，由于外界的刺激，不断活化大脑皮质，因此，大脑处于一种高度兴奋状态。同时，由于持续兴奋，大脑细胞会疲乏，逐渐呈现低落状态，于是进入睡眠。当睡眠充足后，自然回复清醒状态，继续接受白天外界的刺激，由此构成睡眠的生理循环轨迹。

人类所有行为无一不由大脑的功能性体系来决定。医学、神经生理学的大量研究文献显示，睡眠不是身体限于静止不动，而是大脑及各部门功能的另一种开始，包括自主神经系统、呼吸系统、心脏与循环系统、肠胃系统、肾脏系统、体温、生化、内分泌及免疫系统等。

人类的大脑中有着 4 000 亿神经细胞，即神经元（neuron），构成一个重量约 1 400 克的器官。每平方毫米的大脑皮质（cerebral cortex）约有 15 万个细胞，各种神经细胞的结构，一端有许多纤维状的树状突，似树枝分向外延伸，另一端为轴突（axon），向下延伸至轴突末梢。类似花蕾状的物质在轴突头上，数量有时达到上万个，与其他细胞的树突连接进行交流，传递信息，睡眠的发生也是出于它们之间的交流传递。

了解睡眠中种种生理变化，要借助于现代科学仪器对大脑进行探测，如生理脑波检查（polysomnography，PSG），包括脑波图（electroencephalography，EEG）、眼动图（electrooculography，EOG）、肌电图（electromyography，EMG）、心电图（electrocardiography，ECG）、鼻及口腔的呼吸气流（oral and nasal airflow）、胸腹部呼吸的肌肉运动和血中氧气饱和浓度的监测等。

二、睡眠与眼动、脑波的关系

20 世纪 50 年代，随着睡眠生理研究的深入，发现在睡眠的过程中，大脑以另一种形式在活动，此时眼睛有一种特性与清醒时不同。

本书第四章曾对此略有陈述，阿索连斯基及克里特曼等（Eugene Aserinsky & Kleitman, et al., 1953）观察睡眠时眼睛移动情形，发现睡眠时眼睛有明显的快速移动规律性，于是将睡眠期分为“快速眼动期”及“非快速眼动期”。快速眼动期和非快速眼动期两者的差别在于前者两眼会在水平或垂直方向同方向共轨快速移动。之后，1968 年，里契特斯查芬（Rechtschaffen）在《睡眠分类标准》一书里，以脑波图（EEG）、眼动图（EOG）及肌电图（EMG）等三种生理现象为基础来判定睡眠时所处的睡眠期。睡眠第一期的脑波为低振幅的混合频率波形（low voltage mixed frequency），称“慢波睡眠”，眼动图可以见到缓慢的两个眼球左右共轨移动及肌肉张力降低；第二期以出现 K 复合波（K complex）或纺锤波（spindles）为最大特征；第三期及第四期则出现高振幅的代尔塔波，又称快波睡眠。

慢波睡眠又称“慢相睡眠”，有以下特征：

1. 总体上的生理反应

呼吸均匀沉稳，脉搏、血压平稳，心跳缓慢，全身处于一种松弛状态。

2. 慢波睡眠的过程

①思睡阶段，又称入睡阶段。持续时间约 2 ~ 3 分钟，此时的生理反应是，血压脉搏降低，呼吸沉稳，眼球快速转动；在心理上、意识上开始模糊，仍比较敏感，易受外界刺激。

②浅睡阶段 。持续时间约 10 分钟，呼吸比思睡期更加沉重，大脑的清醒状态逐渐消退，但对外界的刺激仍有反应。

③中睡阶段。持续时间更长，约 20 ~ 30 分钟，几乎处于无意识状态，对外界的刺激敏感度低，不会受外界刺激而轻易惊醒，此时，血压、脉搏更低，眼球停止运转。

④深度睡眠阶段。指慢波中的睡眠期，可持续 30 ~ 60 分钟，此时，进入一种完全无意识状态，对外界的刺激几乎不发生作用。生理方面，脉搏、血流更加缓慢，全身处于彻底松弛状态，没有任何活动，几近静止。

快波睡眠又称为快相睡眠，入睡时，完成慢波睡眠后，即进入快波睡眠阶段。此时，在脑电图上会出现速度比较快的波，有以下特征：

①眼球快速转动，由原本的静止变为快速转动。

②肌肉更加放松，只有身体的局部肌肉如面部会出现抖动。肌肉对外界的刺激不易出现反射。

③体内变化也较大，如血压增加、体温增加，心跳加快，呼吸短促，肠胃活动也更加活跃。

④大脑内部血流量迅速增加，大脑细胞此时也比较活跃，新陈代谢旺盛。专家称此时为“脑的睡眠”。

⑤快波睡眠要比慢波睡眠的深度更深，大脑虽然比较活跃，但仍处于无意识状态，对外界的刺激很少反应，肌肉彻底放松。睡眠时间逐渐延长，一个晚上会出现4~5个周期，与慢波睡眠交替进行。开始时，快波的时间较短，随着周期的增多，快波睡眠的时间也随之延长。

三、睡眠与自主神经系统的关系

人类在睡眠时体内的生理系统变化与清醒时不同，大部分系统减少活动，但也有呈现增加的，如自主神经系统的交感神经系统（sympathetic system）和副交感神经系统（parasympathetic system）。睡眠时的自主神经变化，在非快速眼动期时，副交感神经张力增加，相对地，交感神经的活性减少；在快速眼动期是副交感神经张力仍持续增加，交感神经活性的减少会进一步加强。所以，人在开始入睡时心境是逐渐感觉平和而在不知不觉中进入梦乡，这归功于副交感神经的作用；如果入睡之时，心情烦躁，辗转反侧，则表示交感神经处于兴奋状态，副交感神经根本不起作用。交感神经与副交感神经类似一个杠杆，一边高时则另一边低，若两者平衡，就相安无事。

肌肉的交感神经活性也有明显的变化，据研究，自清醒至睡眠第四期会减少超过1/2，但到快速眼动期时反而会增加超过清醒时，这意味着为天亮时清醒恢复生活活动作准备。

研究者发现，骨骼肌血的交感神经活性在快速眼动期时也会增加而减少血管收缩，在内脏及肾脏循环的交感神经活性会减少造成血管扩张。

四、睡眠与呼吸系统的关系

人进入浅度睡眠期的第一、二期，呼吸依赖颈动脉体及延脑的二氧化碳接收器对二氧化碳分压的变化来调节呼吸。入睡后，人对缺氧和二氧化碳升高引起的呼吸换气反应敏感度降低，呼吸即成不规则，幅度由小变大，再由大变小，呈现一种周期性循环呼吸状态，呼吸的速度并未改变。当进入第二期时，呼吸开始变规则且缓慢，并且换气量减少。

当呼吸速率降低，上呼吸道阻力增加，呼吸气流部分遭到阻力。

据研究报告指出，人在非快速眼动期，整体的代谢率减少至20%，肺泡换气量也随之减少，乃导致二氧化碳分压增加。

在快速眼动期睡眠的人，呼吸变快，速度及速率变得不规则，也会导致缺氧或二氧化碳上升，换气量减少，上呼吸道的阻力在此时最大。

五、睡眠与心脏系统的关系

睡眠中的心脏系统变化，包括心率、心输出量（血压、周边血管阻力及血流）。

1. 心率改变

研究显示，在非快速眼动期的睡眠心率跳动减少，心跳慢；在快速眼动期睡眠时，心率上下起伏变化频繁。非快速眼动期的睡眠心跳慢是由于副交感神经活性张力增加，将持续至快速眼动期的交感神经活性进一步减少。

2. 心输出量的变化

在睡眠中，心输出量逐渐降低，最大的幅度是在最后一个睡眠周期中，尤其是在黎明前最后一个快速眼动期。有人认为，不论是正常人或患心肺疾病的人，都比较容易在黎明时分死亡，与此刻心能量输出降低有关。

（1）血流动。研究者指出，在非快速眼动期睡眠时，皮肤肌肉及肠系膜的血管血流变化很少；然而，在快速眼动期时，因有血管扩张而导致肠系膜及肾脏的血管床血流增加，而在皮肤及肌肉血管床的血流因血管收缩而导致血流减少。而且，人在快速眼动期的睡眠中，血浆肾素（plasmarenin）的活动降低，显示肾脏的血流量增加。脑部血流及脑部对氧气及葡萄糖的代谢率，在非快速眼动期睡眠时减少5%～23%；脑部血流及脑部对氧气及葡萄糖的代谢率在快速眼动期时比在清醒时增加10%～41%（Mullen，1980）。

（2）血压。柯蒂（1982）的研究发现，在非快速眼动期睡眠时的血压下降是因为心输出量减少，在快速眼动期睡眠的血压变化，则是因为心输出量及周边血管阻力的改变。在非快速眼动期睡眠的血压大约降低5%～14%。在快速眼动期睡时，血压会上下起伏不定，这与自主神经有关。

（3）周边血管阻力。研究发现，在非快速眼动期睡眠时，周边血管阻力维持不变或稍微下降；在快速眼动期睡眠时，因血管扩张而致阻力降低。

六、睡眠与肠胃、肾脏系统的关系

1. 胃酸

摩尔和英格尔特（1970）研究发现，人类胃酸的分泌也有昼夜规律的变化，十二指肠溃疡患者的胃酸分泌尖峰期是在晚上10时至凌晨3时之间，在一天24小时周期中，这类患者在睡眠中胃酸分泌可增至20倍。

奥尔等人（1976）研究指出，胃酸分泌有昼夜规律的变化，但与各睡眠期没有什么关系。

2. 胃的蠕动被抑制

在睡觉时，就整体而言，胃的蠕动功能被抑制。

3. 食道被抑制

吞咽的功能在睡眠时被抑制，因而导致胃黏膜和逆流胃酸接触，唾液量对胃酸扮演着重要的角色。睡眠时唾液量减少，它对酸清除的延长有帮助。奥尔等人（1984）研究指出，在正常人睡眠中的唤醒反应伴随吞咽，可避免酸清除的延长及在睡眠中的胃食道逆流。

4. 肠活动

肠在睡眠中有一种特殊的活动已被发现，每隔90分钟重复发生于胃及小肠。

5. 肾脏排尿减少

在睡眠中肾丝球过滤率和电解质排出减少，尤其在快速眼动期程度最大。研究者解释，这是因为交感神经活性张力减低可以帮助快速眼动期尿液减少。荷尔蒙的变化和副甲状腺素分泌的增加，也会影响钠离子、钾离子在睡眠中的排出减少（叶世彬，2007）。

七、睡眠与体温的关系

昼夜规律中心体温的变化影响人的睡眠。中心体温在人的睡眠清醒生物时钟扮演非常重要的角色。中心体温下降时，心理上产生睡意，因而想上床睡觉；降至最低时，正好是快速眼动期最活跃的时候，此时中心体温开始上升，恰好也是人们清醒起床活动工作的时刻。

研究者发现，非快速眼动期时的体温处于下降状态，若外在环境温度很低，人在此时会产生颤抖。出汗率在深度睡眠期高于浅度睡眠期，快速眼动期最低。

八、睡眠与内分泌系统的关系

1. 生长激素（growth hormone，GH）

研究指出，于入睡后第一个周期的深度睡眠期，时间约在夜间11时至午夜3时是分泌的尖峰时刻，分泌持续约一个半小时至两个半小时。所以，一个正在成长发育的儿童青少年最好在此刻之前上床入睡。

也有研究指出，约有1/4的年轻人的尖峰分泌发生在入睡之前。睡眠剥夺时，其生长激素受到抑制，所以在儿童期学习不宜熬夜，否则，将会影响到他的身高、体重及发育成长。睡眠不良，该上床睡觉而不上床，均有碍成长。

2. 肾上腺皮质生长荷尔蒙（adrenocorticotropic hormone，ACTH）

刺激肾上腺皮质分泌类固醇（cortisol），其浓度在刚入睡时最低，此时正是人们想上床睡觉的时候；清晨4时至8时最高。在白天睡觉不会抑制皮质类固醇的释放，它的分泌昼夜很有规律。

3. 副甲状腺素（parathyroid hormone，PTH）

研究发现，在睡眠中每隔100分钟出现一个尖峰值，其浓度与深度睡眠有关。

4. 褪黑色素（melatonin）

褪黑色素只有在夜晚才能借由神经通路而活化，在明亮光线的情况下被抑制。1~3岁的儿童在晚上的分泌达到最高峰，约在青春期下降，到老年时出现减少。褪黑色素会在傍晚时开始上升，约在凌晨3时至5时到达高峰，白天则下降，浓度最低。这也是人类及很多动物在晚上睡觉白天工作的原因（褪黑色素的重要性，本章第十节将有进一步的叙述）。

5. 血浆泌乳素（plasma prolactin）

血浆泌乳素的浓度在睡眠时出现最高，清醒时最低。研究发现，其浓度约在入睡后的60分钟至90分钟开始上升，清晨约5时至7时到尖峰，然后开始下降。

6. 甲状腺刺激素（thyroid-stimulating hormone，TSH）

甲状腺刺激素的分泌，正常人有昼夜节奏规律，其浓度白天较低，傍晚时开始增加，晚上入睡前达到尖峰，入睡后随即被抑制。

九、睡眠与神经生化物质的关系

1．乙酰胆碱（acetylcholine，ACH）

乙酰胆碱具有调节睡眠及维持清醒的功能，是神经传导介质之一。在动物及人类实验中，乙酰胆碱会产生大脑皮质活动，同时增加清醒，在维持大脑皮质下的唤醒扮演极重要的角色，它在清醒活动及快速眼动期睡眠时，由大脑皮质及海马回释放出来（Koella，1984）。

2．多巴胺（dopamine，DA）

研究者指出，多巴胺具有和乙酰胆碱一样的功能，借由神经传导的刺激或抑制作用来影响构成及调节睡眠结构。对清醒的维持很重要，其含量在清醒状态较高，当进入睡眠状态时会减少。猝睡症及嗜睡症多巴胺的活性减少是关键。

3．去甲肾上腺素（norepinephrine，NE）

去甲肾上腺素又称正肾上腺素或新肾上腺素，广泛存在于正常人体中，其分布依浓度高低的顺序是下丘脑、中脑、脑桥、延脑、纹状体、大脑皮质及海马回。临床研究指出，去甲肾上腺素的功能是多方面的，可刺激小动脉造成血管壁的肌肉收缩，因而使血压升高，心跳加速；在心理方面，可维持神志清醒，并且在快速眼动期的控制几近静止活动。清醒时非常活跃，特别是在遭受压力时，会产生出来造成皮质活化及促进清醒。

4．5－羟色胺（serotonin，5－HT）

5－羟色胺又称血清素，是一种单胺化学物。研究者表示，5－羟色胺神经路线分布于大脑系统者，与快速眼动期睡眠的调节有关。实验证明，适量的5－羟色胺对大脑有镇静作用，在启动睡眠与维持睡眠有其重要性。在对猫的实验中，借由某种化学物质排空脑部的5－羟色胺，猫会出现3～4天的失眠。不过仍有很多争议存在，文献显示不同的实验有不同的结果。但整体而言，5－羟色胺可能不只涉及非快速眼动期睡眠，也牵涉各睡眠期的调节（叶世彬，2007）。

十、睡眠的总枢纽——松果腺

1．人体的灵魂

法国哲学家笛卡儿（Rene Descartes）相信人的灵魂是由松果腺控制。印度教深信人死后，灵魂经由松果腺离开。

人类大脑中央的深处，藏有一粒大小如豆的东西，解剖学上称其为“松果腺”（pineal gland）。科学家研究指出，它是人类睡眠的总开关，调节睡眠的模式以及调节组织中的主宰者；自然界中所有的动物都受到它的节制，如春天到来，松果腺告知动物该是交配的季节；冬天来临，昼短夜长，松果腺警告动物开始筑巢贮粮准备冬眠。数月后，白昼逐渐延长，此时动物也会觉醒，恢复往日的生机。

松果腺之所以有如此作用，是因为它制造出一种荷尔蒙，称为褪黑色素（melatonin），此物质由色氨酸（tryptophan）及一羟色胺（serotonin）合成，当人体需求时，便自动产生，它只在夜间分泌，使人类自小就建立起生活作息规律。松果腺也是控制人体老化的枢纽。

1993 年 6 月 4 日，50 位来自世界各地的科学家聚集在意大利的斯托伦波里岛上进行为期 5 天的会议，美国维吉尼亚州大学（Virginia Common Wealth University）弗吉尼亚医学院（Medical College of Virginia ）的医学博士瑞杰森在会议中宣布对“老化时钟”的发现及褪黑色素的研究结果，指出这种奇特的激素是经由松果腺的分泌，主要担任信息传递。透过褪黑色素的传递，身体才得以知道何时开始老化（小精灵医学小组，1996）。

瑞杰森同时指出，胎儿在母体内因光线不能进入，所以没有分泌褪黑色素的能力，是借由母体胎盘取得，这也意味着母亲于夜间入睡时，胎儿的睡眠也与母亲共轨。婴儿的褪黑色素是出生 4 天以后才开始分泌，断奶后分泌增加，孩童时期达到高峰，助长孩童成长速度，青春期开始减少，因而引发其他荷尔蒙分泌增加，此时人体进入思春期，行为跟着变化，活力增加，睡眠减少。随着岁月增长，褪黑色素分泌相对减少，至 50 岁大幅下降，60 岁以后的分泌量只有 20 岁时的 1/2，老化的种种迹象显露无遗，这是老人睡眠减少的真正原因所在。人类到达此时，已完成了他的繁殖使命，借黑夜制造出来的褪黑色素也已完成使命，漫长黑夜反而变成老人痛苦的渊薮。这是自然节律，人类无法规避，这是松果腺这个老化时钟崩溃的缘故。

2. 睡眠的主宰

睡眠在人的一生中是一种自动化过程，世界上没有任何一种自动化器具的发明比它更为精密。

人类在尚未发明时钟之前，之所以知道日出而作、日落而息，全拜松果腺之赐。当太阳下山天色灰暗之时松果腺就开始分泌褪黑色素，人们此时也开始酣然入睡，褪黑色素分泌至午夜子时达到高峰正是入睡后最香甜时刻。之后分泌逐渐下降至天亮时分最低，人们此时清醒，完成了一昼夜的自然规律。这是人类睡眠的发生与清醒的一个历程。

松果腺位于大脑深处，与外界的光完全隔绝，其功能运作是非常奇妙的自动化作业。科学家研究发现，松果腺是透过人体眼睛来看的，当光线进入瞳孔集中于视网膜（它是眼球内的感光膜）时，会将信息借由视觉神经转达至中脑及视束交叉上的神经核（一群覆于丘脑下部的神经细胞）。丘脑下部为一位于中脑内部的腺体，其功能类似置于人体内部的时钟。白天，光线可进入眼睛去设定位于视束交叉上的神经核的计时装置。当夜晚来临，视束交叉上的神经核会传进信息至脊髓，再往上经由颈部到达松果腺。所传达到松果腺的光量，决定了褪黑色素的分泌量。光线会抑制褪黑色素的产生，因此，季节变化的昼夜长短，将影响褪黑色素的分泌。也有研究证实，长期暴露在磁区下，确会干扰人体褪黑色素的分泌。

3．机体内组织细胞的总管

研究者发现，松果腺不但关系着人类的睡眠，更主宰人体内所有组织系统中的内分泌，控制着身体每一个组织细胞的活动，对所有生殖、体温、肾功能、免疫和发育等种种机能，它都能精确而快速地作出正确的反应，世上没有任何一部计算机（计算器）有它这么精准，除非它已生病。

松果腺利用褪黑色素维持人体的均衡，对所有器官发生影响，调解其他荷尔蒙分泌量的平衡，维持体内环境帮助其他荷尔蒙顺利运转。当褪黑色素增加时，就会抑制其他荷尔蒙分泌；当分泌量降低时，则会刺激其他荷尔蒙分泌。它的精准度不会有分泌不足或过多的现象。它接收大脑信息，再一一协助各个腺体响应。它会自动觉察外界的压力，并立即作出反应，如：当病毒入侵时，立即产生正确的抗体击退病毒；人类行为中的眨眼、说话、跑步、思考……都需要能量来维持，这是压力的因子，人体内必须具有充足的能量才能应付。研究者坚信，松果腺的主要作用就是控制身体能量的产生和消耗，透过褪黑色素或其他物质的释出，引导能量适时适切产生如酵素或抗体一类的物质，让人体得以维持最佳状态。

然而，松果腺并非取之不尽用之不竭，它会随着个体年龄的增长逐渐衰退，总有消耗殆尽的一天。它在逐渐失去制造褪黑色素的能力时，在体内的另一个时钟，即视束交叉上的神经核，也开始流失某些细胞而丧失对松果腺的影响，此时褪黑色素的循环作用也随之停止。人体在这种状况下，也无法如同以前一样适应环境的变化。例如，老人需要花更长的时间去适应新环境，冬天抱怨天气太冷，夏天抱怨天气太热。对性的反应、鼻子的嗅觉、舌头的味觉、病毒的抵抗力和睡眠的节律等，都需要更多的时间去调整。

有趣的是，科学家研究发现，松果腺分泌出来的某些物质与繁殖和行为有密切关系，如增压素（vaso-pressin）和产妇的退乳反应有关。即使是小孩的哭声，也能刺激增压素和乳汁的分泌，分泌出来的增压素会激发母性行为反应，从而增进母子间的关系，也为母爱的伟大情愫找到科学的根据。科学家描述母体的褪黑色素可促进催乳激素（prolactin）的分泌，除可增加乳汁外，尚可使动物维持温驯、放松的状态，并激发保护幼儿的母亲天性。

4. 细胞核内DNA的卫士

人们都知道适度的运动有利于身体健康和安眠。相反，不适当的剧烈运动有损身体健康，也会造成失眠之苦。别羡慕那些超极限的运动健将，他们中间不知道有多少人因为运动伤害立即退出练习或退赛，甚至临场猝死；也有人后遗症慢慢呈现，关节磨损殆尽，韧带张力难于复原，辗转反侧，终日难于入眠。

科学家研究发现，剧烈运动后遗症的罪魁祸首竟是人体必须赖以为生的氧气。氧气和新陈代谢有关，细胞在新陈代谢的过程中制造出能量，提供身体的呼吸、细胞分裂及心跳等活动所需。但氧气也造成危险，因为它在制造能量的过程中，也会制造出一种被称为“自由基”（free radicals）的物质。它是在人体不适当或过度处理下所产生的物质，不适当或过度激烈运动就是其中因子，自由基会对人体组织造成损害。

细胞是由一种原子的微小细粒组成的，每一个原子都含有一个极小的中心核，核心外围围绕着电子，如同行星绕着太阳运转一样。有时候，电子会被驱出轨道之外，电子在获得自由后，会胡乱地奔跑进入其他轨道，结合成新原子，这是一种崭新的、极不稳定的原子，因此称为“自由基”。充满能量的自由基会找寻其他原子，以分享它过剩的能量。就这样，使人体受到严重的损害。

过剩的自由基会破坏保护细胞的细胞薄膜，进入到细胞的核心DNA。自由基对DNA具有可怕的破坏力，使细胞分裂及修护的功能遭到摧毁，人体除将发生一连串老化所引起的衰退现象外，科学家还发现许多疾病如癌症、心脏病、糖尿病、帕金森氏症、白内障及关节炎等与之相关。当DNA或遗传物质受到干扰时，其间的变化也有可能传至下一代而造成先天性的缺陷。

运动选手也不必过度担忧，人类和动物都具有免于危险自由基的物质，人体会自然产生许多抵抗物质，以避免自由基对细胞的损害，这些物质具有清除自由基的功能，在自由基侵害人体之前，即先行将它吞噬，这些物质就是褪黑色素。科学家已经通过实验证实它在细胞核内扮演着保护DNA的角色。

5. 免疫系统的促进者

许多研究指出，睡眠不足会导致免疫系统机能的大量衰退。在一项由圣地亚哥退伍军人医学中心（Veterans Affairs）所做的研究中，科研人员对23位从22岁至61岁不等的健康男性进行为期4天的观察。在第三天的晚上，所有的人被迫不得在清晨3点至7点之间睡觉。隔天早上，23位被试者中，有18位的T细胞活动出现衰退现象。这些人在补足睡眠后，T细胞又恢复到正常状态。

免疫系统由许多功能不同的部分构成，其主要细胞是一种称为淋巴球的白血球，T 细胞则是由胸腺所制造的特殊淋巴球，其功能可抵抗炎症及某些特殊疾病病毒的入侵感染。T 细胞可由褪黑色素修复，换言之，睡眠不足会影响 T 细胞活动，进而影响免疫系统，充足的睡眠则借由褪黑色素修补受损的 T 细胞，进而增强免疫系统。

动物实验显示，人体内某些蛋白质有免疫功能且促进睡眠，如 Cytokines 在睡眠剥夺实验中证实，它在细胞及免疫系统上的变化扮演一个重要角色（Dingles，Douglas，Humarman，1995 ；Toth，1995）。

细菌、病毒或霉菌等感染，会增强非快速眼动期的睡眠，也会压抑快速眼动期的睡眠，故推论睡眠可增强人体免疫系统的免疫力对抗疾病感染，有利于促进机体复原。动物实验证明，睡眠剥夺确会改变免疫功能，但也会增加感染疾病机会。

实验证实，褪黑色素是一种助眠剂，能助长免疫系统。实验者曾将老鼠放在阳光下持续照射作为实验，结果发现这些老鼠的褪黑色素分泌趋于减弱和不规则，免疫系统功能也受到抑制而很快衰老，到这些老鼠的第四代便停止繁殖（小精灵医学小组，1996）。这一实验给现代“夜猫族”一大警示，夜生活过多，损害免疫系统功能致疾病丛生，还抑制生殖能力，不无绝后之虞。

6. 成熟好眠 VS 衰老失眠

各年龄层与褪黑色素分泌的关系，机体因它成熟而好眠，也因它衰老而失眠。研究者指出，褪黑色素的变动，极可能促进午睡的规律化，因为发现幼儿在 1 岁之前，每天会在同一时间午睡。2 ~ 3 岁一天通常小睡两次，一次在上午，一次在下午。3 岁左右，开始每天只午睡一次，4 ~ 5 岁时，全面停止午睡。同时发现，睡眠中脑下垂体会分泌生长激素，幼儿成长最快速的时期，就是出生后至 3 岁之间，也正是他们睡眠最充分的时期。褪黑色素会持续分泌增加至 7 岁为止。

褪黑色素也传达儿童到达青春期的信息。青春期的少年，身体和血液都会大幅成长，但在这个时期，他们血液中的褪黑色素愈形稀薄，含量减少。一旦血中褪黑色素含量降低，身体便会增加释出性荷尔蒙分泌，为女孩带来月经周期，男孩带来精液的产生。

研究发现，一般人到了 45 岁前后，褪黑色素的含量开始大幅下降，老化的过程开始，女性进入更年期，男性的性机能也不如往昔，各种老化的征兆，包括失眠在内的各种更年期症候群接踵而至，这都是因为松果腺的衰老及身体自然周期的失衡所致。松果腺于此时已无支撑身体各部的能力，功成身退的时刻到了。

科学家在 X 光片中发现，大部分人在进入老年后，松果腺有钙化现象，松果腺布满钙化的沉淀物，他们推测，这也许就是影响松果腺机能的原因之一。然而，也有研究发现，一些人即使到 90 岁，也没有任何松果腺钙化的迹象，令科学家疑惑难解。或许这该算是统计学上的两端，不是一种常态。

第九章　睡眠的心理机制

睡眠障碍九成因心理引发，仅一成可透过科学仪器检查找出原因（台湾睡眠医学学会，2008）；睡眠问题80%~85%是心理问题（李舜伟，2007）。

一、概说

睡眠的心理机制，是指进行睡眠时心理受到某种刺激（如压力）扰乱或影响睡眠的质量，或因心理疾患，如忧郁、焦虑、恐慌症等。它来自两方面，一为“内源性”（endogoenous）的，例如，由于大脑某种传导物质产生病变或缺陷而降低睡眠质量，影响到夜间进行睡眠时的心情，使人心神不宁、情绪不安，而这种情绪又影响到睡眠的进行。另一方面为“外源性”（exogenous）的，是由外在环境（如天候、噪音）影响到睡眠以致人久久不能入睡，心情不佳更使睡眠质量恶化。内源性与外源性两者互为影响，正如生理影响心理，心理也影响生理。

二、主观的内源性心理机制

内源性有原发性（primary essential）与续发性（继发性，特发性）（secondary symptomatic）之分。此词的含义，是一种主观感受，如在睡眠正常状态下，误解自己的睡眠不佳以致心理不安，主要问题说不定是白天睡太多所致。这是一种“假性失眠”，心理影响睡眠，其实并没有失眠，只要按人的生理时钟规律进行睡眠，问题自会解决。

假性失眠，医学上称“主观性睡眠”，这种现象多发生于更年期以后的男女。常见的认为自己睡眠发生问题的情形如下：

（1）因为其他原因引起身体疲乏、思睡等现象，误以为睡眠已有问题。

（2）有疑心病、妄想症的患者，常觉得自己睡眠有问题。

（3）压力过重，睡觉时有过多的心理活动，造成醒觉的感觉。

(4) 有些人本身睡眠需要量较常人多，按正常人的睡眠起居时间感到不满足。

(5) 更年期的男女生理心理变化很大，也会引发睡眠问题。

老年人发生生理性睡眠变化，睡眠减少，觉醒增多，期望得如年轻时那样多的睡眠，常将觉醒误认为睡眠出问题。

内源性的问题，有些人与遗传有关。研究者指出，睡眠的时间和体力的好坏没有直接关系，时间和睡觉是由体内固有的“定时器”所控制，这说明必要的睡眠时间是由遗传确定的，虽然后天的习惯也会有一定的影响，但是，就如一个人的长相总是继承父母亲的一样，基因还是起很大作用。因此，要了解自己的情况，不要强求和别人一样（袁勇贵、杨忠，2007），否则，必自陷困境，庸人自扰。

另外，起源于机体内或外没有原因而导致睡眠心理不安的问题有：

(1) 心理紧张或其他因素不能入睡，且具有生理基础，如乳房有硬块状，怀疑自己患了乳腺癌。

(2) 续发性失眠，起因于神经性睡眠醒觉控制障碍而终生无法获得充足睡眠，觉得痛苦。

(3) 原因不明的发作性睡眠疾患，如白天过度嗜睡、猝倒，快速眼动期睡眠瘫痪，睡眠前幻觉等，往往使患者不敢入睡。

(4) 继发性嗜睡，以及创伤性嗜睡，都会使患者产生心理不良影响。

(5) 心理疾患。曾有报告，很少遇到情感性疾患（effective disorder）的患者没有睡眠清醒状态的困扰，而且大部分都是抱怨失眠而不是嗜睡。不过里诺兹及史浦利（1985）两人的报告指出，约有15% ~20%的忧郁症患者出现嗜睡，而不是失眠，这些人大部分被诊断为双极性情感疾患。另一个研究显示，在抱怨严重失眠的患者中，有21% 罹患重郁症（Mellinger, et al., 1985）。而柯里曼等人（1982）的研究指出，在持续失眠患者中有35%被诊断有精神方面的问题，另一半被诊断为情感性疾患。福特等人（1989）在一个以小区取样的研究里发现抱怨失眠至少一年的患者，比没有抱怨失眠的人有40倍的几率产生新的重郁症。他们常抱怨半夜醒来睡不着，也抱怨入睡困难。一般来说，失眠的严重度与忧郁症状成正相关，白天常常抱怨疲倦。

在情感性疾患的双极性患者中常有过度嗜睡情形，患者虽然入睡时间增加，但是仍有抱怨。在躁期或轻躁期时，严重的入睡困难相当显著，整晚通常只有2 ~3小时的睡眠时间，不过，患者却感到足够。

情感性疾患产生的睡眠障碍有如此高的发生率，临床医师将其归纳为三方面：一是患者无法解决的心理障碍，导致情绪及生理的内在唤醒，进而导致失眠；二是与睡眠有关的神经生化异常；三是情感性疾患常会产生睡眠清醒的生物时钟规律异常。

1. 忧郁症（depression）

忧郁症患者会出现很多睡眠问题，包括减少深层睡眠，增加浅睡眠的过多快速眼动睡眠，他们较早进入快速眼动睡眠，比不忧郁的人在这一阶段待更长的时间。最近研究显示，忧郁患者做梦的内容，比不忧郁的人更忧郁（赵思愉，2005）。

研究显示，忧郁患者多梦，不正常的做梦也许是原因之一，但忧郁患者快速眼动睡眠偏高，再加上抗忧郁药物会压抑快速眼动睡眠，不能忽视。

忧郁患者不但影响睡眠，也会影响思考、行为以及人际关系。当忧郁时，会觉得绝望、无助、生命无意义，思维扭曲，产生消极情绪。

忧郁影响睡眠，睡眠不好又带来忧郁，造成一种恶性循环。

延伸阅读

解忧梦

忧郁难于入眠的患者，常被紧张、忧愁及多种不愉快的情绪困扰，民间有一种解除妙方“解忧梦”，不妨一试。

具体的做法是睡前播放自己喜欢听的音乐或歌曲，入睡后仍不停地播放。同时用一根松紧带绕过眉际和上眼睑，围紧放头部，轻松压迫眼球。

听音乐可以怡神，音乐具有疗效，在医学上早已得到证明。轻压眼球可以将注意力集中，定神和产生五彩缤纷的梦容、梦境，使不愉快的情绪在梦幻的世界里得到解脱。

2. 焦虑（anxiety）

焦虑是一种最普遍干扰睡眠的心理问题。

它是一种忧虑、烦恼和惶恐的情绪。它与压力不同，压力是外在刺激压力源的心理反应，焦虑则无任何可确定的事件或促成的原因。

过多的焦虑称泛焦虑，是顽强、过分、不切实际和无法控制的焦虑，会导致当事人烦躁不安，无法放松，有较多的睡眠问题。也比其他人容易生病，如高血压、心脏病、心律不齐，以及因心脏病引发的猝死。焦虑是一种无病呻吟、无中生有的心理病症，会引发睡眠困难等问题。

3. 恐惧（fear）

焦虑与恐惧是一对孪生兄弟、姐妹，也是父子或母女关系，恐惧往往跟随焦虑而起，先有焦虑，而后恐惧，由它产生的症状称“焦虑症”、“恐惧症”或“恐慌症”，焦虑与恐惧之差别，在于焦虑无需标的物而引起不安感，恐惧是由于有某种标的物而导致的心理障碍。

案例一

中国内地流行在电视节目或报纸专栏进行心理健康咨询，下面是一位案主的自白：

我已31岁，但一直有个烦恼困扰我，从小到现在我都非常怕黑。晚上如果没有成人在就非常害怕，要等到天亮了才敢入房睡。

我现在正在办理离婚手续。每天都是一个人睡觉，每到晚上七八点钟的时候，对黑夜的恐惧就开始了。随着夜色越来越深，恐惧就越来越浓重。怕小偷或强盗会闯入家里，附近的小区已屡屡传出此类事件。所以我会一遍遍地检查门窗是否锁死。

但更糟的是一些莫名的恐惧，屋里屋外的一些风吹草动都会让我胆战心惊。并且，即使楼下人再多、再热闹，也丝毫不能减少心中的恐惧。我会打开屋子所有的灯，并坐在客厅里看电视。天亮了，恐惧自然消失，困意会立即袭来，倒头就能睡。

虽然我已有了一个1岁大的儿子，但一点也不会减少这样的恐惧心理。必须有成年人的陪伴，才能感到心安，而后安心入眠。有好几次我恳求朋友来陪伴，自己在卧室里睡觉，让朋友在客厅看电视，等睡着了，朋友才可以走。但奇特的是好似有心电感应，只要朋友一走，15分钟内即会醒来，并再次陷入深深的恐惧中。

究竟怕什么，自己也说不上来，完全是一种莫名的恐惧。

咨询员在咨询过程中得知案主小时候生活的背景资料：

她出生在乡下，4岁那年，亲生父母把她送给广州一对老夫妻。她永远忘不了离开家的那个晚上，夜很黑很黑，她从睡梦中惊醒，发现自己不在家里，抱着自己的不是爸爸妈妈，她哭着喊爸爸妈妈，但这对老夫妻对她说，他们以后就是她的爸爸妈妈了。幼小的她无法理解发生什么事，只是哭，哭了一整夜。

尽管当时只有4岁，事隔这么多年，但她仍然记得那天晚上的细节，甚至记得离开家的时间是晚上七八点钟（武志红，2005）。

案例二

患者自述：

我是历尽千辛万苦的恐慌症患者，这种苦楚，如寒天饮冰水，点滴在心头，冷暖自知，不是切身之痛没有人体谅，以生不如死来形容也不为过。

得病以来，我已长期抗战24个年头，可悲的是，常常被人误解为无病呻吟或装死，让我哑巴吃黄连。

当恐慌症发作之前，全无任何预警，却来势汹涌，犹如世界末日，呼吸顿时困难、头晕、胸闷、心悸、盗汗和肢体麻痹，感觉快要窒息，让我不敢搭乘飞机、火车，或上高速公路、去大卖场，人多的广场更是甭谈。日前，恒春大地震，一阵天摇地动，让我惊慌到极点。事隔三天还感觉在摇晃，有挥之不去的惊吓，这三天不敢洗澡，虽然自觉是庸人自扰，却也生怕如果再来个地牛大翻身，光着身子如何逃命？本来恐慌患者就是禁不起风吹草动，从小到大，地震一直是我避之唯恐不及的致命伤。

其实，病痛不是没有原因的，所谓环境造成压力，压力造成疾病，经年累月的恐惧，我照单全收，却蠢到不懂得实时解压。

延伸阅读

焦虑、恐惧、恐慌、焦虑症、恐慌症和恐惧症的分野

1. 焦虑（anxiety），指心理上的挫折、困难或压力所呈现的心理反应，通常以一种负面情绪来表现，如紧张、不安……

2. 恐惧、害怕或惧怕（fear），指在主观感受的危险情境下个体产生一种强烈的情绪反应。

从心理学上解释，焦虑与恐惧不同。恐惧是因感觉到外在的实际危险存在，而产生害怕的感觉，具有真正、具体的对象。换言之，对外界事物有直接的心理反应。

3. 关于焦虑不安，是心理上预期可能会发生危险的事物而感到焦虑不安。换言之，是没有实际的外在危险事物，只是针对内心所预料、想象的危险对象呈现的心理反应。

4. 焦虑的程度到达临界点时，不止心里惶恐不安，生理上也产生剧烈变化，如心跳、呼吸短促、出汗、发抖等，被称之为“恐慌”（panic）。如果紧张、不安的对象不清楚，时时都在焦虑不安，没有固定的焦虑对象，则被称为“浮动焦虑”（floating anxiety）。

5. 从生理学观点，所谓不安的反应是指交感神经（sympathetic nerve system）兴奋，促进肾上腺素（adrenaline）的分泌，乃呈现神经心理反应。一般而言，每个人日常生活多少会有不安感觉，但如果其不安严重程度超过本人忍受程度，且影响日常生活及工作能力时，则被称为病态性的“焦虑症”。

6. 依焦虑有关的病态情况分成不同的疾患。如反复性、发作性所呈现极度

不安状态（即恐慌状态）被称为“恐慌症”（panic disorder）；因针对特殊的对象或情况会严重惧怕，被称为“恐惧症”（phobic disorder）。

三、客观的外源性心理机制

外源性的心理机制，主要是环境因素，包括自然环境、社会文化环境、物质滥用……这些都归因于压力所造成，压力愈大，睡眠问题愈严重，压力源消除，自然会获得安稳的睡眠。

1. 换床与时差

现代人外出旅游已是很普遍的事，也认为是调剂身心的最佳方法之一，不幸的是有些人有认床习惯而为此忐忑不安，面临换床铺睡不着的困境。

路远搭飞机出国，不免遇到时差问题，导致该睡未睡、不该睡想睡的难堪。研究指出，在这种情况下，会有入睡潜伏时间长、睡眠中的清醒时间增加、浅度睡眠时间增加、睡眠效率降低、快速眼动睡眠期潜伏时间延长、深度睡眠期及快速眼动期减少的第一夜效应，此种效应会随以后的数晚减少（Browman, Cartwright, 1980）。

2. 天候

巴黎的冬天被称为“黑暗的日”，早上8时以后天才亮，下午4时就进入黑夜，又湿又冷长夜漫漫，使巴黎人易患冬季忧郁症。研究指出，有20%的巴黎人出现这种季节性心理失调，称“冬季忧郁症状”，难以入睡就是典型的症状。

研究显示，温度对睡眠的影响有相当显著的差异。睡在过高、过低温度环境里的人睡眠都会受到影响，但温度对睡眠的影响不在于入睡困难，而在于睡眠维持困难，通常睡眠中的清醒时间及睡眠第一期会增加，而快速眼动期睡眠减少。研究发现，摄氏温度29℃，可使快速眼动期及非快速眼动期的睡眠时间延长（Haskell, et al., 1981），快速眼动期的睡眠比非快速眼动期对温度的反应敏感得多（Parmeggiani & Rabini, 1970）。

研究还发现，气压过高或过低，都会产生嗜睡及影响晚上睡眠的进行。当季节转换时，白天变得较长或较短，也会对睡眠产生影响。在北极地区，白天非常短，当地居民抱怨白天嗜睡，晚上又难以入眠（Webb & Ades, 1964）。

天气燥热容易导致躁郁症，躁郁症患者精力充沛，不眠不休。葛瑞菲特（1970）发现，在高温情况下会出现负面情绪反应。安德森（1989）的研究统计显示，燥热的天气会带来攻击行为增加，影响个人、家庭纠纷，于夏季到达最高峰，当然会影响睡眠。

3. 空气

空气混浊的环境容易引起呼吸问题，过多的污染一直与呼吸及心理症状相关，如一氧化碳等污染已被认定会干扰工作表现。四周环绕着不喜欢也无法控制的气味，不仅令人分心，也使人焦虑不安、易怒、疲倦和难以入睡。

4. 噪音

噪音会破坏认知，引发情绪反应，使人心情烦躁，行为、健康和睡眠处于不利状况。

当噪音不断地改变其音调、强度或频率时，对人的干扰最大。噪音的大小以分贝来表示，研究显示，一般人在 85 分贝时，心理压力逐渐出现反应，长时间暴露在 90 分贝以上的声音时，听力会逐渐受损。虽然在机场附近的人，似乎已习惯飞机的声音，但并不代表他不受噪音影响，其实他的健康已受到损害。在日常生活中，常见发声量较大的环境事物包括：小汽车 70 分贝，大卡车 80 分贝，地铁 100 分贝，喷射式飞机 140 分贝以上。这些噪音会使人心情烦躁，寝食难安，导致血压升高、心跳加速、肌肉绷紧，人易怒、失控、焦虑。实验研究证实，高分贝的噪音将使血浆及去甲肾上腺素浓度立即升高，皮质酮合成缓慢。这些分泌物与睡眠息息相关。

劳斯等人（1972）的研究指出，在睡眠中个体对声音的敏感度有相当大的个别差异，小孩比大人对噪音有抵抗力，中年人又比老年人有抵抗力。在相似的噪音强度下，女人比男人易醒。整体而言，对声音的醒觉阀值在浅度睡眠期较低，在深度睡眠期较高，在快速眼动期时阀值达到最高。人类中还有一种选择性的阀值，如熟睡中的母亲，只要听到自己小孩的轻轻哭声即会觉醒。

夜晚在睡眠中断断续续的噪音，不会在早晨醒来时都记得，但它引起的睡眠障碍有时会以白天的嗜睡出现。噪音对睡眠的影响以身体在床上移动的次数来表现。临床研究发现，睡眠中的清醒次数及睡眠期之间转换次数（sleep stage shift）都会增加，并且睡眠中清醒时间及睡眠第一期也会增加，而深度睡眠期及快速眼动期会减少（叶世彬，2007）。

有些人晚上睡觉时借电视或收音机助眠，但往往效果相反，因电视有持续五颜六色亮暗不一、音量大小高低不同的刺激，反而使人有惊醒的可能，使人更不易入睡。而且很多电视节目的内容，使神经绷紧，无法达到心理上的松弛。

柔和的古典背景音乐，可使人松弛，有助安眠。一些哀怨、无病呻吟的现代流行歌曲，年轻人不知就理，在现场跟着歌者摇头晃脑兴奋不已，一夜不眠都可能。当半夜曲终人散，回到家里，想想如何应付明天的工作，想睡也难。

5. 天灾

现代，天已有可测风云，但人类仍然难避免旦夕之祸福，失落与创伤感，无时无之。给人们带来最大伤害的自然灾害莫过于地震、台风和海啸。近半世纪曾发生过几次毁灭性的自然灾害，令人触目惊心；一些劫后余生者，终日惶恐不安，不知如何善后，成人在面对挫折时会以各种不当暴力加诸家中成员身上，小孩看到遇难者的身影，整夜不能合眼，出现“创伤后压力症候群”（posttraumatic stress disorder，PTSD）。各种症状纷纷出现，难以入睡，无形的失落感难以释怀。最严重的是自杀事件不断从灾区传出。

6. 食物、饮料

很多人都体验过饥饿时会睡不着，适当的饱餐后会昏昏入睡，但饮食过饱也难以入眠。研究发现，空肠的胀大会产生睡意。曾有人将牛奶灌入猫的十二指肠中做实验，猫会产生嗜睡现象（Alvarez，1970）。

富含碳水化合物的食物可促进睡眠。工作一天后，好好吃一顿晚餐，有促进睡眠的效果。不过，如果吃大量油腻食物，反而会影响睡眠。临床医师常劝导有睡眠障碍者，睡前吃一些“稳嗜睡性”的食物，如牛奶、鱼、花生等，可帮助入眠。

含酒精的食物对睡眠有少许帮助，也有反作用。研究指出，傍晚如果喝葡萄酒超过 3 杯（约 420 克）或威士忌 3 杯（约 84 克），刚开始会有促进睡眠效果，但数小时后嗜睡效果消失，就会产生戒断现象，交感神经张力和肾上腺素均会增加，导致半夜觉醒频率增加，整个晚上的睡眠会断断续续。

吸入过量的酒精后，会增加打鼾现象，这是因为酒精会引发神经功能镇静，包括呼吸中枢活动，因而会使先前已有的睡眠呼吸暂停症候群更为严重。临床医师警告，睡前喝葡萄酒不超过 100 克，对睡眠不会有影响，但日子一长突然不喝，会有戒断症的现象发生。

含咖啡因的饮料和食物，如茶、咖啡、巧克力、可口可乐，会影响睡眠的开始或持续。研究者指出，在一天快要结束时饮用这些饮料影响最大，因为咖啡因会和脑中一种神经传导物质和它的接收器产生竞争作用，导致抑制的功能减少而造成中枢神经兴奋。临床上显示，如果一天饮用超过 500 毫克含咖啡因的饮料，不管你在一天中的什么时候饮用，对睡眠均有抑制作用，因为咖啡因半衰期约 8 ~ 14 小时。这里提供一个简单的计算数据，可避免饮用超量，即一杯咖啡含有 100 毫克的咖啡因，一杯茶含有 50 毫克咖啡因，一般含咖啡因的苏打饮料含有 75 毫克咖啡因。

7. 吸烟

烟民中广为流传一句话“饭后一支烟，快活过神仙”。香烟里含有尼古丁，是一种中枢神经刺激性物质，吸食后会使人产生兴奋提神的作用，也因此而影响睡眠结构。若减少吸烟或戒绝不抽，会引起戒断症，产生如焦虑和其他精神症状。尼古丁的性质有双向作用效果，在血液中的浓度较低时，会引起轻微兴奋、放松和镇静作用；在较高浓度时，会产生唤醒作用，抽烟过多的人，夜间咳嗽，意味着过多的分泌物留在气管内，也代表睡眠觉醒。

8. 社会文化

2000 年有一项报告称，生活在美国的年轻人，代表着朝气蓬勃、有冲劲，是充满活力与希望的一群；而老年人给人的刻板印象是“一群无用的废物”，是不事生产、增加社会负担的一群，这些人唯一的出路就是坐吃等死。美国是年轻人的天堂，老年人的地狱，举世皆知。古鲁安伯格（1967）提出一种名为“社会崩溃反应”（social break down reaction）观点，指老年人自视为无用、无助的心理会带来各种不良反应，本来老年人因生理上的关系就难以入眠，再加上这样社会文化的刺激，无疑是雪上加霜。年轻人固然充满活力，但往往出入声色场所自我睡眠剥夺，或争狠好斗等行为，都出现在夜晚该睡未睡时，长此以往，自然健康状况不佳。

9. 政经情势

政治不稳定、经济形势逆转，社会会产生“集体焦虑症”。如台湾频繁的选举，社会经济受到重创，政局不安，出现所谓“选举症候群”。因为在选举过程中，为达到目的不择手段打击对手，造谣毁谤、颠倒是非、人格谋杀及制造仇恨等，使社会族群对立，亲家变冤家，异族为仇寇，整个社会为之疯狂、焦虑、恐慌，使人难以入睡。

10. 重要生活事件

所谓“重要生活事件”，指生活中重大变故，如丧亲之痛产生的“创伤后压力症候群”、离婚……令人难于一时之间适应，生活变调。华盛顿大学医学院的霍姆斯和雷斯（1967）曾对 5 000 余人调查研究，将日常生活危机（life crisis）编成著名的“社会再适应量表”（Social Readjustment Rating Scale，SRRS），也有人称之为“荷马量表”，共列出 43 项生活事件，依重新适应所需时间与精力给予量化，以得分的高低显示对该事件重要性和对个体的影响，其顺序是：

（1）配偶死亡。

（2）离婚。

（3）分居。

（4）留置拘留所。

（5）家庭成员死亡。

（6）自身生病或受伤。

（7）结婚。

（8）遭到解雇。

（9）夫妻和解。

（10）辞职。
（11）家庭成员健康不佳。
（12）怀孕。
（13）性障碍。
（14）家庭增新成员。
（15）工作再适应。
（16）经济状况变化。
（17）亲友死亡。
（18）调任不同的工作。
（19）与配偶争执的次数变化。
（20）一万（美元）以上的抵押或借款。
（21）丧失索回担保品的权利。
（22）工作上的责任变化。
（23）小孩离家。
（24）姻亲的纠纷。
（25）优秀的个人业绩。
（26）妻子开始工作或停止工作。
（27）学校开学。
（28）生活状况变化。
（29）改变习惯。
（30）与上司纠纷。
（31）工作状况改变。
（32）搬家。
（33）转学。
（34）娱乐活动变化。
（35）教会活动变化。
（36）社会活动变化。
（37）一万（美元）以下的抵押或借款。
（38）睡眠习惯改变。
（39）家庭团圆次数变化。
（40）饮食习惯变化。
（41）休假。
（42）圣诞节。
（43）轻微的违法行为。

日常生活事件中有负面的也有正面的，负面的不愉快事件固然对个体造成心理压力，影响晚上的睡眠质量，正面的愉快情绪兴奋过度也会使人入睡困难。

研究发现，生活变化大者，会引发某些身心疾病，尤其丧亲之恸（bereavement）。学者曾研究903名鳏夫，作了为期6年的追踪访问，结果发现居丧第一年影响最大，其死亡率为对照组（一般同龄男性有配偶者）的12倍。另一研究指出，中年丧偶、老年丧子及意外事故的影响最大，这些影响包括晚间失眠。

帕克斯等（1969）发现寡妇在丧偶一年内患重大身体疾病的比例较一般妇女（对照组）高出很多。

英国的一个研究团体研究450位鳏夫，结果发现，他们在妻子死亡后6个月内的死亡率，与同年龄的男人比较，竟高达40%（Colligan，1975）。

日常生活中的重大困扰事件除实时的影响外，还会有所谓“余波效应”（ripple effect），由原发事件所引起：身心症如头痛、胸闷、食欲不振、腹泻、便秘、心悸和失眠等；不安紧张状态如焦虑、愤怒、攻击等；忧郁状态如心境郁闷、无精打采、对任何事不感兴趣、悲观、逃避人群、情绪低落、失望、企图自杀或自杀等。物质滥用，以求解脱，不遵照社会规范及不敢面对现实等当然也影响睡眠。

11. 药物滥用

药物滥用（drug abuse）一词，1964年世界卫生组织（WHO）改称“药物依赖”（drug dependence），分为精神或心理依赖和躯体依赖（psy chological & physical dependence）。前者指反复使用后对药物的渴求；后者指反复使用后会使中枢神经系统发生某些生理、生化变化。不论哪一种，一经反复使用都会对睡眠发生影响，不是不能入眠就是嗜睡。

目前各国政府一般规定，除医药外，不得吸食、注射的药物包括麻醉药品、毒品（如吗啡、海洛因）、安眠药、兴奋剂、迷幻药（如大麻、安非他命）。随着时代的改变，科学方法的进步，药物的种类日新月异，各种药物（兴奋剂）名称五花八门，不一而足。现在市面上常见有：

（1）FM2。FM2是Flunitrazepam 2mg的缩写，属苯二氮类镇静安神剂，是一种强力安眠药，对情绪有很大安抚作用，如依医嘱使用，会使紧张、焦虑减轻，有安详、松弛感和安眠效果。若过量使用，会引起嗜睡，神情恍惚、焦躁不安、忧郁、运动失调和意识不清。纵然戒断，也会有焦虑、失眠、妄想等症候。

（2）MDMA。MDMA是亚甲双氧甲基安非他命（methylenedioxy-methamphetamine）的简称，又名快乐丸、摇头丸、狂喜（ecstasy）。亚当（adam）是一种中枢神经兴奋剂，它的正面效果是会使人更开放、放心及善解人意、精力充沛、亢奋、不眠不休。负面效果是一种强烈的中枢神经刺激，会造成脑中血清素5－HT的神经传导物质大量释出，导致心跳加快、冒汗、牙关紧闭、呕吐、体温升高、呼吸衰竭以致死亡。神经系统方面，会产生情绪不稳、忧郁、幻觉、妄想、暴力和自杀等。

（3）安非他命。安非他命（amphetamine）基本上是经刺激中枢及周边交感神经之α及β接收器上，表现出神经及心脏血管系统之亢奋作用。1930年，美国最先用于鼻充血、鼻塞之吸入治疗剂，稍后用于昏睡症病患。第二次世界大战期间，法国人用于治疗战场上士兵疲劳，以提高战力；日本人更用它来提升工人工作效率。

安非他命一经吸食或注射，15分钟后即发生作用，临床表现可分三级（蔡维祯，1991）：

第一级（轻度）：话多、躁动不安、恶心、失眠、脸部泛红、身体颤抖、散瞳和盗汗。

第二级（中度）：以上症状加剧，并有意识混乱、胸闷、发烧、反复性动作、极度恐慌、幻觉、高血压和心跳加速。

第三级（重度）：以上症状加剧，并有高烧（高于40℃）、昏迷、抽搐、脑出血、心律不齐、心脏衰竭、休克和死亡。

安非他命的心理依赖很明显，戒断后身体易疲倦、嗜睡，呈现忧郁。

（4）大麻。大麻（cannabis）吸食后使人产生情绪高昂感觉，身体上自觉轻松愉快、精力充沛、充满自信、亢奋和对周遭事物的感觉知觉特别敏锐鲜明。它与多种精神传导物质发生作用，也会使人产生幻觉，如事物的线条、形状和颜色发生变化；时空感觉异常，如空间变得宽广，时间变得极慢，手足变得非常轻，身体漂浮等，还会出现色情兴奋，欢乐也可能变成恐惧，人格解组非真实感。生理症状是昏昏欲睡、没有定向感、瞳孔放大、动静缺乏协调和支气管扩张等。大麻在有些国家或地区被禁止使用，在一些国家则没被禁止。据说莎士比亚就是靠大麻刺激以利写作。大麻使用初期有欣慰感，若大量使用会中毒，中毒分急性和慢性。

急性中毒：焦虑、害怕、妄想、混乱、行动失去了方向感、时空扭曲、动作协调差、记忆、思考、注意力及判断力下降。

慢性中毒：无精打采、无表情、操作技术退步、缺乏动机、注意力无法集中、食欲异常增加、肢体上及生殖机能均有明显异常变化。戒断后仍有焦虑、恐慌、人格等障碍。

（5）药物滥用。除上述药品外，还有速赐康、强力胶、鸦片、海洛因、红中、白板、古柯碱（coca）、古柯因（cocaine）、有机杀虫剂、摇脚丸、一粒沙（elisa）、K他命（Ketamine）、笑气、尸体防腐剂、Rush以及俗称“贴邮票”的LSD（因该药物形状如邮票大小的薄片，可置于舌面上）……这些名称与时俱进，日新月异，使用后不是令人亢奋不眠，就是助眠。

第十章　睡眠障碍

一、睡眠障碍的含义

睡眠障碍指的是虽有睡觉的欲望，但入睡困难，尤其无法入睡，晚上醒的次数太多，以及早醒无法再入睡，从而影响睡眠质量以及日常生活、工作和学习（范晓清，2006）。

睡眠障碍的表现可归纳为五种情形：

（1）辗转无法入眠。

（2）无法持续睡觉。

（3）多次反复的睡和醒。

（4）半夜醒后无法再入睡至天亮。

（5）以上各种情况交互发生。

睡眠障碍不一定是疾病，是一种常见的多发性症状。据统计，有 80% 的人在一生的不同阶段都曾有过或轻或重的睡眠障碍，常见的如偶尔睡不安稳，觉得睡眠不足，以及醒来后仍觉得疲乏。

许多睡眠障碍者并不一定是得病，通常是一种生理性或心理性的。例如，生理性失眠一般是由于生活事件或客观环境的变化而致，如换床、上夜班、搭飞机、坐车和坐船等交通工具不适应；还有住所环境问题，如外界噪音、嘈杂、空气污浊、蚊虫叮咬或寝具不适等。此外，如果睡前饮食过多过饱，喝带刺激性的饮料，如浓茶、咖啡、烈酒等，也可能造成睡眠障碍。

睡眠障碍与神经衰弱症不能画上等号。失眠是一种症状，除神经衰弱外，忧郁、焦虑的人，都可能出现这种症状。如果主观地将自己归类于神经衰弱，很可能耽误良好的睡眠治疗时机，因为到目前为止对神经衰弱尚无有效的治疗方法，但单纯的睡眠障碍可以通过治疗消除。

睡眠障碍的英文是 sleep disorder（《张氏心理学辞典》，1995），称为“睡眠失常”，有广义、狭义之分。狭义言之，仅指失眠；广义言之，包括四类有关睡眠的失常现象。

（1）失眠（insomnia），指入睡困难或睡中易醒的现象。

（2）时差失眠（disorder of the sleep wake schedule），指远程飞行时，因当地时间与个人作息时间节奏不符所引起暂时性睡眠失常现象。

（3）睡眠窒息（sleep apnea），指睡眠中突然呼吸困难，而导致惊醒不能入睡的情形。

（4）突发性睡眠症（narcolepsy），指在清醒中突然陷入昏睡现象。

sleep disorder 也有译为睡眠紊乱、睡眠异常，或睡眠疾患、睡眠疾病等不同名称。

二、睡眠障碍的分类

睡眠障碍的分类有其历史。1885 年，Henry Lyman 首先提出睡眠障碍分类，将失眠症分为两组。因为在这段时期研究睡眠障碍者多以失眠为着重点。

1930 年，Gillespie 将所有睡眠障碍（失眠）分为三组，第一组为睡眠时间太长（如嗜睡过度）或太少（如失眠）。第二组为睡眠时间改变，如延后、提前、或不规则。第三组为睡眠中被干扰。

数年后，随着研究的深入，又有更多的补充。

1979 年，美国睡眠障碍中心协会（ASDC）以前人研究的分类系统为基础再作分类。

1990 年，美国睡眠障碍协会（ASDA）结合世界各国睡眠学会的研究成果提出国际性的睡眠障碍新分类，此一分类是目前全世界公认使用的睡眠障碍分类。2001 年再加以修订，出版《国际睡眠障碍分类》（*International Classification of Sleep Disorders*）。2005 年，美国睡眠医学会（American Academy of Sleep Medicine, AASM）再出版《国际睡眠疾病分类》第二版（*International Classification of Sleep Disorders*, ICSD－Ⅱ）共分四大类 84 种。

另外，美国精神医学会（American Psychiatric Association, APA）于 1994 年出版《精神疾病诊断准则手册》（*Quick Reference to the Diagnostic Criteria*, DSM－Ⅳ）将睡眠障碍分三大类，也是目前使用较普遍的分类法。

三、ICSD－Ⅱ的睡眠障碍分类

（一）睡眠异常（dyssomnias）

凡是引起睡眠启动及维持困难，或导致白天过度嗜睡者，皆归属此类。包含以下三大族群及细目：

1．内源性的睡眠障碍（intrinsic sleep disorders）

内源性的睡眠障碍指源于机体内部或因机体内部某些原因而导致者，包括：

（1）心理生理性失眠（psychophysiologic insomnia）。患者因心理性紧张或其他因素导致的失眠，且具有生理基础。

（2）睡眠状态认知错误（sleep state misperception）。患者诉说自己失眠，但经检验正常。

（3）特发性失眠（称原发症，非由他病引起）（idiopathic insomnia）。患者因神经性睡眠觉醒控制障碍而导致终生无法获得充足睡眠。

（4）发作性睡病（narcolepsy）。患者有白天嗜睡、猝倒、快速眼动期睡眠瘫痪和睡眠前幻觉等症状。

（5）复发性嗜睡症（recurrent hypersomnia）。患者反复发作性嗜睡，每次发作数日或数周。

（6）特发性嗜睡（idiopathic hypersomnia）。患者白天嗜睡，非快速眼动期延长 1～2 小时。嗜睡状况可为持续性或复发性，目前认为是因中枢神经系统关系所致。

（7）头部创伤后嗜睡（post-traumatic）。患者因创伤后影响中枢神经系统而导致嗜睡。

（8）阻塞型睡眠呼吸暂停症候群（obstructive sleep apnea syndrome）。患者以咽喉阻塞导致呼吸暂停为主的症状。

（9）中枢型睡眠呼吸暂停症候群（central sleep apnea syndrome）。以中枢神经系统问题为主而导致的呼吸暂停症候群。

（10）中枢性肺泡换气低症候群（central alve-olar hypoventilation syndrome）。因患者肺部通（换）气功能障碍而导致睡眠状态低氧血症，但患者的肺功能正常。可能与延髓中枢损伤有关。

（11）周期性肢体抽动障碍（periodic limb movement disorder）。患者在睡眠状态反复周期性、固定模式抽动肢体。

（12）不宁腿症候群（restless legs syndrome）。患者通常在入睡前腿部有明显感觉且难以抑制腿部活动。

（13）其他内源性睡眠障碍（other intrinsic sleep disorders ）。

2. 外源性的睡眠障碍（extrinsic sleep disorders）

外源性的睡眠障碍是源于机体外部或因机体某种原因而导致的睡眠障碍。

（1）不当的睡眠卫生（inadequate sleep）。由于清醒状态下活动与维持良好睡眠的警觉性不协调，即该睡时未睡，不该睡时而睡。

（2）环境性睡眠障碍（environmental sleep disorder）。因环境因素干扰而导致失眠或过度嗜睡为主要症状的睡眠障碍。

（3）高原性失眠（altitude insomnia）。患者发生于自低海拔地区至高海拔地区，伴随有头痛、失眠、疲劳症状，是一种急性的睡眠障碍。

（4）调适性睡眠障碍（adjustment sleep disorder）。因精神紧张、压力等情绪因素，导致睡眠困难。

（5）睡眠不足症障碍（insufficient sleep disorder）。长期睡眠不足，不能维持正常的觉醒状态。

（6）设定限制性睡眠障碍（limit-setting sleep disorder）。因未能限定入睡时间，致使不能在正常时间入睡，属儿童睡眠障碍。

（7）入睡相关性睡眠障碍（sleep-onset association disorder）。因缺乏某一特定物品或特定环境而导致的入睡困难。

（8）食物过敏性失眠（food allergy insomina）。因食物过敏反应，导致入睡或维持睡眠困难。

（9）夜间饮食症候群（nocturnal，drinking syndrome）。夜间反复觉醒，不进饮食则不能入睡。

（10）安眠药依赖性睡眠障碍（hypnotic dependent sleep disorder）。与安眠药耐受性增加或停药相关的失眠或白天过度嗜睡。使用中枢兴奋剂缓解嗜睡或睡眠不良，但停药后导致觉醒。

（11）刺激药物依赖性睡眠障碍（stimulant dependent sleep disorder）。使用中枢兴奋剂缓解嗜睡或睡眠不安，但停药后导致觉醒。

（12）酒精依赖性睡眠障碍（alcohol dependent sleep disorder）。长期依赖酒精助眠。

（13）毒物引发的睡眠障碍（toxin-induced sleep disorder）。因重金属或其他毒物导致的失眠或过度嗜睡。

（14）其他外源性睡眠障碍（other extrinisic sleep disorder ）。

3. 生理节律性睡眠障碍（circadian-rhythm sleep disorders）

（1）时差改变症候群（time zone change，jet lag syndrome）。因旅行跨越多个

时区，导致不同程度的入睡或维持睡眠困难，白天嗜睡，体力下降及有部分躯体症状。

（2）昼夜轮班工作引起的睡眠障碍（shift work sleep disorder）。因昼夜轮班工作导致失眠或过度嗜睡为主要症状的睡眠障碍。

（3）不规则睡眠觉醒形式（irregular sleep wake pattern）。不规则地变化睡眠和觉醒。

（4）延迟睡眠时相症候群（delayed sleep phase syndrome）。入睡及结束睡眠时间均延迟，但仍维持24小时节律。

（5）提前睡眠时相症候群（advanced sleep phase syndrome）。入睡及结束睡眠时间皆提前，但仍维持24小时节律。

（6）非24小时睡眠清醒周期症候群（non-24-hour sleep-wake disorder）。通常是入睡和结束睡眠时间每天顺序延续1～2小时，其生物时钟节律超过24小时。

（7）其他生理节律性睡眠障碍（other circadian rhythm sleep disorder）。

（二）异睡症（parasomnia）

凡是不会引起失眠或嗜睡抱怨的睡眠障碍皆可谓之，又称类睡症。

1. 觉醒障碍（arousal disorder）

（1）觉醒紊乱（confusional arousal）。通常是入睡后的前半夜深睡眠期，出现觉醒后意识模糊。

（2）梦游（sleep walking）。出现于慢波睡眠，由一系列复杂的动作构成，导致于睡眠状态行走。

（3）夜惊（sleep terrors or night terrors）。从慢波睡眠状态突然觉醒，伴随惊叫或哭闹以后极度恐惧的行为表现。

2. 睡眠觉醒转换障碍（sleep-wake transition disorders）

（1）节律性动作障碍（rhythmic movement disorder）。系由一系列固定的形式反复性的大肌肉运动组成，通常是头部，常发生于入睡前，并维持至浅度睡期。

（2）睡惊（sleep start，入睡肢体抽动症）。入睡时，上下肢的肌肉群突然迅速收缩，有时伴随着颈部或整个躯体的肌肉群抽动。

（3）梦呓（sleep talking）。入睡后，通常在浅度睡眠期，发出一些无法理解的喃喃自语或语无伦次的语言。为时短暂，句短且无意义。

（4）夜间小腿痉挛（nocturnal leg cramp）。夜间睡眠状态出现的肌肉紧张疼痛，通常出现于小腿或下肢远程的肌肉群。

3. 与快速眼动期睡眠相关的异睡症（parasomnias usually association with REM sleep）

（1）梦魇（噩梦）（nightmare）。令人恐怖的梦境，通常自快速眼动期唤醒患者。

（2）睡眠瘫痪（sleep paralysis）。入睡或觉醒时，一段时间内不能自主活动。

（3）睡眠相关的勃起功能障碍（impaired sleep-related penile erections）。睡眠时不能使阴茎勃起并维持性交所需要的硬度和长度。

（4）睡眠相关的阴茎疼痛（sleep-related painful erections）。快速眼动期深度睡眠的阴茎勃起疼痛。

（5）快速眼动期睡眠相关的窦性心跳停止（REM sleep-related sinus arrest）。在睡眠时快速眼动期心跳突然停止（心律失常），而患者的其他情况正常。

（6）快速眼动期睡眠行为障碍（REM sleep behavior disorder）。患者于快速眼动期睡眠出现肌肉紧张，并出现与梦境相关的肢体活动。

4. 其他异睡症（other parasomnias）

（1）睡眠磨牙（sleep bruxism）。在睡眠时以固定的形式磨牙或咬牙。

（2）夜间尿床（sleep enuresis）。睡眠时出现不自主地排尿。

（3）睡眠相关不正常吞咽症候群（sleep-related abnormal swallowing syndrome）。睡眠唾液吞咽不足、唾液积存在咽部且溢流入上呼吸道，导致咳嗽、呛喉咙并有唤醒。

（4）夜间阵发作性肌肉张力丧失（nocturnal paroxysmal dystonia）。在快速眼动期出现反复性的肌肉张力丧失。

（5）原因不明的夜间猝死症候群（sudden unexplained death syndrome）。健康的年轻人在睡觉中突然死亡。

（6）原发性打鼾（primary snoring）。只有打呼没有呼吸暂停或缺氧现象，白天无嗜睡症状。

（7）婴儿睡眠呼吸暂停症候群（infant sleep apnea syndrome）。以中枢性及阻塞性呼吸暂停为特点。

（8）先天性中枢低通气症候群（congenital central hypoventilation syndrome）。气流不足，睡眠时加重，肺部无原发性疾患或呼吸肌功能异常。

（9）婴儿猝死症候群（sudden infant death syndrome）。1 岁以下的婴儿突然死亡，80% 发生于睡眠状态，尸检找不出病因。

（10）良性新生婴儿睡眠抽动（benign neonatal sleep myoclonus）。新生婴儿在非快速眼动期睡眠时，四肢或躯干出现不对称抽动（阵痉挛）。

（11）其他异睡症（other parasomnia，NOS）。

（三）与精神、神经或其他疾患相关的睡眠障碍（sleep disorders associated with mental, neurological or other medical disorders）

1. 与精神相关的睡眠障碍（associated with mental disorders）

（1）精神病（psychosis）。失眠或嗜睡为其常见的症状。

（2）情感性障碍（mood disorder）。其包括：重抑郁、双极性情感疾患，低落性情感疾患、循环性情感疾患等，失眠或嗜睡为其常见症状。

（3）焦虑障碍（anxiety disorder）。患者通常失眠，有入睡或睡眠维持困难。

（4）恐慌障碍（panic disorder）。为一种神经系统疾患，有间歇性的极度恐慌及合并有肢体症状。

（5）酗酒（alcoholism）。失眠或嗜睡为酗酒者通常的症状。

2. 与神经系统相关的睡眠障碍（associated with neurological disorders）

（1）脑退化性障碍（cerebral degenerative disorder）。较为常见的是失眠或嗜睡，也可以出现生物节律性障碍。

（2）痴呆（dementia）。睡眠或入睡困难，片段性睡眠，夜间游走及意识模糊，又被称为“黄昏症候群”。

（3）帕金森症（parkin son's syndrome）。最常见的是失眠症状，还有起床困难、翻身困难及噩梦。

（4）致命的家族性睡眠症（fatal familial insomnia）。这是一种渐进式的疾患，初期表现入睡困难，随后数月发展至睡眠完全丧失，然后自安静的清醒状态转为僵直的梦境状态。

（5）睡眠相关的癫痫症（sleep-related epilepsy）。睡眠可诱发潜在癫痫脑波活动及癫痫发作。

（6）睡眠中电位癫痫症（electrical status epilepticus of sleep）。在非快速眼动期维持散发性的波峰和慢波造成复合波，多见于儿童，会导致永久性心智受损。

（7）与睡眠相关的头痛（sleep-related headaches）。特征是短暂严重的单侧头痛，常出现于睡眠初始阶段，好发于女性。

3. 与其他医学上相关的睡眠障碍（associated with other medical disorders）

（1）嗜睡病（sleep sickness）。这是一种神经性疾病，急性淋巴结病，患者白天嗜睡和易患慢性脑膜炎。发病初期出现急性发烧，淋巴结肿大，而后出现白天嗜睡。

（2）夜间心肌缺血（nocturnal cardiac ischemia）。常发生于凌晨快速眼动期。

（3）慢性阻塞性肺病（chronic obstructive pulmonary disease）。这会影响睡眠质量，在睡眠状态中病情有加重趋势。

（4）睡眠相关的哮喘（sleep-related asthma）。这是指于睡眠时出现哮喘状态。

（5）睡眠相关的食道反流（sleep-related gastroesophageal reflux）。睡眠状态中胃

部积存物反流至食道。

（6）消化道溃疡（peptic ulcer disease）。患者会因疼痛及不适而影响睡眠。

（7）纤维性肌痛（fibromyalgia）。患者弥漫着肌肉骨骼疼痛、慢性疲劳，借睡眠不但无法减轻，反而渐渐加重，疼痛位置逐渐明确，影响睡眠质量。

（四）尚待澄清、确认的睡眠障碍（proposed sleep disorders）

有些睡眠障碍因为资料还不足以确认真的是否属于睡眠障碍，乃将这些暂时归此类，待以后有足够的数据时再作决定。

1. 过短睡眠者（short sleeper）

过短睡眠者指睡眠时间短于同龄人正常睡眠时间的75%，维持6个月以上，无嗜睡症状，但可能有失眠的主诉。

2. 过长睡眠者（long sleeper）

过长睡眠者指每天睡眠时间超过10小时，多见于女性。自儿童期开始，睡眠潜伏期及睡眠结构正常，无其他睡眠障碍可以解释其睡眠时间过长的原因。

3. 亚清醒状态症候群（subwakefulness syndrome）

白天无法持续保持清醒，但多项检测无法证实前晚睡眠不正常或有白天严重嗜睡现象。

4. 肌阵挛（fragmentary myoclonus）

不规则的肌肉抽搐，持续10分钟至1小时，典型出现在入睡时。

5. 睡眠多汗症（sleep hyperhidrosis or night sweats）

睡眠中大量出汗，一些潜在疾病引起，如神经方面的疾病及阻塞型睡眠呼吸暂停症候群。

6. 月经相关的睡眠障碍（menstrual-associated sleep disorder）

这包括经前失眠、经前嗜睡、异睡及停经期失眠。

7. 孕期相关睡眠障碍（pregnancy-associated sleep disorder）

孕妇刚开始是嗜睡，然后慢慢进入严重失眠，少数会有梦魇。

8. 睡眠初始恐惧性幻觉（terrifying hypnagogic hallucinations）

与噩梦难以分别。

9. 睡眠相关的神经性呼吸急促（sleep-related neurogenic tachypnea）

睡眠中呼吸速率持续增加，极为明显。

10. 睡眠相关的喉痉挛（sleep-related laryn-gospasm）

睡眠过程中突然觉醒，感觉不能呼吸或出现喉喘鸣，数分钟内可恢复正常。

11. 睡眠窒息症候群（sleep choking syndrome）

睡眠中反复出现窒息感觉。

四、DSM－Ⅳ的睡眠障碍分类

美国精神医学会出版的《精神疾病诊断准则手册》（*Quick Reference to the Diagnostic Criteria*，DSM－Ⅳ），将睡眠障碍分为三大类：

（一）原发性睡眠障碍

1. 睡眠异常（dyssomnias）

（1）原发性失眠症（primary insomnia）：

①主要抱怨有困难进入或维持睡眠，或睡眠无恢复性，至少已1个月。

②睡眠障碍（或伴随之白天疲倦）造成临床上极大痛苦，或损害社会、职业或其他重要领域的功能。

③睡眠障碍非仅发生于昏睡症、呼吸关联之睡眠性疾患，昼夜节率性睡眠疾患或一种类睡症的病程中。

④此障碍非仅发生于另一种精神疾患的病程中（如重郁病、广泛性焦虑疾患、一种谵妄）。

⑤此障碍并非由于某种物质使用（如药物滥用、临床用药不当）或一种一般性医学状况的直接生理效应所造成。

（2）原发性类睡症（primary hypersomnia）：

①主要抱怨过度思睡，至少1个月（若重复发生可较短），临床表现为几乎每天均睡觉时间延长或白天睡眠。

②过度思睡，造成临床上重大痛苦，或损害社会、职业或其他重要领域的功能。

③此过度思睡无法以失眠作更佳解释，也非仅发生于其他睡眠疾患（如昏睡症、呼吸关联之睡眠性疾患、昼夜节律性睡眠疾患或一种类睡症的病程中），也无法以睡眠不足来解释。

④此障碍非仅发生于另一种类精神疾患的病程中。

⑤此障碍并非由于某种物质使用（如药物滥用、临床用药不当）或一种一般性医学状况的直接生理效应所造成。

（3）昏睡症（narcolepy）：

①至少3个月期间，每日无法抗拒而具恢复性的睡眠。

②至少具备下列三项之一：

A. 猝倒（cataplexy），意即突发两侧肌肉张力消失的短暂发作，大多数伴随强烈情绪而发生。

B. 快速眼动期一再插入睡眠与清醒之间的过渡期，并在睡眠发作开始或结束之时，表现将睡期或将醒期幻觉或睡眠麻痹症。

C. 此障碍并非由于某种物质使用（如药物滥用、临床用药不当）或其他一般性医学状况的直接生理效应所造成。

（4）呼吸关联之睡眠性障碍（breathing related disorder）：

①一种与睡眠关联之呼吸性或失眠的睡眠中断，可判断是一种与睡眠关联之呼吸性状所造成（如阻塞性或中枢性睡眠呼吸停止症候群，或中枢性肺泡换气不良症候群）。

②此障碍无法以另一种精神疾患作更佳解释，也并非由于某种物质使用（如物质滥用、临床用药不当）或其他一般性医学状况（与呼吸有关联的病患除外）的直接生理效应所造成。

（5）昼夜节律性睡眠障碍（circadian rhythm sleep disorder）：

①环境需要此人配合的觉醒时间，而他每日昼夜觉醒模式不能配合，造成持续或再发的睡眠中断模式，引发过度思睡或失眠。

②此睡眠障碍造成临床上重大痛苦，或损害社会、职业或其他重要领域功能。

③此障碍非仅发生于另一种睡眠疾患或其他精神疾患的病程中。

④此障碍非由于某种物质使用（如药物滥用、临床用药不当）或其他一般性医学状况的直接生理效应所造成。

⑤类型：

A. 睡眠时相延迟型（delayed sleep phase type）。入睡延迟及觉醒时刻延迟的持续模式，造成无法意欲于较早时刻入睡或醒来。

B. 飞行时差适应型（jet lap type）。多次横越多时区旅行后，发生相对应于当地时间而言不合宜的思睡或觉醒。

C. 轮班工作型（shift work type）。在夜班工作或频繁变换轮班工作，伴随发生在主要睡眠时段失眠或主要觉醒时段却思睡。

（6）其他睡眠异常，指一种失眠、嗜睡或昼夜节律性睡眠障碍，但不符合上述睡眠异常诊断准则。主要有以下三种：

①临床上相当明显的失眠或嗜睡抱怨，可归因于环境因素者（如噪音、光害、时常被惊扰）。

②在进行中的睡眠剥夺所造成的过度思睡。

③特发性“不宁腿症候群”（idopathic restless legs syndrome）。不舒服的感觉（如不适感、虫爬瘙痒感觉或不安宁感）导致想移动腿的强烈冲动。典型的表现是在晚上入睡之前开始出现这种感觉，移动腿部或走动一会儿可使其暂时纾解，但当腿部不动时又再出现。这种感觉会延迟入睡或由睡眠中醒来。

④特发性肢体抽动症（idopathic periodic limb movement）、夜间肌跃症（nocturnal myoclonus）。重复的四肢低幅度短暂抽动跳跃，下肢特别明显，这些动作在将入睡之前开始，而在睡眠的第三、四阶段非快速眼动期睡眠及快速眼动期睡眠会减少。动作通常20秒至30秒规律地发生一次，造成重复短暂的觉醒。患者通常不自觉此实际动作，但若动作次数很多则可能抱怨失眠，经常觉醒或白天思睡。

2. 类睡症（parasomnias）

（1）梦魇障碍（原梦焦虑障碍）（nightmare disorder）：

①重复由主要睡眠时段或打瞌睡中惊醒，并详尽记忆广泛且极度恐怖的梦境，通常有关威胁生命、安全或自尊的内容。惊醒一般发生于睡眠期的后半期。

②由恐怖梦境醒来时，迅速达到完好定向力、惊醒（在睡眠惊恐疾患及一些类型的癫痫，则会意识不清或定向力障碍）。

③梦境经验或由此惊醒引发之睡眠障碍，造成临床上重大痛苦，或损害社会、职业或其他重要领域的功能。

④此梦境非仅发生于另一种精神疾患（如一种谵妄、创伤后压力疾患）的病程中。也不是由于某种物质使用（如药物滥用、临床用药不当）或其他一般性医学状况的直接生理效应所造成。

（2）睡眠惊恐障碍（sleep terror disorder）：

①从睡眠中突然醒来的重复发作，通常发生于主要睡眠时段的前1/3，常以一声惊惶的大叫开始。

②每次发作时间直接有强烈害怕及自主神经活化（autonomic arousal）的症状，如心跳加快、呼吸急促，以及冒汗等。

③在发作期对他人的安抚相对无反应。

④不能记忆详尽的梦境，事后完全不复记忆此次发作。

⑤这些发作会造成临床上重大痛苦，或损害社会、职业或其他重要领域的功能。

⑥此障碍并非由于某种物质使用（如药物滥用、临床用药不当）或其他一般性医学状况的直接生理效应所造成。

（3）梦游症障碍（sleep walking disorder）：

①重复发作自睡眠中起床四处走动，通常发生于主要睡眠时段的前1/3。

②患者于梦游时面部无表情而双目瞪视，对别人与之沟通的努力相对无反应，别人必须极费力才能将他唤醒。

③醒来时（不论是自梦游发作醒来或第二天醒来）完全不复记忆此次发作。

④从梦游发作中醒来后数分钟内，即无心智活动或行为能力的损害（虽然一开始有短暂的迷糊或失去定向感）。

⑤梦游造成临床上重大痛苦，或损害社会、职业或其他重要领域的功能。

⑥此障碍并非由于某种物质使用（如药物滥用、临床用药不当）或其他一般性医学状况的直接生理效应所造成。

(4) 其他类睡症在睡眠期或觉醒之间过渡期发生的障碍，有异常行为或生理事件，但不符合更特定类睡症的诊断准则者：

①快速眼动期之行为障碍，快速眼动期睡眠时产生的运动活动，经常具有暴力性质。与梦游不同，这些发作多在后半夜发生，并且记得生动的梦境内容。

②睡眠麻痹症（sleep paralysis），在睡醒之间过渡期不能执行随意性运动。这些发作可发生于入睡之前或正在觉醒之时。通常伴随着极度的焦虑，某些个案会害怕即将死去。

（二）与其他精神疾患相关联的睡眠障碍

1．关联性的失眠症

(1) 主要抱怨进入或维持睡眠困难，或睡眠无恢复性（即觉醒再度入睡困难），至少已 1 个月。并伴随白天疲累或损害白天的功能。

(2) 睡眠障碍，造成临床上极大痛苦，或损害社会、职业或其他重要领域的功能。

(3) 此失眠可判断与其他精神疾患相关联（如重郁症、广泛性焦虑疾患、伴随着焦虑的适应性疾患），已相当严重而应得到独立的临床注意。

(4) 此障碍无法以其他睡眠疾患（如昏睡症、呼吸相关联之睡眠性障碍、一种类睡症）作更佳解释。

(5) 此障碍并非由于某种物质使用（如物质滥用、临床用药不当）或其他一般性医学状况的直接生理效应所造成。

2．关联性之思睡症

(1) 主要抱怨过度思睡，至少已 1 个月，临床表现为几乎每天睡眠时间均延长或白天睡眠。

(2) 过度思睡，造成临床上极大痛苦，或损害社会、职业或其他重要领域的功能。

(3) 此思睡症可判断与其他精神疾患（如重郁症、低落性情感障碍）相关联，已相当严重而应得到独立的临床注意。

(4) 此障碍无法以其他睡眠障碍（如昏睡症、呼吸相关联之睡眠性障碍、一种类睡症）或睡眠量不足作更佳解释。

(5) 此障碍并非由于某种物质使用（如药物滥用、临床用药不当）或其他一般性医学状况的直接生理效应所造成。

（三）其他睡眠性障碍

1. 出于一般医学状况造成的睡眠性障碍

（1）明显的睡眠障碍，已相当严重而应得到独立的临床关注。

（2）由病史、身体检查或实验室发现，有证据可判断此睡眠障碍是一种一般性医学状况的直接生理后遗症。

（3）此障碍无法以其他睡眠障碍（如压力源为严重身体疾病的适应性障碍）作更佳解释。

（4）此障碍非发生于一种谵妄的病程中。

（5）此障碍不符合呼吸关联之睡眠性障碍或昏睡症的诊断准则。

（6）此睡眠障碍，造成临床上极大痛苦，或损害社会、职业或其他重要领域的功能。

（7）类型：

①失眠型：主要睡眠障碍为失眠。

②思睡型：主要睡眠障碍为嗜睡。

③类睡型：主要睡眠障碍为一种类睡症。

④混合型：有一种以上睡眠障碍，但无任何一种居主要地位。

2. 物质诱发的睡眠性障碍

（1）明显的睡眠障碍，已相当严重而应得到独立的临床关注。

（2）由病史、身体检查或实验室发现，有下列二者之一的证据：

①症状是在物质中毒或戒断当时一个月之内发生。

②临床用药与此种睡眠障碍有病因学之关联。

（3）此障碍无法以一种非物质诱发的睡眠性障碍作更佳解释。

（4）此障碍非只发生于一种谵妄的病程中。

（5）此睡眠障碍造成临床上极大痛苦，或损害社会、职业或其他重要领域的功能。

评述：以上 ICSD – Ⅱ、DSM – Ⅳ 睡眠障碍的分类，各有其重要性。ICSD – Ⅱ的分类较为详尽，有利于对各种睡眠障碍充分的了解。DSM – Ⅳ的分类，有利于睡眠障碍的衡鉴，适合临床人员使用。

第十一章　失眠与失眠症的处理

一、概说

人类睡眠障碍种类繁多，虽然国际睡眠障碍权威研究机构目前只编列 84 种，但语多保留，仍有很多尚未列入，有待以后澄清的睡眠障碍名称，将会随着时代及科学发展得到结果。

失眠在众多睡眠障碍中最普遍，几乎是人人都有过的经验。几乎所有的睡眠障碍都会牵连到失眠。

失眠的盛行率，本书第一章略有所述。如美国的研究统计，有失眠困扰的人，一年内有 35%，其中一半影响白天工作功能；每 3 个成年人中就有 1 个一生中被失眠困扰。在台湾地区，据 2005 年的统计有 500 万人睡不好；在精神病门诊中，有 70% ~80% 的患者抱怨失眠。中国内地发现有高达 45. 5% 的人饱受失眠困扰。世界各国因失眠导致生命、财产的损失更是惊人，难以估计。

失眠伴随着人类的睡眠而生，也随着人类文明进步的发展而增加对它的认识，进而得到更好的处理。

西医对失眠的科学研究是近代的事。在中医学典籍文献里，自古至今不乏论述有关失眠的文字记载，如《黄帝内经》中记述“不得眠”、“卧不能眠”，且认为这与“营卫不和、阴阳失调”有关。

汉朝张仲景著《伤寒论》中有“伤寒不得眠”一词，认为失眠与虚劳有关。

三国时的华佗著《中藏经》谈到“不寐”，是脏腑虚实所致。西晋时的《针灸甲乙经》中就有针刺法治疗这种“不寝”。

隋朝的巢元方著《诸病源候论》，分析失眠的原因：“虚劳不得眠，大病后不得眠，伤寒不得眠，霍乱后不得眠。”

唐朝名医孙思邈著《备急千金要方》及《千金翼方》，对“不得眠”原因作过详尽分析，并提出对应方针。

宋朝时期对失眠治疗文献较多，如王衮著《博济方》一书说：“伤寒烦躁不得睡，要用气温中、安及神魂之药方治。”苏轼、沈括合著的《苏沈良方》列举用朱砂膏、蕊珠丹、至宝丹和白雪丸等治疗失眠。史堪的《史载之方》对失眠的脉象进行分析描述。赵喆的《圣济总录》详尽分析失眠的原因等。

元朝对失眠认识又更进一步，与过去把失眠认为是其他疾病引起不同，把失眠作为一种独立的疾患来诊断。

明朝涉及失眠的著述更多，如朱棣的《普济方》、楼英的《医学纲目》、王肯堂的《证治准绳》、李时珍的《本草纲目》、黄甫中的《名医指掌》、张介宾的《景岳全书·不寐》、李中梓的《医守必读·不得卧》等。

清朝，张璐的《张氏医通》及王翰的《医学原始》都对失眠的探治下了很多工夫，并得到显著效果。

中医学这些对失眠的疗方至今仍为近代学习中医参考的重要文献，并不因近代科学昌明而否定其价值。因此也可说明，自古至今，人类睡眠与失眠是共同存在的事实，只是古代没有现代如此普遍及严重而已。

二、定义

英文 insomnia 的中译，含有失眠、失眠症的意义，泛指睡眠习惯障碍，经常不能睡眠的现象。事实上失眠与失眠症是有差别的，但一般人常将失眠与失眠症混为一谈。

（一）失眠

失眠是一种症状，而不是一种疾病，是一种疾病的象征。在治疗处理上，不止是针对失眠的症状，而必须找出其潜在的原因。

台湾的睡眠治疗师叶世彬（2006）在其所著的《睡眠疾患手册》指出失眠的定义是“人们难以入睡，或难以持续睡眠，或隔日一觉醒来对睡眠没有饱足感或重获精力的感觉”。

另有临床睡眠障碍治疗师认为，失眠的定义，通常是指各种原因引起的睡眠不足，睡眠的时间和质量不能达到正常睡眠要求，或不能满足肌体生理需求，对于白天各种功能产生不良影响而出现短期种种症状（慈书平等，2005）。

依上述定义，概括出失眠的特征如下：

（1）失眠的原因具有广泛性。

（2）对自己的睡眠觉得不满意，即使睡觉后仍觉得睡眠不足，不能消除疲劳和恢复精力。

（3）在睡眠中容易清醒或次晨早醒，浅睡增多，深睡减少，噩梦频仍，易惊醒。

（4）不能达到自己需要的正常睡眠时间、正常睡眠节律、正常睡眠深度和生理需求。

2007 年 3 月，台湾睡眠医学学会在“世界睡眠日会”上提出一份《睡眠问诊指引》报告，将失眠定义明列“主观体验及身心功能影响”，均出现一种以上症状，即符合失眠。

（1）主观体验：

①入眠困难超过 30 分钟。

②睡眠中途醒来超过 30 分钟。

③过早清醒。

（2）身心功能影响：

①倦怠不适。

②白天嗜睡。

③专注力及记忆力变差。

④活力或动力减少。

⑤情绪烦恼不适。

⑥因睡眠减少而出现头痛或肠胃不适症状。

⑦开始担心或忧虑自己的睡眠情况。

⑧社会职业功能或在校表现受影响。

⑨工作或驾驶时容易犯错或出意外。

（二）失眠症

失眠症的定义较为明确，是一种操作型定义（operation definition）。DSM－Ⅳ对原发性失眠症（primary isomnia）的定义是：

（1）主要抱怨有困难进入或维持睡眠，或睡眠无法复原（non-restoration），至少已一个月。

（2）造成临床上重大痛苦，或损害社会、职业或其他领域的重要功能。

（3）非仅发生于昏睡症、呼吸关联之睡眠性疾患，昼夜节律性睡眠疾患，或一种类睡症的病程中。

（4）非仅发生于另一种疾患的病情中（如重郁症、广泛性焦虑疾患、一般谵妄）。

（5）并非由于某种物质使用（如药物滥用、临床用药不当）或一种一般性医学状况的直接生理效应所造成。

慈书平等（2005）认为，失眠症是指在具备良好的睡眠条件且无躯体因素影响的情况下，出现入睡困难，反复易醒、早醒，并且每周多于 4 个晚上，连续 1

个月以上的失眠，因睡眠的时间和质量不能满足肌体生理需要，而出现白天功能异常的一组综合征。这一定义主要内容包括四个方面：

（1）所谓良好的睡眠条件，指已排除外在环境对睡眠的干扰，失眠非外在因素引发。

（2）无躯体因素影响，即无其他疾病，如外科手术、内科疼痛等的继发因素存在。失眠是躯体一种特有的疾患表现。

（3）时间概念明确，即失眠每周多于 4 个晚上，并且持续 1 个月以上。

（4）睡眠的时间和质量不能满足肌体生理需要，并出现白天功能异常，主要包括白天不够清醒或精力不足、白天睡觉或有疲劳感、白天注意力不集中、白天工作和学习认知能力受损、白天精神萎靡、嗜睡、反应迟钝、情绪低落、焦虑、急躁或头昏脑涨等，致白天各种正常活动受到限制或降低。

（三）失眠与失眠症的分野

归纳失眠与失眠症的差异如表 11－1 所示：

表 11－1　失眠与失眠症的区别

失　眠	失　眠　症
1. 是一种偶发现象，时间少于 30 天 2. 具有继发性 3. 是由其他因素和疾病引起，并以其他症状为先发，只是一种伴发性现象 4. 是一种症状 5. 在除去引起失眠的因素和疾病后，失眠即可减轻或消失 6. 较少有心理障碍	1. 是一种长期性的现象，时间大于 30 天 2. 具有原发性 3. 以失眠为先发，并伴随或引起相关症状 4. 是一种疾病 5. 只有治疗好失眠后，并发的症状才能减轻或消失，只治疗伴发症状却难以奏效 6. 常伴随性格特征上的不正常，常表现为个性强、个人欲望强、心理冲突感强、好胜心强、喜欢钻牛角尖

三、失眠症状与危害

1. 失眠的主要症状

（1）夜间睡眠时辗转反侧，又难以入眠，浅睡易醒，睡眠时间明显减少。

（2）睡眠过程中醒后难以再次入睡。
（3）早晨起来眯眼怕光。
（4）眼睑浮肿，黑眼成圈。
（5）痛苦的脸，颜面无光。
（6）冷漠的脸，缺乏表情。
（7）一脸怒气，人际欠佳。
（8）摆着苦脸，不见欢乐。
（9）迷迷糊糊，梦境未醒。
（10）无精打采，打盹思睡。
（11）精力涣散，体力不支。
（12）哈欠连连，懒腰频伸。
（13）血压升高，血糖降低。
（14）工作、学习和生活失常。
（15）记忆力、注意力、反应力、洞察力及分析力等脑功能降低。
（16）头昏、脑涨、烦躁、愤怒、错乱及恍惚等身心症升高。

2. 失眠的危害

（1）使人易衰老。长期失眠将导致新陈代谢和激素产生变化。
（2）抑制大脑思维能力。缺乏充足睡眠，将使脑思维能力下降。
（3）影响生长发育。生长激素的分泌高峰是在熟睡中。
（4）影响皮肤健康。睡眠不足、血液循环不畅、皮肤易起皱纹。
（5）易致疾病发生。经常失眠导致免疫力下降，易感染疾病。

四、失眠的原因与类型

（一）失眠的原因

失眠的原因，据统计高达60余种。本书第八章和第九章关于睡眠的生理与心理机制的叙述，实际上也描述了造成失眠的可能性，可以理解为失眠的“类型与原因”。这是一体的两面。

（二）失眠的类型

有关失眠的分类尚无一致的标准，可按失眠时间的长短、严重程度、发生时间和失眠的原因分类。

1. 按失眠时间长短分类

(1) 一次性(一过性)的失眠。这是指偶尔、短暂性失眠,多由环境因素影响。

(2) 短期失眠。这是指数周或数月之内发生的,多由精神症状引起。

(3) 慢性失眠。这是指6个月以上经常失眠(长期性),常因多种因素引起。

2. 按失眠的程度分类

(1) 轻度失眠。多发于年轻人,主要症状以多梦易醒的浅睡眠为主。

(2) 中度失眠。主因在睡眠时间不足,由于各种因素引起症状,入睡困难、易早醒、醒后再睡困难。

(3) 重度失眠。多发生于中老年人,失眠时间通常在6个月以上。症状是入睡困难、早醒、易醒或彻夜不眠,致睡眠时间严重减少。

3. 按失眠发生时间分类

(1) 开始入睡的"起始性失眠"。

(2) 反复易醒、断断续续的"持续性失眠"。

(3) 在次晨终点睡眠的"早醒性失眠"。

(4) 通宵达旦不眠的"整夜性失眠"。

4. 按失眠的原因分类

(1) 原发性失眠(特发性失眠)。

(2) 续发性失眠。

除以上简易分类外,有一种分类法将失眠归为六大类:

(1) 入睡困难。即上床开始睡觉到进入睡眠状态开始的时间大于30分钟。

(2) 睡眠觉醒过多。在睡眠中醒来的次数过多和(或)时间过长。觉醒次数是指全夜大于5分钟的觉醒次数超过两次。觉醒时间是指两次睡眠间觉醒的时间(正常人小于5分钟),全夜总醒觉时间大于30分钟。

觉醒时间占睡眠时间的10%以上。

(3) 睡眠浅。主要在非快速眼动睡眠的第二、三期深睡减少,不足睡眠总时间的10%,快速眼动睡眠减少,这表示睡眠不足。

(4) 早醒睡眠醒起时间较平时正常的醒起时间提前30分钟。

(5) 睡眠不足。这是指一般成人睡眠总时间不足6小时,或睡眠效率小于80%,青年人小于90%,老年人小于65%。

(6) 睡眠结构失调指非快速眼动/快速眼动睡眠周期小于三次和(或)比例失调。

此外,美国国家健康组织(National Institute of Health, USA, 1984)将失眠按时间的长短,分为短暂性失眠(短于一星期)、短期性失眠(一至三周)及长期性失眠（长于三周）。这是目前临床人员最常采用的分类方法。

1. 短暂性失眠（transient insomnia）

（1）时差反应者（jet lag）。这是一种外因性失眠，常出现外出旅行，搭乘跨越三个时区的飞机，这是因为人体的生理时钟与外在环境的日出日落有差异所致。时差反应的症状：睡眠断断续续、入睡困难、睡眠质量低下、白天有倦怠感、情绪低落、白天嗜睡而晚上睡不着等。一般时差引发的问题，通常数日后可以恢复。为避免产生时差带来的困扰，临床治疗师建议采用下列措施：

①在出发前先行调整好睡眠时间，如果向东飞行，在出发前三天的每一个晚上，依平时入睡时间延后 2～3 小时上床，如果向西飞行，则提前 1～2 小时入睡，以便抵达目的地后，渐渐适应当地时间活动。

②在飞机飞行途中，尽量减少饮用酒精性的饮料，如果想喝只能少量，避免饮用有咖啡因的饮料，将手表调整至目的地当地的时间，在飞机上睡觉尽量与目的地的睡眠时间相一致。

③当抵达目的地的第一日，作息时间尽量与当地的时间相配合，如果实在疲累，最多小睡 1 小时，清醒后，尽量使自己曝露在明亮的光线中；在白天，避免躲在旅馆房中。避免饮酒精及咖啡饮料，如果有长期服用药物，也应配合当地的时间，尽量不要开车，如果晚上仍无法入睡，可以使用短暂性的助眠药物。

（2）昼夜轮班工作者（shift worker）。现代化社会生活，很多岗位不得不配合 24 小时轮班制，如医院里的医护人员、工厂里的作业员，一些过惯夜生活的“夜猫族”，白天睡觉晚上工作活动，他们的睡眠和工作周期，都已违反身体上的睡眠清醒时钟和自然节律。不管怎样，白天睡 6～7 小时和晚上睡 6～7 小时，睡眠的效率和结构是不一样的。也许有些人会适应，却不知已透支了自己的生命时间。专家指出，这些人等到了一定的年纪，通常是 50 岁以后，他们的问题会逐渐呈现。另外一些辛勤工作的夜班族，一夜工作后，任凭怎样也睡不着，长此以往，白天嗜睡，晚上又不能睡的情况下，不但工作效率差，身体上的各种器官正常功能早已结下疾病因子。如果实在无法摆脱夜间轮班工作，专家提供下列一些建议：

①放弃夜间工作，转换成白天，纵然薪水少一点，总比将来花在医病的金钱、时间和忍受痛苦划得来，这是最根本的解决方法。

②在大夜班后，正值清晨，此时是人体精力最旺盛阶段，勿在此时睡觉，可做别的事情，至吃完午餐后，在生理精力开始走下坡时，再上床睡觉，若当天下午大夜班，又刚好休息，可在下午小睡 2～3 小时，留一些时间晚上再睡。

③夜间工作环境应尽量明亮，而在白天睡觉时尽量昏暗。

④排班时，应朝顺时针方向排班，如大夜班换成日班，日班再换成小夜班。

⑤如果上述方法仍行不通，可考虑短期性的助眠药物或求助医师。

（3）适应性的睡眠障碍者（adjustment sleep disorder）。又称调节性失眠和调适性失眠，短暂性的心理、生理性失眠，因一时情绪兴奋、激动、愤怒或悲伤致无法入睡，如喜极而泣、久别重逢失散的家人、遭人诬陷构罪、丧亲之恸等，其失眠症状通常在一两个月后逐渐好转。临床上发现，如果没有好转，则可能转化成持续性的精神生理性失眠。于此时寻求专业医师帮助，以免错过治疗黄金期。患者也应注意遵守睡眠卫生，施以专业的心理治疗，包括支持性心理治疗、精神分析治疗、行为治疗及生物回馈治疗等。

（4）环境性的睡眠障碍者（environmental sleep disorder）。环境不佳会干扰睡眠质量，造成短暂失眠。太冷、太热、噪音、光线及枕边人的移动等，都将使敏感的人难以入睡。另外，处于危险的环境及专注照顾婴儿的母亲，须保持高度的警觉，也会影响睡眠，由于夜间无法得到充足睡眠，常觉得晚间失眠，日间嗜睡。只要这些干扰因子获得解决，问题自然消失。不过，环境造成的失眠，也会产生惰性，即所谓习惯成自然，如住在飞机场、工厂、铁路或公路交通繁忙地区的人，开始时觉得难以入眠，但久而久之便听而不闻了。此类患者在经门诊中的统计约5%（钱书平等，2005）。

（5）高原性（高海拔）失眠者（altitude insomnia）。通常爬山升高至一定海拔高度，突然出现头痛、晕眩、疲倦、精神不振、食欲丧失、心悸、呼吸困难和耳鸣等，又称为“高山症”或“阿戈斯塔症”（Acosta）。

通常爬山超过海拔4 000米时就会发生，有些人（约25%）在海拔2 000米就会出现症状，典型的症状常发生在登高后72小时内。缺氧性呼吸困难，也可能有窒息感，在睡眠中惊醒，随着海拔增高症状逐渐加重，最后发生急性肺水肿、昏迷乃至死亡，这种情形可发生于任何年龄的人。

高原性失眠，研究发现，并不单单因缺氧关系，低碳酸血症（hypocapnia）也有一定影响。除呼吸障碍对睡眠产生直接影响外，其他内在或外在因素，如心理压力、活动度增加、太冷、不适睡眠的环境及不同的光线曝露等，都与因登山者登山高度所产生的失眠有关。患原发性肺炎、贫血及心脏功能有问题的人，更易在高海拔环境产生高原性失眠。专家提供下列一些建议：

①原发性心肺功能不好的人，避免冒险登高超过4 000米。

②当高原性症状出现时，立即停止登高活动，但应逐渐适应，避免急遽改变，及时处理出现的症状。

③高原性睡眠障碍，当患者回到较低海拔高度，自然恢复正常。

④情况紧急需药物治疗，应由专业医师为之。

对于急性高原性反应的预防用药是否有效，因人而异，衡量自身健康状况尤为重要。

2. 短期性失眠（short term insomnia）

短期性失眠与短暂性失眠有所重叠，只是时间较长而已，如丧偶、离婚、情人分手或金钱被倒债等，复原时间往往要数周，包括以下两种情况：

（1）持续性的调适性的疾患：一时情绪起伏需较久的时间平复（1~2个月）。

（2）急性疾病导致的失眠：如急性的内外科疾患。

3. 长期性失眠（long term insomnia）

根据统计，大部分的长期性失眠者都与身体疾病有关，尤其65岁以上的失眠者，例如，患有气喘、关节炎、精神病或正在使用某些药物。而15岁到50岁之间的失眠人口，显明与心理社会压力有关（李宇宙，2002）。台湾大学医师调查，有两成台湾民众长期失眠（张正利，2002）。长期失眠的患者其病史有些长达数年或数十年者，须了解原因才有治愈的希望，终生失眠或因而自杀者不乏其人。

（1）心理生理性失眠（psychophysiological insomnia）。这是属于一种内源性睡眠障碍，起因于有些人太过注意自身睡眠状况，任何一些情绪冲突，都可使其彻夜难眠，这些起初只是一点原因造成的短暂或短期失眠，如爱情问题、家庭失和问题，金钱损失纠纷、时差、压力等。当这些原因消失，失眠问题自然解决。但这些人却经不起这种折腾，一躺下来就泉涌心头，失眠症状持续不断可达数月、数年或数十年。

临床研究统计显示，一般开始于青年，中年期逐渐增多，女性更为常见，占失眠就诊15%（钱书平等，2005）。其实，此类患者，开始并没有精神上或心理上的问题，先前短暂性失眠，因内在的“唤醒阀”的值较低，造成心理上的紧张，以及“习得性”的睡眠障碍，往往有情绪、心理、认知与情境上的内在唤起，造成夜间无法入眠。经多项睡眠脑波仪检查，此类是“入睡潜伏时间延长，睡眠效率降低及睡眠中清醒次数和时间增加”。心理测验显示不适、警觉戒备状态、压抑等行为。

处理建议：此种失眠症在心理治疗方面以认知及行为治疗为主，了解自身问题根源，重新学习如何睡眠，日常常用的行为治疗为睡眠缩短疗法（sleep restriction therapy）、放松疗法（relaxation therapy）及刺激控制法（stimulus control）等（Spielman，Saskinp，Thorpy，1987；Stepansky，2000）。

（2）延迟性睡眠周期症候群（delayed sleep phase syndrome）。这种障碍是与生俱来的，其生理时钟设定就是如此，不过，他们睡眠清醒周期仍是24小时，只是生理时钟比正常人延迟数小时，通常是凌晨2点以后才睡着，往往睡至上午10时至12时才起床，甚至有人睡到下午一二时，此类人很难适应现代人的作息生活，该算是一种病态。

处理建议：临床上采用“时相治疗法”（chrono-therapy），逐步调整至现今社会正常作息时间，且必须有所坚持，以免故态复萌。

（3）不适当的睡眠卫生（inadequate sleep hygiene）。不适当的睡眠卫生会影响入睡时间、入睡速度和睡眠的质量。常见下列各项：

①睡前的刺激使头脑过度清醒，如剧烈运动，喝过多的咖啡、浓茶，吸烟，看过分激烈的电视、电影，网上言情，打斗，室内光线太强、室温太高或太低等。

②破坏睡眠节律的行为，如每天睡眠不定时、无规律、睡在床上时间太多、白天午睡时间过长等。

③巨天中（2002）将不良的卫生习惯归为10种类型：

A. 削足就履型。每个人有每个人的生物时钟，但很多人迷信，如果睡不到8小时就会影响身体健康，而强迫自己躺下入睡，殊不知躺得越久，睡得越差。

B. 忧国忧民型。喜欢睡前想事情，尤其对社会的不满，愤世嫉俗，爱做替天行道的行动计划，在床上辗转反侧，自然难以成眠。

C. 裹足不前型。一旦有失眠经历，就不相信自己会睡得好，一到天黑就担心害怕今夜又睡不着了。事实上，睡眠是正常的生理需求，该睡就要睡，越担心越睡不着。

D. 地尽其利型。睡觉如吃饭、上厕所，需要独立舒适的空间。在床上吃东西、看书、打电话、看电视等，容易培养不想睡的气氛。

E. 分秒必争型。半夜失眠的人，一醒过来常做的动作就是看闹钟现在是几点，结果一分一秒过去，越看越睡不着。

F. “分期付款”型。有些人晚上不睡觉，为了凑足睡眠时数，白天进行修补。表面上看睡眠总时数基本一致，但睡眠的生理结构已遭到破坏，这种支离破碎的睡眠，不足以修补大自然对宇宙万物所定的节律。

G. 稳如泰山型。有些人白天活动不足，夜间睡眠需求也不大，自然睡不着，活动量少是破坏睡眠的原因之一。

H. 好酒贪杯型。刺激物质会破坏睡眠结构，咖啡、烟、酒和茶都应避免。少量酒精可助眠，但相对会破坏睡眠结构，应尽量避免使用。

I. 随心所欲型。生物时钟是固定的，时而早睡，时而晚睡，没有章法，要想好睡也难。

J. 戒急用忍型。长时间的失眠，不仅仅在感觉上不舒服，对身体上伤害也大，不可小觑。

处理建议：

A. 作息定时，每日按时上床，按时起床养成习惯。

B. 不要强迫自己入睡，若躺在床上超过30分钟仍睡不着，就起来做些温和的活动，直到想睡再上床。

C. 严格限制上床时间，白天不要碰床，晚上想睡才上床睡觉。

D. 避免把床或房当做看电视、读书、看报、玩电脑、讨论事情的场所。

E. 维持舒适睡眠环境，如适当的室温、灯光及一张舒适、干净、柔软度适中的床。

F. 不要在睡前大吃大喝，但可饮杯热牛奶及一些复合碳水化合物来帮助睡眠。

G. 避免夜间尿频，少喝水及饮料。

H. 每天规律运动可帮助睡眠，但不要在傍晚以后做剧烈的运动。

I. 睡前可做些温和及放松身心的活动，如泡热水澡、肌肉松弛及腹式呼吸、按摩等有安眠作用。

J. 如果患有失眠，尽量不要午睡，如果实在想睡，可小憩 30～60 分钟。

最后，有任何失眠问题都应检视一下日常生活是否有违上述睡眠卫生习惯，尽量与之相配合，若效果仍不显著，则应找寻求其他原因或请教专业睡眠医师。

（4）睡眠状态错觉（sleep state misperception）。此类人抱怨晚上睡觉很短，至多一两个小时或两三个小时，甚至有些抱怨整晚未入睡。但经多项脑波仪检查，却发现他们的脑波正常，而且睡眠时间大多长至五六个小时，亦没有白天嗜睡情形。

目前越来越多的研究指出，此类患者不是精神（心理）问题，应该是脑部神经问题。研究者郝利和韦斯比（Hauri & Wisbey，1972）曾用腕动计（actigraphy）检查睡眠状态错觉症患者，发现腕动计记录的清醒时间和患者所抱怨的失眠时间相吻合，然而此时多项睡眠生理脑波仪的脑波记录却显示正处于睡眠状态中。

处理建议：以行为治疗为主，如放松治疗法，当然必要时请教专业睡眠医师佐以药物治疗。

（5）特发性失眠（idiopathic insomnia）。这类失眠症状可追溯至刚出生的婴儿至孩童时期，从小就有失眠问题，白天显得疲倦、焦躁不安、忧郁倾向及想睡觉，造成学习上障碍。此类患者多项睡眠生理脑波仪检查结果为入睡潜伏时间延长，睡眠效率差，睡眠纺锤波不易形成及各睡眠期特征混杂在一起，尤其是在快速眼动期的全无眼球异动。与脑中掌控睡眠功能的神经原较差有关。此类失眠会跟随患者终生，有时在面临压力时会致睡眠问题更加严重。

处理建议：临床文献上，目前尚无一致认同的治疗方法，睡眠治疗师建议可用治疗精神生理性失眠方法，即行为治疗，如睡眠缩短法、放松训练及刺激控制法等。

（6）睡眠呼吸暂停症候群失眠（sleep apnea syndrome）。凡是睡眠中口鼻的每次呼吸气流暂停大于 10 秒，7 个小时睡眠中呼吸暂停总次数大于 30 次，呼吸暂停指数或呼吸暂停紊乱指数大于 5，老年人大于 10 等属这类障碍。

症状主要在呼吸暂停时，按胸腹部呼吸肌肉及横隔肌是否有呼吸动作的倾向，又可分为：

①阻塞性睡眠呼吸暂停低通气症候群（obstructive sleep apnea hypopnea syndrome，OSAHS）。

②中枢性睡眠呼吸暂停低通气症候群（central sleep apnea hypopnea syndrome，CSAHS）。

③混合型（综合以上两者）睡眠呼吸暂停症候群。

部分人可以在一夜内相继出现三种类型，有些只出现一种。主要症状是不容易入睡，由于呼吸暂停频繁，气流通过低，因而产生缺氧现象，导致唤醒反应，常伴有喘息、咳嗽、呛到喉咙、胸口灼热感和鼾声大等。抱怨夜晚失眠、白天嗜睡、睡眠难有满足感。

睡眠呼吸暂停症候群的成因多与肥胖有关，据统计报告，1983 年，以色列抽样调查居民 1 506 人，睡眠呼吸暂停发生率为 1. 26%，体重超过标准 20% 者，有 2/3 发生睡眠呼吸暂停；30 ~ 69 岁的居民男性发病率为 0. 5%，女性发病率为 0. 1%。

据 1986 年的统计，美国居民男性发病率为 28%，女性发病率为 19. 5%，平均为 24%。中国内地的调查发现，发病率在 1% ~ 29%，男女比例报道不一，在 2∶1 ~ 10∶1（慈书平等，2005）。

处理建议：

A. 认知的心理治疗居首。患者须知睡眠呼吸暂停症候群，不但自身有心理问题，而且对家属、伴侣及社会带来严重影响，人际关系受到伤害，有时会导致严重的心理问题。在美国，法律已允许夫妻以鼾声影响生活为理由离婚，甚至无法忍受邻居鼾声还曾发生枪杀事件。

B. 行为治疗。许多患者有肥胖症，体重的增加会加重此症的问题，因此，需要作有计划的减肥，控制体重，方可保持治疗效果。

C. 必要时，可以辅以氧气治疗，关于这方面务必请求专业医师为之。

（7）食物过敏失眠（food allergy insomnia）。这是由于个体对某种食物过敏原产生过敏而引起入睡及维持困难的一种失眠症。此类人是对某种食物的忍受性差，而产生急性反应。存在过敏的家族史，其主要障碍除入睡困难及夜间睡眠时常觉醒外，其他的还有时常唤醒、精神运动症状噪动、白天嗜睡。好发于儿童，常于夜间醒来哭闹，常见的过敏症状如皮肤痒、肠胃不适或呼吸困难。食物中易引起过敏的如牛奶易致肠胃不适，海鲜类鱼、虾等易致皮肤瘙痒。

处理建议：

①接触过敏源多久才会出现食物过敏引起失敏，在医学研究上目前尚不清

楚，妥善的方法是自知对某种食物易于过敏时尽量避免接触或进食。

②食物过敏引起的失眠，根据临床报告，常发生于婴儿时期，在2～4周时会逐渐缓解。一般人一旦避免接触过敏源后，睡眠情形会立即或在4周内恢复正常。

（8）精神疾患导致的失眠（psychiatric disorder of insomnia）。精神疾患导致的失眠困扰，失眠往往是这类患者的症状之一，通常还会有其他精神症状表现：

①神经衰弱。以衰弱症状为主要特征，表现脑力缺乏、迟钝、注意力不能集中或不能持久、记忆力减退、情绪不稳、易怒、烦恼，并有某种症状而发生继发性焦虑、苦恼，或容易精神兴奋、回忆和联想增多且难于控制，但没有语言运动增多，或紧张头痛，或肢体肌肉疼痛。在睡眠方面，主要表现是入睡困难，多梦或似睡非睡，自己感觉未睡，事实上已经睡着，醒后疲乏，白天无精打采或嗜睡。

②忧郁症。一种持久的心境低落状态为特征的症状，主要表现为兴趣减退，但未丧失，又对前途悲观失望，但未绝望，自觉疲乏无力感，精神不振，思考能力显著下降。自我评价低或自责，内疚，有自杀念头，但又矛盾重重。失眠、早醒，或睡眠过多。

③焦虑症。以持久的广泛焦虑不安为主要特征，经常无明确对象或固定内容的心理紧张、惊慌、惧怕、提心吊胆甚至坐立不安，或无明显原因突然发生强烈恐慌，濒死感或失控感。

④强迫症。以强迫行为症状为主要特征，表现为有意识的自我强迫和有意识的自我反强迫同时存在，两者冲突因而导致紧张不安，自知症状异常但又无法摆脱。

⑤精神分裂症。临床主要表现为联想障碍，出现裂解性思维，或明显的思维松弛，或逻辑倒置性思维，或思维内容贫乏。妄想、表情淡漠，或情感倒错，或痴笑、幻觉。行为障碍方面为表现紧张或幼稚愚蠢。

⑥躁狂症。主要表现为情绪亢奋、思维亢进、语言增多、夸大、不眠不休，不知疲倦，异常活跃。

处理建议：需由专业医师诊治，一旦精神神经疾患得到控制失眠亦会消失。

第十二章　睡眠呼吸问题的处理

一、概说

前面已略有所述，睡眠呼吸障碍是导致失眠的众多原因之一。事实上，在所有睡眠障碍中，睡眠呼吸障碍（sleep-disordered breathing，SDB）是最严重的一种，轻则影响日常生活、健康、人际关系，重则置人于死地。

睡眠呼吸障碍，指在睡眠时呼吸的节律及幅度异常，通气量下降程度超过生理范围，造成呼吸困难。它以睡眠中发生异常呼吸事件为特征，是近 30 年来普遍受到重视的睡眠问题，并为睡眠医学临床研究深入关注。20 世纪 60 年代初，由于科学技术的发展，微型传感记录、声音记录科学技术的出现，打鼾憋气的诊断有了科学依据，其对人体危害的面纱得以逐渐揭露。文献指出，在美国估计有 2 000 多万人患有打鼾憋气，全球每天约有 3 000 人死于打鼾憋气，在成年人群中，10 个打鼾的人中有 9 个憋气或通气降低（孟小明等，2005）。此类患者的诊断主要靠夜间的多导睡眠图（polysomnograph，PSG）侦测，其类型有五种：

（1）原发性打呼（primary snoring）。

（2）阻塞型睡眠呼吸暂停症候群（obstructive sleep apnea syndrome，OSAS）。

（3）中枢型睡眠呼吸暂停症候群（central sleep apnea syndrome，CSAS）。

（4）综合两者的混合型睡眠呼吸暂停症候群（mixed sleep apnea syndrome，MSAS）。

（5）上呼吸道阻力症候群（upper airway resistance syndrome，UARS）。

以上（2）至（4）总称为“睡眠呼吸暂停症候群”（sleep apnea syndrome，SAS）。

二、原发性打呼

（一）含义

原发性打呼与打鼾同义。一般人以为睡得好香好甜，所以鼾声大作，可是枕边人或同室的人却被鼾声吵得通宵难眠，常被指责或抱怨干扰他人的睡眠权利、剥夺他人的睡眠时间，造成他人睡不好，而自己却呼呼大睡。其实是双方都睡不好，双方健康都受到影响。有人打趣借套白居易的诗“春眠不觉晓，处处人惊鸟，夜来伴鼾声，此疾知多少”。这是对打鼾不了解的最佳写照。

（二）呼声产生的机制

当人们在吸气时，气流先经过上呼吸道，然后才会进入气管及肺部。所谓“上呼吸道”，指的是从鼻孔到喉部（约在喉结下方一点）整个通道。睡眠时，因为吸气不顺畅需要用力吸气或吸气时产生“乱流”，会造成上呼吸道中软组织的振动或相互撞击而产生声音，发出鼾声，又称为“打鼾”声，俗称“打呼噜”。有些人打呼的声音高达 80 分贝，频率可达 60 ~ 10 000 赫兹。如果只有单纯的打呼而没有呼吸暂停或缺氧的现象发生，则称为“原发性打呼”。

打呼的情况会随睡眠期加深而显得严重，但到快速眼动期反而减轻，然而打呼往往是产生睡眠呼吸暂停症候群的先兆，或本身就是睡眠呼吸暂停症候群的一个症状。

（三）呼声产生的几率

一般成年人约有 20% 的人会打呼，中老年人（41 ~ 65 岁）的男性约有 60%，女性约有 40% 的人有习惯性打呼。

（四）易打呼的人

据统计，下列人士易打呼：

（1）上呼吸道结构异常。上气道松弛、塌陷，舌根后坠，以致睡眠时上气道狭窄。在吸气或呼气时，由于气流通过狭窄的咽喉，使喉腔软组织颤动而发出声音。

（2）扁桃腺肥大，鼻中隔变曲，先天或后天颜面骨异常、舌头过大等。

（3）上呼吸道神经肌肉功能异常。支配气管扩张肌肉的神经或肌肉本身无法发挥正常功能，造成呼吸气道狭窄因而打呼。

（4）睡姿。仰卧时，会导致舌头向后掉及腹部往胸部推挤，易加重打呼症状。

（5）睡眠不足时，会因肌肉张力减少及延缓咽喉扩张肌的收缩而诱发或加重打呼。

（6）性别。打呼及阻塞型呼吸暂停症候群好发于男性；女性荷尔蒙（黄体素）对其打呼扮演重要角色，因黄体激素是一种有效的呼吸刺激物，且可增加上呼吸道的肌肉张力。

（7）体型。肥胖的男女，颈部脂肪堆积，脖子短，会增加打呼或睡眠阻塞型呼吸暂停症候群。

（8）内分泌物。某些内分泌疾患如甲状腺低下症，会因黏膜水肿，引发呼吸道结构上的变化和改变呼吸道肌肉收缩力，导致上呼吸道狭窄而造成打呼或阻塞型呼吸暂停的现象。

（9）肢端肥大症（acromegaly）。伴随着大舌头、咽喉黏膜肥厚及颜面骨质变化而导致打呼或睡眠阻塞型呼吸暂停症候群。

（10）抽烟、喝酒及服用某些镇静助眠药物。

（11）遗传。家族史在打呼及睡眠阻塞型呼吸暂停症候群中扮演一个重要角色。

（12）年龄。除婴儿外，打呼几乎可发生于任何年龄的人，不过中老年人（40 岁以后）打呼及睡眠阻塞型呼吸暂停症候群的盛行率比年轻人大得多。

（13）食物。食用油腻的食物使呼吸道黏膜分泌物增多，可使呼声加重。有些平素不打呼的人，会因食物而打呼。

（五）打呼对健康的危害

睡眠打呼对健康有不良的影响，单纯性打呼已成为心血管疾病的一个独立危险因子。

高血压病、心肌梗塞、心绞痛、心律失常及脑血管意外等疾病在打呼人群中明显高于未打呼者。

长期出现单纯打呼，也可发展成为睡眠呼吸暂停综合征。

（六）处理建议

单纯性打呼，临床上的处理方法以行为治疗为主，服用药物副作用多，且效果也不确定。

（1）平时枕头高度适中，不要太高，否则使咽喉与气管形成的角度不利于通气。

（2）有打呼习惯的人，应将枕头提高10～15厘米。

（3）不要仰卧，要侧卧，可以在睡衣的背部置一小口袋，内装少量硬物，使仰卧时感觉不舒服，自然转成侧卧。

（4）避免睡前饮酒、吸烟，甚至拒绝烟酒，慎用镇静药物。

（5）避免睡眠不足。

（6）避免睡前大吃大喝，戒除不良嗜好。

（7）如有感冒或鼻子过敏症状，应尽快治疗。

（8）减轻体重，保持一个符合自己情况的理想体重。

（9）注意锻炼，但勿过犹不及，应劳逸结合，宜进行慢跑、太极拳等运动，增加肌肉张力，以防因年老咽喉肌肉松弛所致的打呼。

（10）积极治疗原发病，如肥胖或内分泌代谢障碍，应针对病因积极治疗。

（11）严重的打呼，须用口腔矫正治疗时，务必咨询专业医疗医师。

三、睡眠呼吸暂停症候群

（一）含义

睡眠呼吸暂停症候群，一般称为“睡眠呼吸中止症”或“睡眠无呼吸综合症候群”，指人在睡眠中多次出现呼吸暂停，口鼻的呼吸气流大于10秒，不计短促的呼吸及停顿；且在夜间7小时的睡眠中，非快速眼动及快速眼动的睡眠期间至少发生30次的呼吸暂停。临床表现为早上醒来后没有清新感、白天较长的嗜睡、肥胖、夜间出汗、短暂的记忆障碍和头晕脑涨等；40%患者有高血压、心律不齐、甲状腺功能减退、脑干功能异常，颈和喉部疾病也较常见，儿童的呼吸暂停可成为突然死亡的原因（袁勇贵、杨忠，2007）。睡眠呼吸暂停包括发生在生理、病理方面的睡眠呼吸暂停。

1. 生理方面的睡眠呼吸暂停

根据临床研究报告，正常人睡眠时可发生短暂的睡眠呼吸暂停，多在快速眼动睡眠时出现，每晚不超过30次，9～13岁的正常儿童每晚睡眠中有3～30次（平均17～18次）短暂呼吸暂停，每次持续约5秒。男性多于女性。

2. 病理方面的睡眠呼吸暂停

多发生在非快速眼动睡眠的第一、二期，每晚有30次至数百次。按患者呼吸暂停时，胸腹部呼吸肌肉及横隔肌是否有呼吸活动的意图，可分为阻塞型睡眠呼吸暂停症候群（obstructive sleep apnea syndrome，OSAS）、中枢型睡眠呼吸暂停症候群（central sleep apnea syndrome，CSAS）及综合两者的混合型睡眠呼吸暂停症候群（mixed sleep apnea-syndrome，MSAS）等。

（二）阻塞型睡眠呼吸暂停症候群

1. 界定

阻塞型睡眠呼吸暂停症候群，又称“阻塞性睡眠呼吸暂停低通气症候群”（obstructive sleep apnea-hypopnea syndrome，OSAHS）或“睡眠无呼吸综合征”。主要症状是口、鼻呼吸气流停止，但胸腹部呼吸活动仍存在。由于呼吸道阻塞而使呼吸气流进不到肺部，因而造成缺氧及二氧化碳升高，最后发生短暂的唤醒，常伴随着呛到喉咙，或用力喘息，使呼吸道重新打开，此时出现几个幅度较大的深呼吸，再度睡着，此后，可能又紧接着产生另一次呼吸暂停的现象，如此一整夜循环发生（叶世彬，2006）。

中华医学会耳鼻喉科对 OSAHS 界定，是指患者于睡眠时上气道的塌陷阻塞引起呼吸暂停和通气不足，伴有打鼾、睡眠结构紊乱、频繁发生血氧饱和度下降，白天嗜睡等症状。严重程度必须达到在夜间 7 小时睡眠时间内至少有 30 次呼吸暂停和低通气至少持续 10 秒钟，或呼吸暂停和低通气指数大于或等于 5。呼吸暂停是指口鼻气流停止大于或等于 10；低通气（通气不足）指睡眠过程中呼吸气流强度基础水平降低 50% 以上，并伴动脉血氧饱和度下降大于或等于 40%。睡眠呼吸暂停低通气指数（AHI）是指平均每小时睡眠中呼吸低通气次数（单位：次/小时）（李延忠，2005）。

2. 发生几率

由于各国种族、生活习惯、社会发展状况不同，OSAHS 的发生几率也有差别，以致文献上的记载不同。

据 Young et al.（1993）的研究报告，以美国为例的统计中，中老年人（30～60 岁）有阻塞型睡眠呼吸暂停（呼吸暂停指数大于 15）的比例是，男性约占 9%，女性约占 4%。也有报道普通的发生率为 1.3%～1.4%。

据意大利 Franceschi 的调查，2 518 例 6～92 岁的人口，以 AHI≥10 作为标准，其发生率为 1%。丹麦随机调查 1 504 名 30～60 岁人群，其发生率为 1.4%，其中男性发生率为 1.9%，女性为 0.9%。西班牙人 Marin 以打鼾、白天伴有嗜睡及夜间低血氧饱和度三项条件作为鉴定标准，检查 1 222 名西班牙人，发现男性发生率为 2.2%，女性为 0.8%。亚洲国家的发生率，据报道高于欧美。Kim 调查 5 020 名 40～69 岁韩国人口，以 AHI≥5 并伴有嗜睡症状作为诊断标准，其男性发生率为 4.5%，女性为 3.2%。日本报道一般人群发生率为 1.8%。中国内地高雪梅等调查 18 241 名男性，1 462 名女性，以 AHI≥5 作为标准，其发生率为 3.1%；慈书平（2005）研究报告，60～92 岁的 3 286 案例人口中，发生率为 32%，其中男性为34.5%，女性为17%。中国台湾电话问卷1 252人，打鼾者达46.8%，习惯性打鼾者为13.8%，男性及40～49岁的中年人更容易打鼾。香港大学自1998—2000年调查1 532名30～60岁女性和1 542名同年龄段男性，并对其中106名女性和153名男性进行多导睡眠监测，研究指出，香港中年女性发生率为2.1%，男性为4.1%。估计中国男性OSAHS的发生率在4%左右（李延忠，2005）。

2008年12月，中国台湾“国家实验研究院国家高速网络计算中心”与长庚医院共同研究睡眠呼吸中止症候群报告指出，台湾约有45万成年人受到睡眠呼吸暂停症候群的困扰。

3. 临床特征（危险因子）

阻塞型睡眠呼吸暂停症候群患者的特征，外观上身体肥胖、脖子短粗、下巴短小或内缩及上呼吸道狭窄、扁桃腺肥大、悬雍垂过大及软腭过长。身体内部方面，因呼吸暂停引起血压不稳定，增加心脏及肺脏的负担，易患高血压、心肺症、心率不整、心肌梗塞及脑血管意外（Lavie，Here & Peled，1995）。

儿童的阻塞型睡眠呼吸暂停症候群，其症状特征表现类似过动儿，与大人一样。孩童通常表现为白天躁动不安，注意力无法集中，出现行为问题与学习障碍等。

4. 危害

（1）生理层面——影响呼吸调解功能障碍。睡眠可引起呼吸类型和对外界刺激反应的改变，睡眠时对通气反应发生障碍时，对有呼吸疾病（如气喘）患者的影响尤为严重，它可使原有慢性支气管炎和肺气肿患者很快发展为心肺病，或与睡眠呼吸暂停有关的重叠综合征，常伴有全身多个系统的功能损害，甚至猝死。

（2）心理层面——影响认知功能障碍。OSAHS会引起认知功能损害。认知功能是人类最高级神经活动的重要组成部分，涵盖范围极广，包括学习、记忆、计算、语言、理解、分析、综合、判断、逻辑推理、注意力、警觉性、定向感、行为与执行能力等多方面的精神心理活动以及总体智力。

OSAHS的认知功能损害，最明显的事例是因患者的注意力无法集中而引起交通事故，因此受到很大的重视。研究者Findley发现，在注意力复杂问题解决能力以及词语和空间回忆等方面能力的损害程度，伴有夜间低氧血症者比不伴有低氧血症者均明显严重。总智商、执行能力和精神心理活动功能改变与夜间低氧血症有关。而注意力和记忆力缺损可归因于白天嗜睡导致日间警觉力减退（李延忠，2005）。低氧血症是造成OSAHS的要件。

OSAHS患者不但自身有心理问题，而且对婚姻家庭、人际关系的社会心理问题有严重影响。在团体生活里，伙伴不愿与其共室，夫妻间另一半难忍终生鼾声折磨，自己也不知何时会突然窒息猝死，提心吊胆。

5. 处理建议

(1) 认知的心理治疗，首要在了解阻塞型睡眠呼吸暂停症候群问题的严重性与造成的原因。

(2) 行为治疗方面，阻塞型睡眠呼吸暂停症候群主要症状为打鼾，其治疗方法可参照前面“原发性打鼾”的处理建议。

(3) 戴口腔治疗器，必须由专业医师诊疗。另外，严重者手术开刀，当然非医院莫属。

（三）中枢型睡眠呼吸暂停症候群

1. 界定

中枢型睡眠呼吸暂停症候群（central sleep apnea syndrome，CSAS）一词，在文献上始于1966年，由Gastaut和他的同伴提出，且将其定义为呼吸气流及呼吸驱动力（respiratory efforts）同时停止超过10秒。

CSAS是指于睡眠期反复发生口鼻的呼吸气流，随着胸部呼吸肌肉及横隔肌的活动的停止，同时丧失呼吸能力，没有气流通过，当胸腹部呼吸肌肉及横隔肌再度活动时，口鼻呼吸气流再次出现。

2. 发生几率

中枢型睡眠呼吸暂停症候群，据统计只有阻塞型睡眠呼吸暂停症候群的1/10。但另有研究者指出，确切的发生率不明，随着年龄的增长发生会逐渐增高，以中老年男性为多，停经后的女性与男性相比，无明显差异。

中枢型睡眠呼吸暂停症候群的机制，研究发现多见于非快速眼动睡眠第一、二期，很少发生于快速眼动睡眠期。在非快速眼动睡眠的第三、四期更少。

中枢型睡眠呼吸暂停很少单独发生，常伴有阻塞型因素。

3. 临床特征（危险因子）

一般认为，中枢型睡眠呼吸暂停症候群的起因，是涉及大脑半球或脑干的各种中枢神经系统损坏而致呼吸中枢功能障碍而发生。

国外很多研究学者如Steljita，Kryger & Kirk（1990）等人报告，常见引发中枢型睡眠呼吸暂停症候群的疾患，有充血性心衰竭、小儿麻痹、糖尿病、肌肉萎缩症、重肌肉无力症、运动神经元疾病、脊椎侧弯及延脑病变（包括肿瘤、梗塞、出血、脑炎）等。

另外，不存在器质性疾患的患者，称为“特发性中枢睡眠呼吸暂停症候群”。

4. 处理建议

(1) 认知与行为治疗。患者应戒烟，抽烟对呼吸气管有损害，避免过量饮酒，合理膳食，减轻体重，降低血清胆固醇水平。

（2）目前医院治疗以“双氧压呼吸道正压呼吸”（bi-level positive airway pressure，Bi-PAP）为主。据悉，药物治疗效果有限。

（四）混合型睡眠呼吸暂停症候群

1. 界定

混合型睡眠呼吸暂停症候群（mixed sleep apnea syndrome，MSAS），是指在一次睡眠过程中，开始时通常先出现中枢型睡眠呼吸暂停，继而同时出现阻塞型睡眠呼吸暂停。

2. 临床特征

很少单纯以阻塞型睡眠呼吸暂停症候群或中枢型睡眠呼吸暂停症候群来表现，通常是以两者混合型态来表现。

（五）上呼吸道阻力症候群

1. 界定

上呼吸道阻力症候群（upper airway resistance syndrome，UARS），又称“上气道阻力综合征”。指患者在睡眠过程中，常伴有短暂且重复发生的脑波唤醒现象，并且每小时发生次数多于10次，导致睡眠时常断断续续，白天嗜睡、打鼾、疲劳等现象。与睡眠呼吸暂停症候群不同的是，无呼吸暂停的问题。

2. 发生几率

据临床统计报告，成年人群白天嗜睡和打鼾，估计发生率为10%～15%，多见于中、青年人，无明显的性别差异，而且与肥胖的关系不密切，此类人的体重，大多低于正常人25%。

3. 临床特征

上呼吸道阻力症候群患者，常发现患有三角脸（triangular face）、咬合不良及短下巴的现象。这类人于睡眠期间，气道的部分塌陷导致上气道阻力增大。

临床的表现是白天嗜睡、打鼾，可能存在注意力不集中、早晨起来头昏、性能力下降等。

4. 处理建议

（1）减轻体重。专家认为虽然上呼吸道阻力症候群患者多无肥胖，但减轻体重对改善打鼾症状与减轻上呼吸道的塌陷有所帮助。

（2）注意睡姿。睡眠时侧卧，对打鼾指数和强度的改善更为明显。

（3）手术治疗。不少患者存在脸部畸形，可经由外科手术矫治。

（4）口腔矫治器治疗。这是睡眠治疗中常用的方法。

延伸阅读

鼾声如雷 害枕边人命短

2008年2月12日，一则发自法新社巴黎的电讯报道称，睡眠中如果受到飞机起降和公路车流噪音的影响，会导致血压升高。《欧洲心脏学期刊》最近公布的研究报告也显示，超过35分贝的噪音就会使血压升高。若另一半会打呼，枕边人不管睡着或清醒，都会血压升高。

伦敦帝国学院等欧洲科学家组成的研究团队，对140名家住机场附近的义工进行睡眠远程追踪研究，每15分钟测量一次血压。研究结果足可以成为反对噪音污染和机场扩建组织的炮弹。

先前的研究结果显示，血压高的人患心脏病、中风、肾病或痴呆的危险几率高。

飞机降落时产生的噪音，能使血压的高压平均升高6.2，低压平均升高7.4。公路繁忙交通噪音引发的血压升高，只比飞机噪音的效果略低。

研究又发现，促使血压升高的主因是噪音的强度而不是噪音本身，甚至如雷的鼾声也会产生同样的效果。

伦敦帝国学院传染病学者贾拉普说："众所周知，机场噪音能够产生刺激，我们的研究表明，噪音还会损害人体的健康。"

他说，研究证实，住在繁忙的飞机航线一带超过5年的人们，患高血压的危险更高。夜间飞机的噪音提高10分贝，会使患高血压的危险增加14%。

第十三章　睡眠异常行为——梦

一、概说

睡眠异常行为（abnormal behavior of sleep），在睡眠障碍分类上属于异睡症（parasomnia）之一，会干扰睡眠进行，造成失眠。它包含一大群的“梦”，如梦呓（sleep talking）、梦游（sleep walking）、梦魇（nightmare）、夜惊（sleep terror）、睡惊（sleep start）、睡眠瘫痪（sleep paralysis）、睡眠癫痫（sleep epilepsy）、夜吃（nocturnal eating）、睡吃（sleep eating）和夜尿（enuresis）等，这些问题易发生于儿童期，进而成为这个时期儿童的睡眠障碍（本书第十四章将进一步叙述）。

二、睡眠与梦的研究史

“梦”是人类于睡眠中的一种心像活动历程，与个体机能的运作有关，其中主要现象是脑电波率活动的改变与眼皮快速跳动。根据这两种现象，大致可以推断睡眠者何时做梦，但仍无法了解他所做为何梦（张春兴，1995）。

事实上，梦不是三言两语可以道尽，它带着神秘的色彩，自古以来不知多少人为它困惑，也有不少人穷尽一生精力对它进行研究。时至今日科学昌明，仍难道尽其一切，恐怕永远难解，正如甘肃张掖大佛寺中的对联所言：“睡佛长睡睡千年长睡不醒，问者永问百世永问难明”，“一觉睡西天，谁知梦里乾坤大；祇身眠净土，只道其中日月长”。

人类有了睡眠与觉醒的自然规律，梦随之而生，对梦的理解也随着人类思维的进化而不断加深。梦在人类文化中扮演着重要角色，因此人类在漫长的生活历史中为了破解梦而费尽心血，古今中外都是一样。不妨作一简略的回顾。

（一）中国梦学的研究

中国古代对于梦的阐释，有不少迷信传说，也有很多典籍记载。夏朝就有梦的故事，甲骨文中也有关于梦的记载。

殷商时期就有专职的解梦人——占梦官，为帝王将相解梦。如《殷人占梦考》记载殷王占梦的故事，其中有名的是“殷高宗梦良臣”。殷高宗梦见上苍要赐给他一位扶助朝政的良相，醒后要求画师将他梦中的相貌画出来，令人寻找，结果在奴隶中找到一位相貌相似的奴隶名徐岩，就封他做宰相，结果徐岩治国有方而天下大治。

周朝，不止占梦，还用各种方式求梦、送梦。如周王举行求神降吉梦、释梦，仪式隆重。还有庆祝梦的仪式、回梦仪式和送梦仪式等。《周礼·春官》记载：“占梦，掌其岁时，观天地之会，辨阴阳之会，以日月星辰占六梦之吉凶焉。”其意谓占梦在方法上要掌握季节时间（岁时）；解释梦的含义要依据天地、阴阳、日月、星辰了解吉凶。这些多属于神鬼迷信之言。

春秋战国时期，对梦有更进一步的了解，略知梦中的各种情境，结果是自然的、客观存在的和不自由自主的。如《庄子·大宗师》一书记载：“梦与鸟历乎天，梦为鱼而没于渊。不识今之言者，其觉者乎？其梦者乎？造适不及笑，献笑不及排，安排而去化，乃人于寥天一。”

《旬子·解蔽》：“心卧则梦，偷则自行……”指梦不受意识控制。

《墨子·经上》：“卧，知无知也。梦，卧以为然也。”指梦是在无意识状态下的一种自然现象。

战国时期的《黄帝内经》一书中有专章讨论梦。

汉代的《神农本草经》开出世界上第一张中医治梦处方笺，提出对男子梦精、女子梦交用桂枝加龙骨牡蛎汤治之（《金匮要略·血痹病脉症并治第六》）。

西晋的《三国志》记载从中医阴阳学说来解梦。

隋朝巢元方对“性梦”的原因进行分析，在所著《诸病源候论》中予以描述。

唐朝孙思邈对梦做了更深入研究，《备急千金要方》对梦病的治疗解释尤为详细。

宋朝对梦学的研究更加丰富深入，集前人的大成，如《太平惠民和剂局方》、《济生方》及《妇女十全良方》等都对梦症的治疗有深入的探讨。

元朝，对梦中的七情喜、怒、哀、乐、爱、恶、欲心理因素更加重视，并入梦学的研究中心，如《素问玄机原病式》一书，对梦呓进行心理方面探讨与治疗。

明朝名医辈出，如皇甫中、徐春圃、张景岳、李时珍等，分别著有《明医指掌》、《古今医统》、《类经》及《本草纲目》等，对诊断梦都有独到的见解。

清朝，近代西方的心理学逐渐影响到中医学，对中医学梦方面的研究加入新的观念与开拓。从此与西方的观念进入一个新的时代。

归纳中国古代对梦的认识，开始是疑惑，进而是宗教迷信，不但影响一般民众的日常生活，还影响社会政治。中医学的论述仍未能给梦作一个周延的解释，将梦视为一种疾病医治，以现代科学角度而言不无欠缺。

（二）西方梦学的研究

西方医学之父希波克拉底斯（Hippocrates，460－370，B. C.），在其名著中曾提到梦与疾病的关系，在讨论睡眠的产生时，也包含梦的起源。

圣经中提到许多有关睡眠及梦的故事，认为梦可以预测未来。《圣经》“塞缪尔记”中也有这样的记载：“主已离我而去，既不惜先知，也不惜梦境答复我”，说明人们对梦存在依托的心理。

亚里士多德（Aristotle，384－322，B. C.）认为梦对于未来有相对重要的预测性，并给梦下了一个定义，认为“做梦是睡眠中的心智活动，是心理问题，是精力过剩的产物”。

巴比伦人、希腊人都认为，梦是神与人之间沟通的工具，梦会将神的意图透过梦给他们指示。

中东国家的朝圣者从四面八方来到神庙前，夜晚睡在庙的周围，希望神灵透过梦给他们旨意，并且有专门的解梦祭司指导他们，应该怎样依梦意去做。

17 世纪的科学革命，使西方医学对梦的研究发展突飞猛进，对梦的认识，从过去迷信的宗教神鬼论到唯心主义，从物质论到客观主义，从病因论到唯物主义，更从心理学、生理学、病理学的角度对梦进行研究。对梦的解释更具体、客观，并随着时代的发展而发展。

文献显示，世界上第一位研究梦的原始材料的人是法国神经生理学家米歇尔·朱夫特。他每天早晨记录自己的梦境，共收集 2 500 个梦的数据。分析结果显示，他所做的梦，多数与他前一天或前一周的某些事件有关（许圣宣等，2005）。

汤玛士·威利斯（1627—1675）认为，梦魇（nightmare）是睡眠中一种潜在疾病症状。

20 世纪初，梦学与心理学开始结合，1900 年，弗洛伊德出版一本举世瞩目的书《梦的解析》（*The Interpretation of Dream*），有人称他是现代研究梦学的第一人，对梦作了有系统和科学的解释。他认为梦是潜意识的产物，睡眠中出现梦，梦又维持睡眠，梦与性本能有关，梦是满足人们某些欲望的需要，梦具有非理性和反社会性，梦有预见性和创造性，梦是愿望的达成。

荣格、弗洛姆和阿德勒三人同属精神分析派，是继弗洛伊德之后，西方现代心理学和精神分析学派的发扬光大者，对梦的研究结果有不同的观点。

荣格认为，梦不但是人的潜意识的活动，且具有预见性和创造性，即梦不但可以回顾过去，还能预见未来。梦的这种特性使人们对外界有一个更清楚的认识，甚至可以激发人们的想象力和创造力，并对未来充满信心，进而可以成为人们创造的好帮手。

弗洛姆将弗洛伊德和荣格的意见综合起来，认为梦是理性和非理性的交错，其中具有反社会的、非理性的要求，也有社会性和道德的表现。

阿德勒更进一步发展荣格的观点，认为梦是潜意识的流露，并且充满了对未来的希望，是对未来的预演。

回顾弗洛伊德提出梦的解析及梦的形成等理论，只限于精神心理层面，没有神经生理基础。俄国生理学家巴甫洛夫（Pavlov）弥补了弗洛伊德的不足，提出梦是大脑的特殊意识状态，是高级的神经活动理论。

巴甫洛夫认为，梦是在大脑活动和记忆的共同作用下产生的。白天，大脑处于兴奋状态，到了晚上，大脑的大部分处于抑制状态，人们就进入了睡眠。由于大脑中仍有一小部分处于兴奋状态，同时在大脑的作用下，就产生了梦境。睡眠状态下的大脑是缺乏逻辑的，经常由一些没有关系的记忆的碎片连接起来，因此，梦往往又是离奇古怪的。

1953 年，有关梦的研究进入一个科学新时代，美国睡眠研究科学家艾连斯基（Aserinsky）和克里特曼（Kleitman）发现快速眼动期睡眠，并发现梦与快速眼动期有关（详见本书第二章第三节），但仅止于梦的发生，对梦的内容，除当事人外，其他研究者仍难了解。后来的研究者福克斯（1962）发现在非快速眼动期也会做梦，只是快速眼动期与非快速眼动期梦的几率和内容不同（Cathala, Laffont & Esnault, 1983）。在快速眼动期所做的梦通常比较长，以视觉感观为主，有些情绪化（affection），但通常与现实生活无关；而在非快速眼动期所做的梦通常比较短、较不生动、较不随视觉意象，通常是平时关心的事，且较少带有情绪化的色彩，多与现实生活有关。科学家们总结后，将“梦的内容界定是人们醒着时日常生活的真实反应”。

各个睡眠期做梦的几率不同，从清醒至入睡时做梦几率是30% ~40%，浅度睡眠期（即第一、二期）做梦的几率是70% ~75%，深度睡眠期（即第三、四期）则为50%，从快速眼动期醒来时有85% ~90%的几率会有做梦的情形。

20 世纪 70 年代，以色列科学家在人的中脑发现梦觉中枢，梦的控制中枢是蓝斑的中部和尾部。至20 世纪 80 年代，有科学家认为梦的产生与某种分子的物质累积与释放有关，如多巴胺、去甲肾上腺素、5－羟色胺等。

时至今日，综合西方对梦学的研究，从神话迷信走进科学系统的分析，实较中医学进步很多，这是不可否认的事实。但不管科学怎样进步，对梦的神秘面纱仍难尽除。如果将中医学比作艺术，西医则如科学，各有其不可忽略之处。

三、梦境的解释

（一）心理学方面的观点

在神经生理层面已证实梦的发生是在快速眼动期及非快速眼动期，至于为什么会做梦及梦的内容代表意义是什么，不是神经生理学能够解答的，有赖心理学的研究，弗洛伊德是史无前例梦的研究者。1900 年，他出版《梦的解析》一书，是迄今世界上最受重视的著作，尽管遭受不少批判，却没有损害到其学说的存在价值。欲了解梦的含义，不得不借助弗洛伊德的研究。弗洛伊德解释梦的内容又称“梦境”（dream content），具有两个层面：

1．潜性梦境（latent content）

潜性梦境简称“潜梦”，指梦的成因是由隐藏深处潜意识的动机所催生。因而，梦的内容带有象征性。潜意识动机多属于本我层面的性冲动或攻击冲动，此种冲动因受自我与超我的管制，不能直接由行为表现，故而转化为可以被接受的另一层面，为潜意识的梦境。潜性梦境中只是一些象征性的事物与活动。

2．显性梦境（manifest content）

显性梦境简称“显梦”，指当事人所能记忆而且可以陈述的梦境，其中包括人、事、物以及所有活动。显性梦境属于半意识境界，由潜性梦境转化为显性梦境后，当事人始能陈述做梦的经验。基于此，只根据当事人陈述的显性梦境并不能真正了解其所做梦的内容，因而才有释梦的必要。这种解释的过程称为“梦程”（dream work）。

对梦的解析，是指根据当事人报告的显性梦境，去推论其潜性梦境。可分为两个阶段，而其目的就是将潜藏的原因弄清楚。

（1）第一阶段。1900 年前的解释，属于不成系统理论的流传，其要点是：

①梦可视为生活欲念的线索。

②梦是睡眠时心灵深处意识的浮现。

③梦是日间生活经验的延续或复现。

④睡眠时，内外在环境的刺激可引起做梦。

⑤梦是普遍现象，不同的人甚至不同的种族都会做类象征性的梦。

⑥梦具有情绪舒缓作用，也具有创造性。

（2）第二阶段。1900 年，弗洛伊德出版《梦的解析》一书，视为梦的理论之始，要点可归纳为：

①梦是失去记忆的复现，儿时不复记忆的事，可能成为梦的内容。梦的内容在于愿望的达成，其动机在于某种愿望，可以算是一种清醒状态的精神活动的延续。

②在失去记忆中，多数是失忆或痛苦的，因不愿记忆而将之排出意识之外，并压抑在潜意识（subconsciousmess）之内。

③梦的内容不合逻辑性，多带有幼稚和幻想色彩。

④梦的来源始于前一天的经验。

⑤梦的起因，多数与本能的性欲冲动有关。

⑥梦是在伪装形式下隐藏欲望的现实。

⑦梦的伪装是梦者本身对愿望有所顾忌，只得以一种改装来表达。

⑧梦程（dream work）又称“梦的制作”，其法有六种：

A. 凝缩作用（condensation）。个人永远无法确切将他整个梦完完全全地释放出来。

B. 转移作用（displacement）。梦的内容难以捕捉，往往找不到梦的核心。在梦形成时，一些强烈重要部分往往成为次要部分。

C. 投射作用（projection）。

D. 象征作用（symbolism）。

E. 重整作用（secondary）。

F. 形象变型作用（represent ability）。

整体而言，弗洛伊德认为梦的来源主要包括三个方面：

（1）睡眠中自身体内外传来的各种感觉刺激，如体内的饥渴感、疼痛感、尿意和便意，以及环绕的声音、光线和冷热等改变的刺激。这些刺激为潜梦提供素材，经过梦的制作过程将内容以显梦的方式呈现于意识。这类梦，其作用在于防止感觉刺激将睡眠者唤醒，从而保证睡眠可以继续进行。这种梦常见于饥饿时梦见食物或进餐，口渴时梦见买饮料，尿涨时梦见找厕所。小孩尿床往往是出于梦见上厕所，或外面玩耍就地小便，结果尿在裤子而弄湿床铺。

（2）白天的运动及“日有所思，夜有所梦”。其表现的形式与实际情况有多少差异，取决于意识活动的性质、现实和道德规范，也取决于梦者白天的心境向往，如经济拮据的人，多做与金钱有关的梦。

（3）潜意识“原我”的欲望与意念。但这些潜意识的欲望、意念与冲突在进入意识成为显梦之前时，早已经过梦的制作、加工改造而变得面目全非。

（二）中医学方面的观点

《黄帝内经》在“灵枢·淫邪发梦”篇中，对于产生梦境的原因及代表的意义，以中医特有的观念，跳脱神鬼吉凶的思维模式，从生理和疾病的角度众多说法和臆测中加入另一思考。对梦的内涵与梦的解释，更早于弗洛伊德千年以上。

1. 梦的发生

《黄帝内经》把梦的发生归为阴阳学说。

"黄帝曰：愿闻淫邪泮衍，奈何？岐伯曰：正邪从外入内，而未有定舍，反淫于脏，不得定处，与营卫俱行，而与魂魄飞扬，使人卧不得安而忧梦；气淫于腑，则有余于外，不足于内；气淫于脏，则有余于内，不足于外。"

意谓：人在日常生活中，受到各种内在、外在刺激时，这些刺激（压力）先进入体内，此时，没有固定的地方供其依附，就会在体内四处游走，故而干扰到脏腑，同时也会与人体内"营气"、"卫气"相偕而行，进而与魂魄四处飞扬，使人睡不得安稳，进而产生梦。

如果刺激因素干扰到六腑，会造成外在的阳气有余而内部的阴气不足。相反，这些刺激因素干扰到五脏，会造成内在的阴气有余而外部的阳气不足。这是因为六腑在外为阳，五脏在内为阴，一旦阳受邪，则阳盛于外，阳盛则阴弱，盛则为有余，弱则为不足。反之，如果阴受邪，则阴独盛于内，阴盛则阳弱，盛则有余，弱则不足。

2. 梦的象征意义

对于阴气、阳气与梦境的关系，《黄帝内经·灵枢·淫邪发梦》篇记："黄帝曰：有余不足，有形乎？岐伯曰：阴气盛则梦涉大水，阳盛则梦大火，阴阳俱盛，则梦相杀。上盛则梦飞，下盛则梦堕，甚饥则梦取，甚饱则梦予。肝气盛，则梦怒，肺气盛，则梦恐惧、哭泣、飞扬。心气盛，则梦喜笑恐畏。脾气盛，则梦欢乐，身体重不举。肾气盛，则梦腰、脊两解不属。凡此十二盛者，至而泻之，立已。"

按上述阴阳学说解释梦境，意谓：

（1）阴气盛时，容易梦到过河涉水，渡过湍急河川，心生畏惧以及恐怖的事物。

（2）阳气盛时，容易梦见大火正在燃烧或是梦见火灾一类事件。

（3）阴气阳气都盛时，容易梦到与人斗争砍杀的事情。

（4）身体上半部气盛时，会梦到类似向上飞跃的事情。

（5）身体下半部气盛时，会梦到类似向下坠落的事情。

（6）非常饥饿时，会梦到拿取东西进来。

（7）非常饱时，会梦到把东西送出去。

（8）肝气盛时，会梦到自己生气。

（9）肺气盛时，会梦到自己很恐怖、害怕或哭泣，还会梦到自己飞起来。

（10）心气盛时，会梦到自己发笑，或害怕、恐惧。

（11）脾气盛时，会梦到自己在唱歌，或身体沉重，无法起来。

（12）肾气盛时，会梦到自己腰椎分裂一样，无法在一起。

3．正气、邪气与梦境的关系

《黄帝内经·灵枢·淫邪发梦》："厥气客于心，则梦见丘山烟火；客于肺，则梦飞扬，见金铁之奇物；客于肝，则梦见山林树木；客于脾，则梦见丘陵大泽，坏屋风雨；客于肾，则忧临渊，没居水中；客于膀胱，则梦游行；客于胃，则梦饮食；客于大肠，则梦田野；客于小肠，则梦聚邑冲衢；客于胆，则梦斗讼自刳；客于阴器，则梦接内；客于顶，则梦斩首；客于胫，则梦行走而不能前，及深居地窖苑中；客居股肱，则梦礼节拜起；客于膀肠，则梦泄便。"

按上文原意解释，如果正气不足，则会导致邪气入侵的梦，会产生以下梦境（魏哲彰，2007）：

（1）邪气入心时，易梦见山丘及烟火之类。

（2）邪气入肺时，会梦见自己飞起来，或是升高的情境，也容易梦见形状怪异奇特的金属铁器。

（3）邪气入肝时，易梦见深山茂密树林。

（4）邪气入脾时，易梦到丘陵、水泽、湖泊等低湿地形，也易梦见破旧、毁坏的房屋，受风吹雨打的景象。

（5）邪气入肾时，易梦见置身于深水中，或被淹没在水底下。

（6）邪气入膀胱时，容易梦到游行或漫游的场景。

（7）邪气入胃时，会梦见进食，吃东西。

（8）邪气入大肠时，会梦到耕作、农田及野外。

（9）邪气入小肠时，易梦到置身于人群拥塞的街道，或交通繁忙的地区。

（10）邪气入胆时，会梦斗殴、争执、诉讼或自己剖腹。

（11）邪气入生殖器时，易梦性交。

（12）邪气入颈项时，会梦到斩首、断头。

（13）邪气入足胫时，会梦到想要走路却走不动或无法前进。

（14）邪气入大腿及手臂、肘时，会梦到在隆重的场面行礼或跪或拜。

（15）邪气入膀胱及直肠时，会梦到大、小便。

延伸阅读

天才的点子源自梦

1．苏联化学家完成元素表，据说是来自梦中的灵感。

2．德国化学家凯库勒发现"苯环"。他回忆说，一天，我做了一个梦，原子在我面前不停地旋转，变成一个环状体，在我面前旋转，显示出无数图形，原子像蛇一样，长的、短的、粗的、细的、盘绕着的……突然一条蛇咬住自己的尾巴，变成一个环状体，在我面前旋转。我似触电一样醒来……从而为“苯环”的发现提供了线索。

3. 爱因斯坦梦见搭雪橇以光速旅行，这个梦影响了他的相对论。

4. 诺贝尔得主尼尔斯波尔，其研究革新了物理学，他在“马”的梦境中找到原子结构线索。

5. 艺术家萨尔瓦多·达利，他自称其超现实的作品是手绘的梦境照片。

6. 美国太空总署总设计师布鲁斯丹穆尔说，梦中他解决困扰数月的问题——如何建立永久性的月球基地，要考虑的要素很多，例如，怎样帮助航天员隔绝辐射？他们要如何使用月球资源？能否利用月球表面物资制造氧气？几个月来，我一直在钻研这些问题。有一晚，我清醒地说：“好！万事俱备，可以执行了。”像启动梦境处理器一样快速解出答案。

那一夜，天马行空的大脑给了布鲁斯答案，用太空载具送机器人到月球，甚至能在航天员离开地球前兴建基地。他醒来后开始建图。

美国太空总署欣赏他的点子，太空总署公务员撰写报告指出他的构想很有创意，思想先进，这都归功于梦境世界的天马行空。

7. 世界知名物理学家朱经武博士，1987 年成功发现新超导材料，突破传统理论局限，开创高温超导研究的新纪元。他在接受香港记者（2009 年）访问时，兴致勃勃地说起梦和研究的关系，他说自己梦里所见常成为高温导体研究的灵感。这种从梦中取得灵感的做法，至今仍然是他研究的活力源泉。

四、梦的类型

根据以上梦的解释，研究者将梦进行了分类，当然仍有挂一漏万之嫌，梦的复杂性，有如人类的心理与行为。

（一）清晰的梦

清晰的梦指睡眠时很清楚知道梦中发生的事，这些梦仿佛是现实训练或自己操纵一样。这一观点，东西方研究者的观点不一，西方人不认为有清晰的梦的存在，认为梦是人们大脑对现实世界和超现实世界的认知；东方人认为清晰的梦是解决现实世界的烦恼，用超现实世界来觉醒和顿悟的方式。

（二）色彩的梦

色彩的梦指梦中的事物带色彩图像。对此有不同的解读，有的认为做色彩梦的人具有特殊才能，也有人认为大脑有病。据学者研究指出，做色彩梦的男女比例是4:6。

（三）现实的梦

现实的梦指所做的梦与现实生活中事件基本上一致，多数是日间和日常事件在梦中的翻版，这些梦中事件可以是近期的，也可以是远期的。

（四）反现实的梦

反现实的梦指所做的梦与现实生活事件相反。

（五）欲望的梦

欲望的梦指梦中出现平时所极力追求的，如权力、名誉、财富、美食、性……这些常埋藏在潜意识的深处，平时不便说出、做出而借梦显露，也称为“潜性的梦”。

（六）健康的梦

健康的梦指与身体健康有关的梦，有些是提醒或预告你可能有某种疾病。

（七）情绪的梦

情绪的梦指梦的产生和内容与情绪有关，是精神状况和情绪心理的反应。如白天受挫折、悲伤，晚上梦哭。

（八）重复的梦

重复的梦指在相当长的一段时间反复做某一相同内容的梦，其内容、情节大同小异，重复出现，可能和以前的生活有关。

（九）异常行为的梦

异常行为的梦如梦呓、梦游、梦魇、夜惊、睡吃、夜吃、睡眠瘫痪……

延伸阅读

梦境可以控制

人类许多伟大成就，起初都来自梦境，一觉醒来，美梦成真。因此梦境的控制引发科学家的兴趣。因为梦与大脑有关，如果能有驾驭眼球睡眠时大脑的力量和方法，当然也就能控制梦境的发生。

一般来说，清醒的梦是做梦时遇到的怪事，开始思考是怎样一回事，为何飘浮在空中？怎样办得到？然后才惊觉自己在做梦。

关于这些问题，据报道（Discovery，2007），史蒂芬勒柏吉发明一种巧妙的眼罩，当眼罩内的感应器侦测到快速眼动时，眼罩便会发出能穿透眼睑的亮光，但不会使人清醒，那是你在做梦的轻微信号。透过练习，就能控制做梦的大脑，引导心灵进入未知的国度。

这种梦也有许多用途。比方说，你是找寻灵感的画家，你走进隔壁房间，一边想象墙上会有一幅新的画，不可思议的画就出现了。或许唯有掌握梦境，我们才能够影响平时不受控制的大脑。没有比人脑更复杂神秘的器官，它掌握我们的生活，包括有意识的和无意识的层面，常引导我们走上它选择的方向。一个三磅重的宇宙，借一个眼罩揭开它的神秘面纱释放出人类尚未见到的潜能，将我们身体推向一个新的极限，已经不是梦想，而是渐成的事实。

五、日有所思，夜有所梦

从科学的研究，可以知道梦的发生，但并未真正以科学的角度证实梦的内容。不论从精神层面还是从心理层面，中外研究者只能作一种推论。那些稀奇古怪的梦意义究竟何在，常常只凭解释者的背景而异，往往作相反的两种解释。

延伸阅读

解梦各有所本

从前中国科举时代，读书人十年寒窗苦读，最终目的就是进京考试，希望一举成名，求得一官半职。

相传一位年轻人经过苦读之后要进京赴试，也许是日有所思，在进京之前连做了三个奇怪的梦，巧的是其岳母以解梦为生，平时常给人解梦。于是这位年轻人去找岳母解梦，到了岳母家，只见到小姨子，岳母外出不在家。小姨子问明姐夫来意，便说："跟我讲好了，平时我看妈妈替人解梦，看多了我也会。"

"我第一个梦是梦见在墙壁上种菜，是什么意思？"

小姨子惊讶地说："姐夫呀！我看你完了，在墙上种菜哪有活的希望，这不是白种了吗!”“那第二个梦呢?”

“梦见穿雨衣又撑伞。”

“惨了,姐夫呀!你这次上京考试不是多此一举吗?”

“第三个梦是啥?”

忐忑不安的姐夫说:“第三个梦是看见一具棺材安放在树桠上。”

“姐夫呀!我劝你出门要小心,恐怕死无葬身之地。”

这位年轻人听了小姨子这样解说,垂头丧气离开岳母家,心想这次上京赴考完蛋了。半路上遇见岳母,岳母看他脸色不对就问其原委,他将小姨子的说法重复一遍。

“死丫头!她说得不对。我解给你听,第一个梦,墙上种菜是高中,这次你考试一定高中;第二个梦,穿雨衣又撑伞,是万无一失,锦上添花;第三个梦,梦见棺材放高处,表示官高一品。”

听完岳母大人这样解梦后,年轻人跌入谷底的心情一时翻腾起来。伸手一摸,发现自己竟和娇妻同在一张床上。

梦的内容、思维、好坏、顿悟都与日常的心理活动有很大的关系,即日有所思,夜有所梦。可以从梦中的内容去分析当时人的心理状态。尤其是现代人压力大、生活步调快,梦更反映出日常生活种种事情。

临床工作者许圣宣等人(2005)归纳平时所接触的案例,对下列各种梦境加以解释。

1. 梦见自己在空中飘荡,在天上飞

做这种梦的人,可能想调到别的地方,或想逃避这个地方到别的地方,或因人身自由受到某种限制而想获得更大的自由,或不想做某件事但一时又难以脱身。

凡有上述心理者,50%可能做天上飞、空中飘的梦。

2. 梦见奇怪和陌生的房子

做这种梦的心理上可能对现实生活感到有压力,比较烦躁不安,想脱离这种环境,或家庭生活不和谐,想寻新的安乐窝,但又难于实现,因而在梦中出现,自己在现实生活中心里所想又无法得到的东西,奇怪又陌生的房子,只有出现在梦中。

有上述这种心理的人,31%会做这种梦。

3. 梦见从高处摔下

做这种梦的人,心理可能经历过生活和工作上的挫折。这种梦境都是自己被某人追逐,跑到高处的尽头,被某物绊倒,从高处跌下。

有这种心理经历的人,75%会做这种梦。

4. 梦见暴力事件

做这种梦的男性相对较多，占50%，多喜格斗、参与暴力冲突或看暴力的电影等。女性约占40%，她们多从影视和书籍中获得这样的信息，或有被别人殴打过的经历，产生心理压力而表现于梦中。

5. 梦见名人、明星

做这样梦的女性多于男性。因为对名人、明星崇拜、向往，盼望能与其见面、谈话或其他方式交流。这种心理活动促使他们产生这种梦境。

6. 梦见发财

约25%的男性做过这样的梦，而女性很少。男性比女性更重视金钱，盼望能拥有金钱、财富。不劳而获在梦中发财是想象中的最佳途径。

7. 梦见雨过天晴

做这样梦的人，通常是自己心理上的忧郁、抑郁得到发泄、松弛与消除，遇到的困难得到解决，艰巨的任务能够顺利完成，多年的人际矛盾得以化解。

8. 性梦

青春发育期的男女做这种梦的比例较大，男性多于女性。这是由于在发育期间对性的茫然、憧憬、猜测、向往和对异性的暗恋。

六、疾病与梦的关系

有关疾病与梦的关系，中医学曾列有一些典型的例子，如：

（1）通常梦见有人、怪物用木棒、铁镐一类的东西敲打你的头，或向你的五官七孔内灌、挖什么的，这种情况，通常显示有大脑肿瘤或神经系统疾病。

（2）经常做噩梦的老年人，梦见有人追逐，自己身体歪斜、扭曲、肢体沉重、情绪激动，醒后心有余悸、大汗、心跳加快，这些可能与心、脑供血不足有关，常是冠心病、心绞痛、脑血管问题的先兆。

（3）经常梦见耳旁喇叭高鸣或子弹、箭镞从自己的头部穿过，表示脑部存有某些病变。

（4）青年人梦见吃饭、饮酒可能是胃溃疡的先兆。

（5）经常梦见有人卡你的喉咙，因呼吸不畅惊醒；或在睡梦中觉得咽喉被鱼骨头一类东西卡住，时而又觉得有叉子一类的东西插进喉咙，表示咽喉部存在着病变。

（6）癫痫患者梦见电视机受干扰，与人相撞从空中坠落，暗示不久将来，此病会大发作。

（7）经常梦见后面有人追逐，想叫又叫不出来，想跑又跑不了，表示心脏冠状动脉供血不足。

（8）经常梦见大风吹衣服，自己觉得很冷，暗示梦者可能要生病了。

（9）经常梦见身体歪斜或扭曲，同时伴有窒息感，又突然惊醒，是心绞痛的先兆。

（10）经常梦见自己掉进泥淖里难跳出来，预示梦者患有慢性溃疡结肠炎。

（11）经常梦见自高处坠落下来，但始终落不到地上就惊醒，表示有隐匿性心脏病。

（12）经常梦见有人在追赶自己，又害怕被他追上，预示梦者患有心律失常。

（13）经常梦见自己与火打交道，如人在火中身受其灼，表示梦者患有高血压。

（14）经常梦见自己负重登高，表示梦者患有慢性气管炎和肺部疾病。

（15）经常梦见自己与水打交道，如洪水泛滥、人淹其中，这常是肝、胆系统出了毛病。

（16）经常梦见自己怕见水，预示患了水肿症。

（17）经常梦见自己腾云驾雾或遇到面目狰狞的恶人，表示循环系统和消化系统存在病变。

（18）经常梦见自己掉入深井中救不出来，预示梦者患有难以治疗的疾病。

（19）经常梦见有人从背后踢你一脚或捅你一刀而惊醒，醒后又感觉到梦中被踢或被刺的腰部有疼痛感，这表示梦者的腰部和肾脏有潜在性的病变。

（20）经常梦见自己吃腐烂食物，醒来的时候嘴里还有一种苦涩的味道，或梦中感觉非常饥饿，或觉得腹中好像吃了大量的东西难以消化，感到腹胀难受，表示梦者患有胃肠疾病。

临床医师指出，梦境内容的改变，也可预示疾病的好转或加重。忧郁症患者梦境并不像白天那样忧郁、悲观，甚至有欢天喜地的梦。而欢乐梦的消失、烦恼梦的增加，倒是临床症状趋向缓解的先兆。

临床医师解说疾病与梦的关系，认为人在睡眠时，大脑许多细胞进入休息状态，大脑的工作机能大大降低，而体内潜在性病变的异常刺激信号，仍然传入大脑细胞，造成相应部分的脑细胞兴奋活动，产生上述梦境的原因是兴奋波浪，扩散至大脑皮层有关中枢，相应的脑细胞应激而起，使沉睡的大脑“放电影”，于是出现这种梦境。

评述：梦是大脑细胞放电的结果，已经得到科学上的证实，而前述各种梦境，是多数人都有过的经验，但种类千变万化到“罄竹难书”的地步，况且，“经常出现”是一个含糊的名词，当事人或研究者很难拿捏，这些梦境预示的信度及可靠性尚缺统计上的支持。

七、浅度睡眠期的梦

这是从清醒进入浅度睡眠期时所发生的睡眠异常行为——梦，属异睡症之一。

（一）梦呓（sleep talking）

梦呓一般指说梦话，是人在入睡后，通常在浅度睡眠期说一些无法理解的喃喃自语或语无伦次的语言，句子通常很短，内容缺乏意义，没有声调高低情绪起伏，但少数情况下也有例外，会有清楚充满情绪化的冗长句子。这些梦话的内容多半和梦呓者的职业和关心的事物有关（Arkin，Toth & Baker，1970）。偶尔也会发出高声大喊，甚至会说多种语言的人说的梦话也可能包括各种语言。也可以和同睡在周围的人进行对话，当他睡着时，你和他讲话，可能诱发他说梦话。在睡梦中所说的话，醒来后不复记忆。

梦呓通常是良性和短暂性的，与梦游、睡惊、梦惊、睡眠瘫痪有关联。很少变成慢性，除非有精神疾病问题或合并其他睡眠疾患。家族遗传的倾向偶尔有之。

梦呓是否有性别上的差异，文献上说法不一，但可知道是男童较女童多，而梦呓经常在儿童期就发生，到少年期减少。也有文献报道，发生率从儿童到成年人无明显变化。梦呓频繁，多见于儿童神经功能不稳定者。

梦呓的发生，最常见于睡眠的第一期、第二期及快速眼动期，很少出现在深度睡眠期。据文献报告，梦呓多见于神经系统不稳定的儿童，与心理因素有关，17%的8岁以下学童每周至少发生一次梦呓，并且不受时空的限制。只要闭上眼睛睡觉，就有可能发生。这是大脑语言中心在睡眠时仍处于短时间兴奋的结果，而其他功能中枢多处于抑制状态。

梦呓虽然属于异睡症的睡眠异常行为，在睡眠中说话或发出某种声音，或高声喊叫，或与睡在旁边的人对话，对自身睡眠没有影响，但对伴侣或同室睡眠的人有一定程度的影响。

对梦呓的处理，应先了解是否伴有躯体或精神上的如焦虑症、发烧或阻塞型睡眠呼吸暂停综合征等情形，针对诱发原因作必要的处理。如果是一般良性的梦呓则不需要特别的治疗。

延伸阅读

梦话泄露外遇

这是2002年发生在台湾的一桩社会案例。台湾高检处一位主任检察官涉嫌介入他人婚姻生活，被迫丢官。

检察官的情人庄姓女子是台湾大学毕业生，10年前，她与有硕士学位的雷姓男子结婚后，育有一对儿女，婚姻初期尚称美满。不过在两人婚后的第7年，雷某在睡觉时突然听到枕边人竟然在梦中喊着别的男人的名字，之后，雷某又发现妻子与他人的情书，因此委托征信社派人捉奸，抓个正着。

这位主任检察官被控诉妨害家庭罪，庄姓女子的婚姻也走到尽头。

（二）睡惊（sleep start）

睡惊是发生于睡眠刚开始时的意识蒙眬中，半睡半醒时段，上肢或下肢肌肉群，有时伴随着颈部或整个身躯的肌肉群，突然迅速地收缩惊醒。主要发生在小腿，也可发生在手臂或头部。肌肉收缩的现象，没有周期性，也不对称，可自然发生，多数是外在环境刺激唤醒而发生。

这种现象似梦又非梦，通常是当刚入睡时，伴随有短暂却是活生生及令人深刻的情境，如跨过一道沟渠，跳越一道障碍物，突然一跃或跌倒的错觉，而引起强烈惊吓的肢体收缩反应。睡眠医学上称之为“运动性睡惊”（motor sleep start）。

临床报告，除运动性睡惊外，尚有视觉性、体觉性、听觉性等睡惊，但没有伴随身体的抽动。

不过，据报道有一种感觉性睡惊（sensory sleep start）是当事人刚入睡时，突然感觉头部剧烈的爆裂感。有些报告称症状发生时，同时会感到有刺痛感。事实上，此症典型的症状不会有痛的感觉，只是心理作用而已。

睡惊严重时会导致入睡困难而造成睡眠剥夺。没有家族性的案例报告，两性罹患率相等。盛行率高达60%～70%（*International Classification of Sleep Disorders Revised*，1977）。

应注意的是，夜惊与睡眠肢体抽动症和不宁腿症候群不可混为一谈。睡惊是一种正常的生理事件，不应与其他神经性睡眠疾患混淆。同时，睡惊与夜惊（sleep terror）、梦魇（nightmare）也有分别。

临床医师建议，睡惊患者应避免接触咖啡因、香烟及酒等刺激物，避免压力事件及傍晚的激烈运动，这些对症状改善有帮助。

八、深度睡眠期的梦

梦游（sleep walking）、夜惊（sleep terror）都是发生在非快速眼动期的深度睡眠期。两者典型的症状都是从深度睡眠期觉醒，但无完全清醒过来，表现出一些奇怪的动作或行为，次晨清醒过来，对昨晚发生的事，一点也不记得。

（一）梦游（sleep walking）

1. 概述

梦游又称“夜行症”、“梦行症”，是一种睡眠时的异常行为，始于非快速眼动期前1/3阶段中，出现一系列复杂行为，而一些行为几乎是正常人于白天无法做到的，致他人惊讶不已。传统上人们认为梦游是一种梦境的实现。1965年时才由学者Gastaut及Broughton两人和Jacobson等人研究证实，梦游是在非快速眼动期发生，而且几乎与梦无关，同时发现对容易发生梦游的人强行将他们唤醒，会造成梦游的发作（叶世彬，2006）。

据文献报告，梦游的发生率在普通人群中占1%～15%，儿童多于青少年或成人，在4岁以后的儿童中常见，第一次发生常在4～8岁。儿童青少年中的发生率，欧美国家为2%～40%，发生的高峰年龄为11～12岁，其后随年龄增加而下降，成人的发生率为2.5%，儿童男女之比是7:1。但据Kales，et al.（1980）等人的报告，30%有夜惊的孩童，同时有梦游现象，梦游并没有男女的差别，却常见有家族史。大约80%梦游者的家族史不是有梦游就是有夜惊，有10%～20%的梦游者在其一等亲中，有一位或多位是梦游者。同卵双胞胎比异卵双胞胎对梦游的相关有更高的一致性。梦游者发生梦呓比一般人高，比率是5%:3%。

研究指出，睡眠剥夺、心理压力、神经生理发育不成熟、膀胱充盈、噪音、经前、妊娠、感染发烧和安眠药等均可诱发梦游。

2. 梦游的临床表现

（1）突然从睡眠中起床，坐着或站着，无目的地在室内或室外行走。喃喃自语、茫茫然、衣衫不整，或在室内穿衣，来回走动或翻箱倒柜。

（2）行走时不会触摸其他物体，可独立行走，能避开障碍物，不会跌倒受伤。

（3）前半夜发作（前1/3晚上），持续时间一般很少超过15分钟或半小时，也有特殊个案报告超过1小时。

（4）有时在室内行走时手上还把玩一些器具，如厨房的器皿或浴室里的物品，如果此时叫醒他，可能会变得意识混乱及躁动。

（5）可再次回到原先自己睡的床上继续入睡。

（6）醒后对此行为完全不复回忆，对夜间行为全然不知。

（7）梦游中对他人的呼唤没有反应。

（8）梦游好发于儿童，尤其是6～12岁男童，成人期发生时多是儿童期遗留的现象。

（9）常有家族史，有一定的遗传性。

（10）梦游可伴有精神症状等。

（11）梦游中所做的动作迟钝，每次发作表现的行为多有重复。

（12）发作时与精神心理因素、过度疲劳或饮酒有关。

3. 处理建议

（1）正确了解鉴别梦游与夜惊（sleep terror）、夜吃（nocturnal eating）、睡眠癫痫（sleep epilepsy）、诈病（malingering）、解离性状态（dissociated state）及快速眼动期行为疾患等，这些所发生的睡眠异常行为儿与梦游相似。

（2）避免好发及诱发因子。如心理压力、睡眠剥夺、发烧药物（安眠药）等。

（3）在睡眠周围环境移除危险物品，避免发作时受到伤害。

（4）当孩童发生梦游时，设法引导他回到床上睡觉，不要试图叫醒他。

（5）避免造成儿童焦虑、挫折感，次晨醒来不要告诉他昨晚的事，也不要责备。

（6）如果发作次数频繁，应求助专业医师帮助。

（7）成人的梦游，发生于以前毫无梦游史者，大多是精神心理方面问题，应进行自我心理调适或寻求医药。

延伸阅读

离奇梦游　醒来离地40公尺

2005年7月6日伦敦《泰晤士报》报道，一名15岁的伦敦女学生于6月25日晚上睡觉，醒来却发现自己睡在离地40公尺高的起重机上。

一名路人凌晨一点半发现女孩蜷伏在起重机21公尺长的机械手臂上睡觉，赶紧打“999”通知消防队，消防队火速赶到现场，将她救下来。

女孩家住伦敦东南方杜尔维奇一栋建筑内，她离家时可能没有人发现。有一名安全警卫在值班，却未发现女孩爬上起重机。至于女孩爬上去的没有人知道。

警方接到报案时起先还以为女孩可能想从起重机上跳下自杀，后来一名消防队员爬上去查看，发现她其实是在睡觉。消防队员小心翼翼地为她挂上安全吊带。

一名参与救援的工作人员表示，这位消防队员非常小心，因为他比谁都知道女孩正在睡梦中，猛然叫醒，后果不堪设想。于是，消防队员轻轻叫醒女孩，一面向她再三保证，她此刻的处境非常安全。

在长达两个半小时的救援行动中，消防队员发现女孩口袋里有个手机，于是让警方联络她的父母，向他们说明情况。女孩的父母飞奔至现场，双双表示女儿经常梦游。伦敦睡眠中心的爱布拉希姆医师听到上述新闻，毫不诧异，他说："我治疗过一些梦游者，他们在睡梦中或开车，或骑马，还有一个人甚至想开直升飞机。只是爬到这么高睡觉的情况比较罕见。"

延伸阅读

大白天穿睡衣爬窗闯邻居

这是2007年6月17日发生在中国台湾澎湖的案例。一名妇人大白天午睡梦游，身着睡衣爬进二楼邻居屋内，屋主发现大声斥责，她在惊醒后直问："我怎么会在这里?"屋主要她从窗户回去，她看了看阳台说"我不敢"，屋主气极报警。后来检方查出她混吃多种"安眠药"而导致梦游，不起诉。

延伸阅读

做梦吵架　少年10枪毙继姐

2009年8月13日的一则国际新闻报道，美国佐治亚州14岁少年艾李克·里·菲列甫斯·怀特赫德（Eric Lee Phillips Whitehead）7日下午从与继姐吵架的噩梦中惊醒，盛怒之下对躺在沙发午睡的继姐派翠西亚·安·特洛葛兰（Patricia Ann Troglen）头部开枪至少10发，打死对方。

警方认为，凶嫌在22岁的继姐睡觉时，以点22口径步枪枪杀她。凶嫌坦承，7日梦到与继姐吵架，醒来后非常生气，导致他从继父房中取出一把步枪。警长皮尔斯说，他俩一直相处融洽，他认为她是他最要好的朋友。凶嫌是暂时住在继父家，但他一直在不同住处搬迁，而且他青少年时期多数时间一直换住处，一直在惹麻烦。

（二）夜惊

1. 概述

夜惊（sleep terror）又译称“睡惊”，人们几乎将它与梦惊、梦魇（nightmare）混为一谈。sleep terror 是由拉丁文 pavor nocturnus 演绎而来，直接译成英文就是 night terror，但时人却喜欢采用 sleep terror。

中世纪时关于夜惊的观点是恶魔压在睡眠者的胸部上，造成窒息及惊恐，此期间出现过不少解说文字。直至 1949 年，Ernest Jones 是第一个清楚分辨 sleep terror 及 nightmare 的人。他认为 sleep terror 才是真的 nightmare，因 nightmare 的 mare 是条顿语“恶魔”的意思。1965 年，Gastaut 及 Broughton 两人首先提出夜惊（sleep terror）与快速眼动期及梦无关，因为夜惊是从深度睡眠期始产生，并且伴随心跳加快，呼吸短促，皮肤电阻急速下降（叶世彬，2006）。

2. 主要症状

通常是上半夜刚入睡后 1～2 小时突然从非快速眼动期的深度睡眠时觉醒坐起，发出尖叫或呼喊、哭泣、惊恐、双目凝视及四肢全身无规律、无目的、无自主性乱动，并伴随着大量出汗、呼吸急促、心跳快速、瞳孔放大。呼之不应，旁若无人，有时会下床冲门而出，但很少离开房间，持续几分钟后自行停止，躺下继续睡觉，次晨多不复回忆。

夜惊的发生无性别差异，也可能在白天小睡时发生，主要发生在 4～12 岁的孩童，盛行率约 3%，约 50% 的患童有家族史。当夜惊发生时，不管父母如何拥抱安抚，仍然不加理会，继续躁动 10～15 分钟，肌肉张力呈现增加的状态，并且对任何身体上的接触有抗拒行为。若强迫将他叫醒，意识可能显得混乱，语无伦次，无法说出状况。

夜惊可反复发作，据研究报告，在青春期前的孩童占 1%～6%，发生次数会随着年龄成长而减少，直至青春期。50% 的患者至 8 岁时已不再发作，而 36% 的患者在青春时仍会发生（Dimario & Emery，1987）。夜惊在 15～64 岁的成人盛行率为 2.3%～2.6%，65 岁以后，盛行率仅 1%。

Parkes（1985）研究认为，夜惊的发生 90% 除与遗传有关外，与自律神经系统紊乱及焦虑发作有关。另外，也可由环境噪音、伴侣上床或其他刺激诱发。睡眠不规则、过度疲劳、情绪紧张及心理创伤等都可致夜惊发生。生病发烧也是其中原因之一。

夜惊发生与梦魇、夜间恐慌症类似，研究者发现，夜间恐慌性发作通常从睡眠第二期或第三期发生，患者常见有心理病态问题，在白天清醒时也会有相似状况。梦魇的发生则在快速眼动期的第二、三期或第四期发生，梦魇是重大创伤症候群之一。夜惊与梦魇的区别见表 13 - 1。

表 13 - 1　梦魇与夜惊的区别简表

梦魇	鉴别点	夜惊
1. 常发生于下半夜	时间	1. 常发生于上半夜
2. 快速眼动期	时相	2. 非快速眼动期的第三、四期
3. 时常发生于做梦过程中	做梦	3. 常无做梦情境
4. 醒后对梦境内容可进行回忆	回忆	4. 很少发生于梦境中，醒后不复回忆
5. 常在梦境中惊醒，感到惊险和恐怖，而呈现严重的焦虑和恐惧状态	表现形式	5. 常在睡眠中突然惊起、尖叫、嚎哭、双目凝视
6. 无自主神经症状	自主神经状态	6. 自主神经症状明显，有瞳孔放大、大出汗、心跳快速、呼吸急促等
7. 醒后有明显的恐惧感，而旁观者受其影响不大	醒后反应	7. 醒后对发生过程全然不知，自己也不害怕，似未发生过任何事情，而旁观者受其惊吓较大，不知所措，惊恐不已
8. 突然从梦中惊醒，伴有严重焦虑、恐惧。无自主神经症状，能很快恢复正常，醒后能够回忆梦魇内容	整体而言	8. 突然从梦中惊醒，并大声哭喊惊叫，有强烈恐惧，有瞳孔放大、冒汗、心率加快、呼吸急速的自主神经症状。此时意识模糊，呼之不应。一般而言，在数分钟或 30 分钟内恢复正常，醒后不复回忆

3. 处理建议

（1）为人父母者对夜惊子女善尽保护之责，首先去除心理压力及相关诱因。

（2）增加患者睡眠总时间。

（3）进行心理治疗，尤其对年龄稍长的儿童会有疗效，但对老年人效果不佳。

（4）夜惊若重复性地发生，务必进行药物治疗，但必须由专业医师执行。

（5）据国外研究报告，催眠治疗也会有帮助。

九、快速眼动期的梦

（一）梦魇

1．概述

梦魇俗称“做噩梦”，指恐怖、害怕、焦虑的梦境。对患者的身体有立即威胁，使患者自恐惧中惊醒，事后能回忆，对刚才发生的事历历在目。症状发生时，患者的情绪表现通常是焦虑、害怕、惊恐，也有愤怒、生气、难为情、厌恶及其他的负面情绪表现。

研究报告，梦魇好发于快速眼动期的下半夜。性别上，在孩童阶段男女发生率相等，至成人期男女差异是1:2～1:4，且女性较常见。另有报告，10%～50%的儿童3～5岁时常发生梦魇。75%的人可记得一次或几次儿童期的梦魇发作。50%的成人承认至少有偶然梦魇发作。频发性发作（一周一次或多次）的发生在10%的成人中。

梦中可怖的情况绝不会出现在现实日常生活中，一般的情形是儿童自3岁开始就有梦魇发生，但一直到3～4岁才能描述，几乎一半以上的小孩都有梦魇的经验，6岁以后才逐渐消失，只有少数的青少年和成年人持续梦魇，这些人通常是边缘型人格疾患（borderline personality disorder），且是感情脆弱的女性。50%成人的梦魇找不到精神科或内科的问题，只是与白天的压力有关而已，如创伤后压力引起的梦魇。

心灵深处有重大创伤经验的人，容易出现反复性的梦魇。研究报告指出，这类型梦魇的发生，可从快速眼动期或睡眠的第二、三期发生，通常是发生创伤后或1个月之后，80%的患者发生在创伤后的3个月内，并且有将近50%的患者，在发生梦魇后的3个月内症状会缓解，也有例外的持续发生者。

梦魇的发生也有由药物导致者，如某些安眠药或戒断症。特定的人格特征、童年艰难成长境遇、青壮年人际关系不良、带有恐怖色彩的事件、睡姿不当、躯体不适或精神分裂症等，都是梦魇产生的因子。

梦魇发生时，想跑跑不了，想喊喊不出，想起起不来，拼命挣扎也不能挣脱，一旦醒来仍心有余悸，恐惧不安，呼吸心跳加快，影响睡眠质量。

2．处理建议

（1）梦魇的治疗以精神心理及行为治疗为主，包括认知治疗（cognitive therapy）、行为治疗（behavioral therapy）、系统减敏（systematic desensitization）、松弛技术（relaxation techniques）、冥想（imagery）及催眠（hypnosis）。

（2）对于频繁发作者，考虑使用抑制性药物治疗，但必须由专业医师处理。

（二）睡眠瘫痪

1. 概述

睡眠瘫痪（sleep paralysis），又称睡眠麻痹，俗称“鬼压床”，指刚开始入睡，或一觉醒来发生短暂自主运动，肌肉张力受到抑制，身体无法动弹，眼睛睁不开，想喊又喊不出声，但意识清楚，知道自己身体所处情境，呼吸仍不受影响，但有窒息感，症状持续数秒或数分钟。通常自己可努力挣扎醒过来，自然缓解，也可由旁人的触觉刺激、喊话触醒。

睡眠瘫痪常见于青少年。文献指出，50%的正常人终生至少发生一次，发作患者中15%～34%存有睡眠瘫痪。据美国统计，独立发生的睡眠瘫痪症，占全部人口盛行率达40%～50%，没有性别差异，少有连续性发生（猝睡症患者除外）。据一项对年轻人的研究，发现有7%～8%的人偶尔会发生睡眠瘫痪，经常发生的只有1%（Partinen，1994）。

临床统计指出，睡眠瘫痪者中有25%～75%会并发幻觉，包括听幻觉、视幻觉或触幻觉，或感觉到房中有人。

睡眠瘫痪好发于睡眠不足、不规则的睡眠习惯及睡姿，如仰睡双手压放胸前、昼夜轮班工作的人及有时差问题的人，心理压力、焦虑、过度疲劳等都是因子，神经生化或免疫系统功能异常都会导致其发生，家族史也有关系。

2. 处理建议

（1）睡眠瘫痪症的处理，首先清除诱发因子，如不良睡姿等，注意睡眠卫生。

（2）临床医师指出，催眠治疗部分有效。

（3）可使用抑制快速眼动睡眠药，但必须在医院经由医师处方使用。

第十四章　儿童睡眠问题处理

一、概说

儿童睡眠和妇人、老人的睡眠都属于一种特殊类型的睡眠。本章所称儿童，指6岁以内的儿童及婴幼儿。

有人说，对于儿童来讲，睡比吃更重要，此说并不夸张。因为睡眠对儿童的生长发育极为重要。研究指出，约70%的生长激素都在睡眠中产生，其分泌量与深睡的时间长短成正比。故此，睡眠是促进儿童身体发育的催化剂。倘若睡眠不足，就会精神不振，食欲差，影响身体发育、智力发展，各种问题也伴随而生。

一般而言，良好的睡眠基于良好的睡眠习惯，而良好的睡眠习惯，必须自小培养，甚至自新生婴儿开始就要注意练习，以奠定往后良好的睡眠行为习惯。故此，为人父母者及相关咨询人员必须对儿童的睡眠生理、心理发展有所了解，以帮助下一代拥有优质健康的睡眠。

儿童的睡眠问题与成年人的有着许多不同之处，除睡眠功能正在发展未臻成熟之外，还可能会发生许多特定的疾患。据美国的研究统计报告，有25%～35%的儿童曾因睡眠有关问题而被带至医院诊治（Dahl，1992）。

近年来，根据国内文献报道，发现20%～30%的儿童有睡眠问题或与睡眠有关的问题，而父母也认为这些问题对小孩有严重影响，这些睡眠问题大部分与儿童的行为与习惯有关，睡眠不足对儿童的学习、行为、情绪产生不良影响。

临床发现，儿童期常见的睡眠问题都发生在深度睡眠状态下的睡眠异常行为，如本书第十三章所述梦游、梦呓、梦魇、睡惊、夜惊等；其次是入睡困难；再次是阻塞型睡眠呼吸暂停症候群。

二、儿童睡眠的发展

睡眠结构随人体生长发展变化，胎儿在母体即产生睡眠变化，出生后随着快速眼动睡眠期、非快速眼动睡眠期的变化而变化（袁勇贵、杨忠，2007）。

（一）快速眼动睡眠期的变化

睡眠总量随着岁月增长而减少。

（1）妊娠30～32周时，胎儿在母体内已经建立较规律的“睡眠—觉醒”周期。30周的胎儿，快速眼动睡眠占全日睡眠时间总量的80%。36周时则为60%。

（2）出生后快速眼动睡眠占全日睡眠时间总量，新生婴儿为50%，1岁时减至30%，至青少年则为20%。

（3）新生婴儿入睡第一阶段为快速眼动睡眠，成人则无。

（4）自出生后4个月起，睡眠模式渐渐由新生婴儿的“觉醒→快速眼动睡眠”模式向成人的“觉醒→非快速眼动睡眠”模式转变。

（5）快速眼动睡眠周期逐渐延长，新生婴儿快速眼动睡眠周期短，约50分钟出现一次，青少年及成年人为90分钟一次。

（二）非快速眼动睡眠期的变化

（1）新生婴儿的非快速眼动睡眠与快速眼动睡眠的时间大致相等，此时的非快速眼动睡眠四期之间界限模糊，第六周才出现第二期。

（2）新生婴儿睡眠和清醒时的脑电图无大差别，两岁时纺锤波才发育成熟。

（3）新生婴儿的非快速眼动睡眠占50%，青少年的占每日睡眠总量的80%。

1989年，我国首都儿科研究所完成的《婴儿早期睡眠活动状况观察》研究报告，大陆婴儿1个月大时平均每天睡眠时间为14.9小时，而不是教科书一直沿用的18～20小时；并且在出生后的3个月内，婴儿即可形成有规律的睡眠。

该研究采用定式的调查问题，针对一百余名来自北京区域的产妇，从怀孕期到生产时、产后进行追踪调查，在母亲产后1个月、3个月和5个月，分别由专人到家里访视这些母亲及婴儿，每次都让母亲填写“婴儿睡眠活动情况记录表”（美国医学博士伯纳德编制），活动时间精确到15分钟。据所得数据进行统计分析，结果显示为14.9小时，与国外报道一致。

婴儿睡眠总时间随着其成长而逐渐减少，婴儿在维持较长时间睡眠能力方面，3 个月内有一个急剧成熟的过程；5 个月大时，大多数孩子一天进食 5 次，夜间喂养和夜醒次数也呈现相同的规律，喂养越有规律，夜醒次数越少。

研究人员同时发现，婴儿的睡眠活动与母亲的“孕周”、“孕次”、“家庭类型”有关，并与父母的年龄、教育程度的关系尤为密切。母亲年龄和教育程度，与婴儿 5 个月时的清醒、安静时间成正比，母亲教育程度越高，小儿睡眠时间越少。

据这项研究的主持人、首都儿科研究所研究员、中国儿童卫生保健疾病防治指导中心主任戴耀华介绍，这项观察可以确定婴儿正常的行为模式，帮助家长了解婴儿、认识婴儿行为的可预测性，进而较好地照顾孩子（中国医药导报月刊，1989）。

三、影响儿童睡眠的因素

影响儿童睡眠的因素，与成年人或老年人没有多大差异，对成年人睡眠有影响的事物，对儿童也有影响。不过，儿童身体某些生理尚未发育成熟，所以对某些事物特别敏感，如一个突如其来的声音，很容易使一个不足周岁的睡着的婴儿受到惊吓；对某些事物感觉上却较成年人迟钝，如婴儿于睡眠时，把成年人的抚摸当作入睡的要件，但这对成年人却是一种骚扰。

研究儿童睡眠的专家指出，影响儿童睡眠的因素分为内在的和外在的两种，内在因素包括儿童的年龄、气质、睡眠习惯以及是否处于生病状态；外在的因素包括睡眠环境、文化因素、喂养方式、家庭因素以及是否使用药物等。

（一）内在因素

1. 年龄

不同年龄阶段的儿童需要睡眠至觉醒的时间不同，顺其自然发展，有不可逆转性，否则会影响儿童的睡眠。

2. 气质

在此时期的儿童，通常指是否属于活泼好动、精力旺盛型，或文质彬彬、怯懦型；前者往往通宵达旦地玩，没有任何睡意，后者看似没有睡饱，永远无精打采。

3. 睡眠习惯

对于习惯晚睡的儿童，强迫他早早入睡是一件痛苦的事。

4. 疾患

处于疾病状态的儿童，不是哭闹不肯睡就是一副昏昏欲睡或半睡半醒的病容。

（二）外在因素

1. 睡眠环境

环境因素主要包括温度、噪音、光线等。睡眠的温度变化过大会影响睡眠。研究发现，哺乳类动物在快速眼动睡眠过程中体温调解功能较差，故当环境温度较高或较低时，机体会透过出汗散热或颤抖产热及瑟缩保温。最佳的睡眠温度是28°C～29°C，在此温度下，快速眼动睡眠时间和非快速眼动睡眠时间均最长。当环境温度过高或过低时，快速眼动睡眠时间和非快速眼动睡眠时间均缩短。

湿度大小对睡眠也有很大影响，湿度太大，燥热难耐，湿度太小，干燥得使人有脱水的感觉。研究指出，最适宜的湿度是50%～60%。在最佳的温度、湿度下，避免噪音和强烈光线的刺激，可以给儿童提供一个舒适、安宁和温暖的睡眠环境。

2. 文化因素

不同的文化、不同的地区、不同的民族及不同的生活方式，都会对儿童睡眠模式产生一定的影响。是否与父母同床或睡眠中是否哺乳，会影响孩子的睡眠模式，而这些直接与民族、生活方式习惯及父母受教育程度和认知有关。

3. 喂养方式

母乳喂养或是人工喂养对婴儿睡眠模式有很大的影响。研究发现，母乳中蛋白质及脂肪含量低，故母乳喂养的婴儿，睡眠模式表现为频繁多次觉醒的间断性睡眠。而哺喂牛奶的婴儿，由于牛乳中蛋白质及脂肪含量较高，胃的排空时间相对较长，两次哺喂时间相应拉长，夜间睡眠可表现为相对连续不间断睡眠。

4. 家庭因素

家庭的经济状况、文化背景、父母受教育程度、家庭结构、家庭成员的关系以及家庭是否和睦等，均对儿童的睡眠产生影响。母亲与儿童是否同床、儿童是否有自己单独的卧室，也会影响儿童的睡眠模式。

5. 疾患与药物

（1）某些疾病如发烧，可影响儿童睡眠。又如儿童患忧郁症，一般人难了解。2009年8月3日，美国一项新的研究指出，3岁大的幼儿也会患忧郁症，而且不是一时心情不好而已。主持这项研究的华盛顿大学精神科医生乔安妮·鲁比和他的团队，追踪超过200名3～6岁的儿童长达两年时间，期间举行过4次精神检查，这些儿童中有75名被诊断出忧郁症。患童中，6个月后仍然有64%患忧郁症。近20%的儿童在4次检查时，都有持续或复发忧郁症。他们的症状表现为睡眠问题、持续缺乏胃口、经常发脾气、咬人、踢人或打人，且对犯小错有持续的罪恶感。这项报告发表于2009年8月《普通精神医学档案》期刊。

（2）服用某些药物如阿司匹林类，会对睡眠产生影响。

四、新生儿睡眠问题及处理

（一）一般情形

足月生产的新生婴儿，睡眠→觉醒周期相对较短，睡眠时间通常长达16～18小时，而且睡眠时间不局限于晚上，白天一样睡觉。从睡眠到觉醒很有规律性，在16～18小时的睡眠中，分成4～5个阶段，每次约4小时，每次醒来就要吃奶，晚上睡眠的时间比白天长。据Pollack（1994）和Coons（1987）等人的研究报告，3～6个月大的婴儿，睡眠的脑波活动特征，渐渐与大人一样，整天睡眠的时间减少，且集中在晚上，但是白天仍然需要小睡2～3次。周岁大的婴儿，整天睡眠的时间为12～14小时，白天仍需2次的小睡，是在早上和下午。

昼夜节律对新生婴儿没有影响，到1个月时，日夜光线的明暗交替开始对他的睡眠模式有所影响。而后随着年龄的增加，各个系统发育逐渐完善，尤其是神经系统和消化系统的发育，且随辅助食物的增加、固定食物的增加，胃排空时间延长，加上受成人规律及外在环境影响，整天睡眠时间逐日减少，睡眠周期逐渐延长，夜间睡眠时间逐渐延长，白天睡眠时间减少。

新生婴儿总睡眠时间之所以如此长，主要是因为快速眼动睡眠对促进大脑发育有重大作用。快速眼动睡眠是一种原始的睡眠，以躯体不动，尽量减少能量消耗为特征，新生婴儿大脑、身体都很孱弱，需要更多休养，特别需要以保持身体不动为主要目的的睡眠，所以快速眼动睡眠是一种最适合新生婴儿的睡眠。大脑从中获得丰富的滋养，日益发育成熟。一般而言，快速眼动睡眠的作用是促进大脑发育，被称为“动态的睡眠”；非快速眼动睡眠的作用在于保护大脑，被称为“静态的睡眠”。

人体的生长激素（褪黑色素）的分泌最旺盛的时间是晚上9时至次日上午9时，其分泌量是白天12小时的3倍，特别是晚上9时入睡后的70分钟出现一个分泌高峰期，此时是儿童发育成长的重要时刻。

（二）处理建议

新生婴儿的前6个月，最大的问题是睡与吃的需要。要睡得有安全感，婴儿需要躺在照顾者的怀抱吃奶，照顾者通过轻声哼唱摇篮歌曲、轻拍、抚摸、轻握小手或让他的小手抓着照顾者的大手等，让婴儿在睡眠中有安全的感受。

母奶是最佳的婴儿食品、最健康的食物，但由于现代的妇女为使自己身材不致走样，或无法提供母奶，多以人工奶代替。不管母奶或人工奶，婴儿需要的是适量喂食。过之，会造成日后的肥胖儿，损害健康；不足，婴儿立即呱呱哭叫，生长发育将受影响。

3个月后的婴儿最易受惊吓，熟睡中会突然被惊醒而哭闹，有时会从梦中突然惊醒而哭闹，好似做噩梦。如何知道他是梦惊或夜惊，其实伴睡的照顾者可以目睹与感觉得到，如突如其来的关门声或其他声响，都会使睡眠中的婴儿惊醒而放声大哭。婴儿不会说话，但在睡眠中可发现他唧唧喳喳喃喃自语，然后四肢猛然一跳、踢、蹬，接着大哭，这些显然是受声响或梦境干扰所致，成人不明其所梦为何而已。

临床专家建议，在出生至周岁这段时间，要帮助婴儿培养良好的睡眠习惯。当婴儿醒着的时候，就当做白天，灯光尽量明亮，并且跟他玩耍；婴儿睡着时就当做晚上，灯光尽量昏暗，尽量避免跟他玩耍。当他感受得到或听得懂时告诉他，让他知道床是用来睡觉的地方，尽量避免婴儿睡在手臂上或沙发上，并且避免婴儿一定需要奶嘴或抱着奶瓶才能睡着的习惯。这一点在中国传统文化里存在不少争论，西方文化是要培养儿童独立思考，所以自婴儿睡觉开始就培养预备将来“单飞”。传统上，中国的东方文化、家庭、宗族观念较重，三代同堂甚至四、五代同堂。“人多势众”，“打虎要靠亲兄弟”等观念根深蒂固，所以自婴儿出生、媳妇坐月子开始，婆婆任劳任怨地付出照顾、呵护孙儿，须臾不离。这种传统世代相传，即使孩子长大成人外出谋生，每逢年节必设法回家团聚，这点西方人少有。

专家同时建议，如果婴儿是独睡，在睡眠中哭闹，不要急躁，轻缓地进入房间，轻拍婴儿，并观察一下婴儿是否有发烧或其他问题。若尿布湿了，换一下尿布，尽可能不要将婴儿抱离床铺，且尽量不要吵闹，也不要将灯开得亮亮的。

五、1～3岁儿童睡眠问题及处理

（一）一般情形

在正常情况下，儿童在1～3岁这段期间，开始学习走路、说话、自己进食、自己穿衣及学习上厕所等，还要学习晚上自己入睡及半夜醒来时自己又能很快睡着等。

5个月至1岁的婴儿在半夜醒来，迷迷糊糊中，第一个反应是身边存在的情境，包括人及物，伸手摸摸，眼睛半闭半开，如果不是熟悉的，即开始哭闹；身边有人（陪睡），手能触及玩物，嘴能吸吮东西（母亲的乳头甚至奶嘴），这些给婴儿一种安全保证，使之有一种安全满足感，否则，将一直哭闹下去，直到精疲力竭为止，再昏昏入睡。这不是培养独立人格，而是使婴儿自小就感受到失落、无奈，他无力反抗，哭闹就是表达，将来成人后对父母的依恋与归属都可能大打折扣。西方人的育儿方式与中国人的育儿方式不同，发展出两种不同的家庭观念——“独立 VS 依恋”，其间不无原因，不能不考虑取舍。

儿童半夜起来哭闹，是父母最常遭遇的问题。父母常会将一个半夜哭闹的儿童抱起来，或摇动、轻拍、抚摸、唱歌、提供食物和讲故事等，如果是单独睡觉的儿童，父母会将他带到身边一起再睡。有些父母会让儿童看电视到睡着再把他抱到床上。所有这些让儿童睡着的方法，都需要父母或长辈成年人的出现与参与。以现代社会观点批评，这样会造成儿童不懂得自己独立入睡。但传统观点则不以为然。何者最佳？是身为父母或家中其他成员应当思考的问题。让儿童独立继续哭闹还是安抚儿童不哭不闹？这又涉及心理学层面。研究证实，被弃养、孤儿院收容、认领或抱养的儿童长大后，其人格特质通常与一般正常家庭不同，大多是负面多于正面，主要是因为从小缺乏那种“爱与被爱”的无微不至的感受。实验发现，出生不久的小猴子受到惊吓时，它会躲在一具“假母猴”的怀里；小鸡、小鸭一旦脱壳而出，第一眼见到的，不论何种移动物体，小鸡、小鸭会依附着它，跟着它走，直到这些小鸡、小鸭长大独立才脱离。这不难推论到人类的婴幼儿身上。胎儿在母体内已熟悉母亲的气味，出生后很自然辨认出来。现代科学利用三度空间电子摄影技术可以清楚发现胎儿吸入母亲口中喜欢的食物的气味，出生后在实验室里的婴儿，在不同的气味里，可选择出接近他在母体内所嗅到母亲当时喜欢的气味。这说明婴儿睡眠时，对他长时陪伴睡觉的人产生依附（恋）作用，就是“味道”在作怪。当婴儿睡着，一旦没有原来这种气味，马上哭闹，表现得很明显。其他如口中含的、手中握的、床上垫的、身上穿的……一旦有异，就会引起他的睡眠问题。

（二）处理建议

要解决儿童常在半夜哭闹、不睡觉的问题，专家建议，如果条件允许，当儿童在半夜哭闹时，进房查看孩子是否身体有不适的地方，如发烧或其他问题。假如没有，应轻声安慰小孩，拍拍他，但不要把小孩抱出来，在小孩房内停留2～3分钟，然后离开房间。如果小孩仍然继续哭闹，等 10 分钟再入房然后离去，如小孩依然哭闹则再等 15 分钟才进房间，如此每次延迟 5 分钟。如隔天晚上依然如此，就将上述时间全部延后 5 分钟。这是一种心理治疗的行为治疗法，目的是以“制约”（conditioning）方式完成行为改变，不妨一试。

如果孩子没有独立的睡房，次日夫妻俩一方或双方又要上班，家有老人照顾或没有老人（祖父母）照顾，又有所谓“隔代”教养偏见，那双方就得“妥协”、“沟通”，两利相权取其重，两害相权取其轻。初为人父母的年轻夫妻，别忘了“家有一老如有一宝”的谚语，这个时候老人绝对是助力而不是阻力，更不是累赘。

六、4 ~6 岁儿童睡眠问题及处理

1．一般情形

当儿童成长至 4 ~5 岁，每天晚上睡眠约为 11 个小时，一般情形是只要晚上睡眠时间足够，大都不需要午睡。睡前洗个澡，拿些玩具或布偶给孩子安静地玩耍或讲些童话故事，会使孩子更易入睡。但要注意玩具的安全性及不要讲那些恐怖吓人的故事。

2．处理建议

这一阶段的儿童，常会与父母或其他亲人说话、玩耍，或看电视，或不待在床上走出房间。此时，父母应明确对小孩说，现在是睡觉时间，有任何事情，明天睡醒再说。要是小孩一直要走出房间，可在门外轻轻拉住门把，不要让他出来，并隔着房门鼓励他上床睡觉，等明天醒来就可以出来。切勿将门反锁，这样会造成孩子恐惧感。房间的亮度以不影响睡眠为原则，光线太亮会使孩子睡不着，太暗会使孩子产生恐惧，以昏暗度最好。

6 岁以后的儿童，一般情形是大部分均可入睡容易且睡得很深、很沉，隔天醒来精力充沛。此时，某些睡眠形态会表现出来，有些是早睡早起的“云雀”型、有些是晚睡晚起的“猫头鹰”型。此时开始上学的儿童，上课时会出现某些问题，如打瞌睡（嗜睡），父母、老师应当注意原因，不可当众责怪。

七、儿童睡眠障碍（疾患）类型及处理

（一）睡眠做梦

儿童由于脑功能尚未发育完全，中枢神经调解能力弱，日间活动刺激过烈，以致晚上睡眠中经常发生梦呓、梦游、梦魇、睡惊，如在半睡半醒或熟睡中突然惊醒、坐起、大喊大哭、惶恐不安，睡眠中起床在室内或外出行走等，导致睡眠障碍（详见本书第十三章）。

（二）入睡困难

多见于学童学业负担太重，心理压力大，致久久不能入睡；或睡前饮用兴奋饮料，观赏惊险刺激性电影、电视、书、图画而造成迟睡。

（三）昼夜颠倒

多见于幼儿时期，睡眠的昼夜节律尚未与自然界“日出而作、日入而息”的生活规律相协调，导致白天睡觉、夜间不睡的日夜颠倒现象。

（四）睡眠超时

儿童易睡难醒，睡懒觉是常见的事，睡眠对儿童非常重要，它是促进生长发育的必备要件，要使学习有效非有良好的睡眠不可。但睡眠若超过相应年龄 2 小时以上，长期如此，就需要考虑是否有原发性睡眠增多症或特发性嗜睡疾患等，需要求教睡眠疾患专业医师。

（五）睡眠片段

睡眠断断续续是婴儿睡眠特征，与成年人不同。婴幼儿睡眠以多次睡眠为主。一般睡 2 ~3 小时会醒来，周而复始，出现这种现象除与中枢神经系统节律紊乱有关外，还可能与婴幼儿进食（吃奶）次数多、代谢快、排尿次数多等有关。

（六）睡眠易醒

睡眠易醒也是婴幼儿另一种睡眠特征。这与婴幼儿大脑发育尚未成熟有关，睡眠周期短，易醒易睡。不同于片段睡眠，睡眠易醒型是指入睡时间不长，或在睡眠中反复因噩梦、夜惊、恐慌发作、夜间反复进食、打呼及憋气等原因而醒。深睡期和快速眼动期睡眠减少，使睡眠质量下降。

（七）睡眠尿床

尿床又称夜尿，是儿童睡眠时常会发生的事，当情况反常时，就是一种疾患，不限于儿童时期，成人也会发生。

1. 界定

睡眠中尿床的界定尚无统一标准，依 Culebras，A.（1996）*Clinical Handbook of Sleep Disorders* 一书所言，所谓尿床，为每周超过 3 次。这种情形易发于男孩，发生率随年龄增加而减少，每年有 15% 的儿童自然痊愈率。到 6 岁时，大约还有

25%的男孩及15%的女孩仍有尿床现象。到12岁时，只有8%的男孩和4%的女孩仍然尿床。

据ICD-10精神与行为障碍诊断标准：

(1) 儿童年龄与智龄至少5岁。

(2) 不自主地或有意地尿床或尿湿裤子；7岁以下，每月至少两次，7岁以上，每月至少有一次遗尿。

(3) 排除癫痫发作、神经和泌尿道疾病引起的。

(4) 不存在其他精神障碍。

(5) 病程至少3个月。

2. 临床特征

白天排尿正常，或伴尿频、尿急或午睡尿床。研究统计，约1/3尿床儿童有注意力不集中、多动、反应迟钝、社会适应能力差、学习能力偏低及表达能力差，自尊受到影响而表现出自卑、孤僻，且四肢乏力、食欲不振的可能。

3. 类型

(1) 原发性尿床。原发性尿床又称I型遗尿症、功能性遗尿症、无症状遗尿症、单纯性遗尿症。很难找到尿床的原因，根据研究统计，这一类尿床占大多数。只有夜间尿床，白天无症状，泌尿系统和神经系统功能正常。

原发性尿床的现象，临床显示，一直尿床持续至5岁，从未间断，并且没有气质或心理方面的问题。心理方面的问题只是因尿床而起，并不是因心理问题而尿床，因果关系不可混淆。神经发育的局部迟缓通常被认作是原发性尿床的主要原因。研究统计，原发性尿床约占尿床者总数70%。

(2) 继发性尿床。又称II型遗尿症、多症状性、复杂性、症状性尿床症、气质性尿床症。指有躯体疾病存在，并持续至成年期。

研究发现，继发性尿床患童曾有过6个月以上没有尿床的记录，随后又出现尿床的情形。除夜间尿床外，白天伴有其他症状。可能有解剖上的异常、神经方面的缺损或后天的疾患。除气质性的疾患外，还有糖尿病、肾源性尿崩症抗、利尿激素的分泌减少或癫痫。另有一些论点认为，如膀胱太小、中枢神经尚未发育成熟导致泌尿括约肌的控制不完全、重复的泌尿道感染、膀胱颈的解剖性狭窄、输尿管或尿道狭窄等，都会引发白天或晚上尿床。继发性尿床约占尿床者总数的30%，继发性尿床及家族性尿床都被认为属于原发性尿床。

4. 处理建议

尿床患童除有身体疾病方面因素导致的尿床必须至专科医院就诊外，家长可对患童实施行为治疗。

(1) 晚间控制饮水或禁水，包括晚间进食以干食为主，不喝汤水。

（2）睡前排尿要彻底，入睡后定时唤醒排尿，必要时使用闹钟唤醒，每3小时一次，使其形成一个“制约反应”（conditioning response），养成到时自行醒来排尿的习惯。

（3）防止睡眠过深，减少白天过度疲劳，因白天活动过多、劳累，夜间睡眠就深，难以唤醒，易发生尿床；保持一定时间的午睡，不宜过长，否则午睡时也会尿床。儿童经过午睡后夜间睡眠浅，时间少，有利于醒来上厕所排尿。睡前饮用少许兴奋饮料，也可避免睡眠过深。

（4）练习控制尿留置，患者白天尽量多喝水，使膀胱容量扩张，嘱其憋尿，直至不能忍受为止，观察他一次性排尿量是否增加，反复训练，可使膀胱容量加大，排尿间隔时间延长，最后得到痊愈。

（5）点放训练。要求患童在白天排尿时，“开始排出→中断→再排出”，如此可加强外尿道括约肌和腹内肌控制能力，治疗尿床。

（6）利用增强原理行为改变技术（principle of reinforcement behavioral modification）。用奖励方法，先确定一行为标准，如一周中尿床7次，要求患童开始注意接下来一周减少为6次或5次，就给他喜欢的东西作为奖励，再接下来一周减为4次或3次，给予更多的奖励，以此类推，直至不尿床为止，养成正常排尿行为习惯。

（7）责任训练。让患童承担相关的责任。在不表露惩罚的情况下，让他参与洗、晒、收床单、衣物、被子等工作。让他产生一种责任感，而使大脑产生“制约反应”，抑制夜间尿床行为。

（8）将上述方法综合运用，疗效较单一方法为佳。

（9）心理治疗方面，多鼓励、关怀、安慰，少责难，不要讥笑、辱骂、责打，更不宜对外宣扬，消除自卑、疑虑，建立信心，减少紧张。

（八）睡眠磨牙

1．界定

睡眠磨牙（sleep bruxism）指在睡眠中，尤其在睡眠的第二期，重复地磨动牙齿，产生令人不舒服的声音而干扰到他人的睡眠。磨牙的特征动作为间歇性出现下颚肌肉等张力的收缩，并伴有规律性似咀嚼的动作（Ware & Rugh，1988）。

睡眠磨牙除未长牙齿的婴幼儿外，可发生于儿童及任何年龄的成年人，是一种下意识的异常动作，本人通常不知，是一种常见的睡眠疾患。据研究统计，在不同年龄组中，其发生率通常为50%～70%。也有文献报告指出，睡觉时磨牙的人与不磨牙的人比较，磨牙的90%都发生在慢波睡眠的第二阶段，快波睡眠占6%。

2. 临床特征

患者早晨起床后脸部有酸痛感，张口困难，磨牙磨损严重时，牙齿会对冷、热、酸、甜有敏感症状。甚至有患者因磨牙而牙龈出血、肿胀等牙周炎出现。部分患者会有头痛、睡眠不佳、情绪低落、心情忧郁等全身症状。研究发现，76%的磨牙者伴有其他肌肉反射性疼痛。

3. 发生原因

磨牙发生的原因，目前尚无定论，主要认为有以下原因，但这些原因以成年人占多数。

（1）心理受挫的精神因素。有些学者认为，磨牙是由于心理情绪紧张及其他心理压力所引起；还有人认为磨牙是心理受挫的一种表现，当事人逃避潜意识压力时，在睡眠中就可能发生磨牙行为；另有学者透过调查发现，焦虑状态与磨牙关系密切，磨牙患者的悲观情绪远比正常人严重。因此，精神紧张，心理压抑、焦虑、悲观负面情绪都有可能引发磨牙。

（2）中枢神经因素。实验研究，用人工诱导方法，在入睡时诱发磨牙行为，发现磨牙后的睡眠深度比磨牙前要浅，以此推论浅睡眠与磨牙有关。因浅睡眠时，中枢神经网状传出系统的神经兴奋性增加，促使咀嚼张力亢进而导致磨牙。

（3）梦的因素。有人认为磨牙与做梦有关，包括梦游、梦魇、梦呓，是大脑皮层部分区域活跃的结果，是一种与白天情绪有关的睡眠障碍。实验研究证明，大脑皮层活动区某些部位的不正常兴奋，可能是导致磨牙的一个重要因素。

（4）咬合因素。对上下牙咬合接触异常与磨牙的关系，目前虽有争论，但亦不能全予否定。有些学者认为，在儿童咬合创伤、牙齿长出不全时，可引起磨牙。而成人磨牙，也有因咬合不良引起的案例。曾有调查研究发现，咬合不良患者患磨牙症明显多于正常人，经治疗后，磨牙发生几率明显下降，这说明咬合异常与磨牙有一定关系。

（5）其他因素。临床上发现下列因素也与磨牙有关：

①肠道寄生虫感染，儿童最易发生的蛔虫、蛲虫感染。

②内分泌紊乱，如甲状腺机能亢进。

③儿童咬手指甲、铅笔等不良习惯。

④营养缺乏。

⑤职业因素。研究发现，汽车驾驶司机都有磨牙习惯，这可能与紧张、疲劳有关。

⑥遗传因素。

4. 磨牙的危害

（1）磨牙会影响周边同室的人不得安宁，而受到排斥，被认定是一个不受欢迎者，社会人际关系受到影响或常被嘲弄而产生自卑心理。

（2）有些人磨牙的现象，一晚可发生数十次或数百次，造成牙齿磨损，牙周破坏，牙齿松动及颞颚关节疼痛症。

（3）长期磨牙，会导致牙体组织大量丧失，咬合面明显宽广，严重者咬合垂直距离降低。

（4）造成牙周创伤、牙周膜间隙增宽、组织坏死、牙龈发炎。另外，咬合肌肉收缩愈强，牙根下沉愈多，牙周受力愈大，可引起牙周炎症。牙周组织对异常咬合的另一反应是牙槽骨的增生，在牙槽骨颊侧可见牙槽结节。

（5）研究发现76%的磨牙者伴有其他肌肉的反射性疼痛。

（6）如果磨牙发生在清醒时，常有心智上的缺陷。

5. 处理建议

（1）磨牙如果是由于情绪紧张，心理压力引起的，应从消除紧张，缓解心理压力源做起，对儿童可施以安慰治疗、心理疏导。

（2）如果磨牙造成牙齿严重受损，应找牙医制作牙套保护牙齿或由牙医施以矫正治疗。

（九）节律性运动问题（叩头症）

1. 界定

节律性运动问题（rhythmic movement），指在睡眠时产生不自主节律性动作，可显示在身体不同部位，尤其好发于头、颈部及躯干，是一种睡眠时间躯体一组肌肉反复发生刻板性运动。它包括撞头症（head banging）、转头症（head rolling）、转体症（body rolling）及摇体症（body rocking）。

2. 临床特征

症状多发生在刚入睡前或入睡时，好发于婴儿及幼童，多数在1岁前就开始，2~3岁缓解，4岁以上少见。但症状也会持续至成人，甚至较大的孩童（Thorpy，1990）。

撞头症发生时，儿童俯卧趴着用双手撑在床上似俯地挺身状，接着头部抬起再下叩、抬起再叩……转头症是儿童采取仰卧姿势、躺着、脸朝上，四肢不动，头部左右不停地摆动；转体症发生时，是一种停止的爬行姿势，双手双膝着床，身躯弓起，整个身体向前向后摇个不止。运动频率范围很大，一般每秒0.5~2次，节律性、丛集性出现，历时5~15分钟（吴占熬等，2005）。发生率，男女比例为3:1。

3. 发生原因

发生原因不详。在孤独、情感性紊乱的儿童中较为明显。这些儿童大部分伴随有意义的精神病理疾患，包括自闭症（autism）、心智迟钝（mental retardation）。

4. 处理建议

（1）治疗及处理方法可采用行为治疗，谨守睡眠卫生，并且了解是否有潜在性的精神病理疾患或气质性脑病变。

（2）如果发作仍频，应至医院请教专业医生用药治疗。

（十）儿童阻塞型睡眠呼吸暂停症候群

1. 界定

儿童阻塞型睡眠呼吸暂停症候群（obstructive sleep apnea syndrome，OSAS）是最为严重的儿童期睡眠呼吸障碍之一。它与成年人所发生的 OSAS 有显著的不同。研究发现，OSAS 儿童呼吸完全暂停时常小于 10 秒。白天表现的躁动不安、注意力无法集中、行为问题及学习障碍常视为过动症。大都与扁桃腺过大及颅颜面异常有关。

2. 临床特征

OSAS 患童多有响亮的鼾声，典型的呼吸暂停或上气道部分阻塞伴血气饱和度降低，但亦有部分患儿无明显的打鼾声症状，而可观察到明显的呼吸间歇后喘息。研究发现，儿童发生 OSAS 的几率为 1% ~3%，美国患童约有 50 万人。

儿童 OSAS 因年龄不同而临床特征有异，研究报告指出，小于 5 岁的儿童夜间症状最为明显，5 岁以上的患儿还可表现为白天非特异性行为异常障碍。

夜间症状包括打鼾、呼吸困难、阻塞型呼吸暂停、睡眠时大量冒汗、遗尿。白天症状包括早晨觉醒时口干、定向力障碍、迷惘与头疼，少数患者白天嗜睡，部分有白天行为异常，如多动、情绪异常、退缩性行为、攻击性行为、学习问题以及认知能力下降。由于扁桃腺肥大引起张口呼吸。

非特异性行为异常障碍如个性孤僻、表情呆板、异常害羞、多动、易怒、攻击倾向或叛逆行为；食欲不振、营养不良，晚间不愿上床入睡导致早晨起床后头痛、精神不振，影响日间的正常生活活动。

儿童 OSAS 会随着年龄发生变化，可出现发育迟缓、神经功能失调、肺动脉高压、充血性心衰竭、心肺病、呼吸衰竭等。

3. 发生原因

研究发现，儿童 OSAS 最常见的成因是扁桃腺体肥大，特别是腺样体肥大，但并不是每一位腺体肥大患者都会出现呼吸暂停。其他可能的原因有鼻阻塞、鼻炎、鼻息肉、鼻中隔弯曲、鼻咽部肿瘤和闭锁、巨舌症、颅面畸形、睡眠中枢神经功能不全或有家族病史……

4. OSAS对儿童的危害

儿童睡眠呼吸暂停症候群，对儿童生长发育、智力、学习影响甚大，综合临床研究结论，有以下不利影响：

（1）夜惊增多。

（2）夜间睡眠动作异常增多。

（3）尿床增多。

（4）智力差、记忆力差、学习成绩差。

（5）行为异常、性格异常。

（6）磨牙增多，恒齿生长发育较迟。

（7）扁桃体、腺样体肥大增多。

（8）面容异常。

（9）体重下降，低于标准体重的发生率为82%。

（10）身材低矮，低于标准身高的发生率为86%。

（11）并发症。由于营养不良、发育迟缓、心血管系统可表现为心肺病，呼吸系统由于低氧血症和高碳酸血症而致的呼吸活动迟钝症等。

5. 处理建议

儿童睡眠呼吸暂停症候群是儿童所有睡眠障碍中较为严重的疾患，家长、老师应有所警觉，如果发现应尽快送儿童就医，通常是进行手术治疗或使用连续性呼吸道阳压呼吸器来改善睡眠时的呼吸暂停。

表14－1　阻塞型睡眠呼吸暂停症候群儿童与成人的差异

	儿童	成人
1. 临床特征		
（1）发生高峰期	3～6岁学龄前	30～50岁青壮年
（2）性别	男女比例大致相同	男性居多，部分停经后妇女
（3）主要成因	扁桃体，特别是腺样体肥大	肥胖、上下颌畸形、肌肉松弛
（4）体重	发育迟缓、体重正常或肥胖	肥胖居多
（5）并发症	白天嗜睡，有遗尿、多动、烦躁症状	多有白天嗜睡，认知功能减退
2. 多导体睡眠仪监测（polysomnograph，PSG）		
（1）呼吸紊乱	阻塞型低通气伴间歇性呼吸暂停发作为主	以阻塞型呼吸暂停为主
（2）睡眠结构	基本正常	第三、四期深睡眠及REM期睡眠减少

（续上表）

	儿童	成人
（3）觉醒	自发性觉醒比例较高，很少伴随呼吸紊乱	呼吸暂停的末终期多伴随觉醒
3. 治疗		
①手术治疗	多数经扁桃体/腺样体切除可治愈	部分经选择的病例可行颚咽成形术
②正压通气治疗	偶用于少数病例	应用较普遍，多数患者疗效好
③死亡原因	偶见于手术期	睡眠中窒息、心脑血管疾病

资料来源：李延忠．睡眠呼吸障碍性疾病．山东科学技术出版社，2005．322

（十一）婴儿呼吸暂停

1．界定

婴儿呼吸暂停（infant sleep apnea，ISA），指婴儿在睡眠期间出现的中枢型或阻塞型呼吸暂停。包括：

（1）早产儿呼吸暂停（apnea of prematurity，AOP）。特指妊娠时间低于37周的早产儿出现的呼吸暂停。

（2）明显威胁生命的事件（apparent life threatening event，ALTE）。是与呼吸暂停有关的症候群。

（3）婴儿呼吸暂停（apnea of infant，AOI）。指呼吸暂停出现在妊娠37周以后，没有发现有明显威胁生命事件或明显的呼吸暂停原因。

（4）阻塞型睡眠呼吸暂停症候群（obstructive sleep apnea syndrome，OSAS）。指婴儿在睡眠期间由于上下气道完全或部分阻塞引起的症候群。

2．发生原因

（1）早产儿通常由于呼吸系统发育不成熟，呼吸暂停时对二氧化碳的敏感性下降。

（2）管理睡眠通气方式的化学受体虽没有异常，但对缺氧的唤醒反应降低。

（3）上气道狭窄，通气阻力增加。

（4）呼吸暂停时基础氧饱和度暂时下降，会引起低氧血症。

（5）诱发的原因，可以自动触发，也可以由屈颈、疼痛刺激、呃逆、反胃和喂食不当等诱发。全身麻醉和其他抑制中枢神经系统的药物也可以使早产儿呼吸暂停。也有与胃食管反流有关。

（6）间歇威胁生命事件，如中枢神经系统疾病、百日咳、上呼吸道感染、胃食管反流、迷走神经紧张、胼胝体缺失、发育缺陷、贫血和引起惊厥的疾病等。

3. 临床特征

综合有关文献，有下列特征：

(1) 早产儿呼吸暂停出现在出生后第1天或第2天，有时在新生儿呼吸窘迫综合征通气支持停止以后出现。

(2) 首次发现明显威胁生命事件伴随呼吸暂停或发生早产儿呼吸暂停的高峰时间在出生后4~8周。大部分延长至出生后8个月。

(3) 早产儿呼吸暂停在妊娠34周前出生的新生婴儿，临床特征是反复出现，持续时间超过20秒的呼吸暂停，并伴有发绀、突然脸色变白或肌肉张力降低。

(4) 全身性疾病和发育异常，特别是呼吸道感染、肺炎等。

(5) 有明确原因伴呼吸暂停的明显威胁生命事件，如癫痫。

4. 处理建议

对有明确原因的婴儿，根据不同的情况去处理，这些不是一般家长、老师、辅导人员所能为，必须由临床医师执行。

(十二) 婴儿猝死症候群

1. 界定

婴儿猝死症候群（sudden infant death syndrome，SIDS），指1岁以下的婴儿突然死亡，在死亡之前身体健康，80%发生在睡眠期，尸体解剖亦不能明确了解死亡原因的一种症候群。

2. 发生几率

因为发病调查方法不同，诊断标准不同，尸体解剖不普及，致婴儿猝死几率难以准确计算。但据文献报告，婴儿猝死的发生率为0.2%，日本的调查为0.85%；西方国家为0.5%。婴儿猝死症是婴儿死亡第三大原因。

婴儿猝死症的发生几率随着婴儿长大而减少。高峰期是在2~4个月大的婴儿，超过90%的病例发生在6个月大以前的婴儿，而少于1%是发生在出生后5个星期，男女比例为3:2。

3. 发生原因

目前对婴儿猝死的真正原因尚不清楚，但易发于产前的照顾不良、出生体重过低、喂食感染、产妇抽烟、青少年怀孕、产前药物滥用等。

(1) 睡眠身体位置（卧姿）。俯卧易发生婴儿猝死症，是其他睡姿的3.5~8.8倍。1992年，美国儿科学会建议健康婴儿睡眠姿势应为侧卧或仰卧。当俯卧睡眠由70%降至20%时，婴儿猝死的发生率下降40%。

(2) 环境烟雾。产前母亲吸烟或婴儿出生后暴露于吸烟环境中，婴儿猝死的发生率要比一般高。

（3）婴儿睡眠呼吸暂停症候群。婴儿猝死症原因之一，其中有2%～6%的婴儿会因睡眠呼吸暂停症候群而死亡。

（4）母亲吸毒。母亲怀孕前或怀孕期吸毒，婴儿猝死率是不吸毒母亲的10倍。

（5）出生时低体重。非足月出生的体重低于1 500克的婴儿，猝死的发生率是11%。体弱多病、早产、难产，婴儿猝死率也高。

（6）多胞胎。体重低于2 500克的双胞胎或三胞胎的婴儿发生猝死的危险率比单胞胎的婴儿高两倍。经过体重改善后仍高于单胞胎。多胞胎中的一个（不一定是最小的一个）死于婴儿猝死症后，其他活存的婴儿有更高的发生猝死的风险。

（7）遗传。同胞手足，婴儿猝死症患者的兄弟姐妹患猝死症几率比正常人高2～4倍。若同胞中有两个或更多人患猝死症，可以明显知道，以后出生的婴儿，有更高的发生率。

（8）社会经济条件。婴儿猝死症在经济落后国家（地区）比发达国家（地区）的发生率高。调查研究证实，美国的黑人比白人高4～6倍。

（9）文化教育情况。婴儿猝死症的发生，与父母或医护人员的文化教育程度有关。凡科学文化知识少、医疗保健知识差者就易发生，反之，发生率低。

（10）风俗习惯。不同地区对护理婴儿的方式不同，母婴同床、蒙被睡觉、包裹过紧易发生婴儿猝死。

（11）其他。婴儿双亲为少年，春冬季节出生，怀孕间隔短等，婴儿猝死发生率高。

4. 临床特征

（1）年龄：很少发生于出生后第1周，但在10～12周突然发病率增加，6个月之前占90%，仅1%发生于1岁后。

（2）前兆：约60%有呼吸道感染，但症状不明显。

（3）常伴有睡眠呼吸暂停或低通气现象。

（4）存有明显威胁生命事件。

5. 处理建议

（1）预防：孕妇、婴儿父母、监护人应有照护婴儿睡眠的知识，熟知正确的睡姿。了解事故发生和抢救知识。

（2）治疗：一旦发现，应立即行心肺复苏术，就地抢救。

（十三）儿童设限性睡眠障碍

1. 界定

设限性睡眠障碍（limit-setting sleep disorder）又称幼年失眠，通常发生在3～

6岁学龄前儿童。可从两方面解释：

（1）儿童借故拖延就寝时间，如要喝水、要上厕所、肚子饿要吃东西、要看电视节目等。

（2）父母或照护者强制儿童上床，结果造成借故拖延或拒绝在适当时间上床睡觉。其实如果父母严格限制儿童上床时间，儿童便能很快入睡。

2. 发生几率

文献记载，一般估计发生率在幼年中为5%～10%。通常是儿童能说话口头要求之后才发生，男女比例不详。

3. 临床特征

（1）儿童的请求通常是要饮水、上洗手间、盖紧被子、开灯或关灯、再讲一个故事或再唱一首儿歌、看电视或有点害怕等。通常父母或照护者会答应这些要求，但愈满足他的要求，愈会提出更多要求。这符合心理学上的增强原理。

（2）“额外增益”（secondary gain）问题。如父母虽然不喜欢自己的小孩在半夜起来，但当小孩半夜起来后却抱着小孩看电视，这将会导致症状持续。

（3）伴随并发症状，如睡眠不足而导致次日嗜睡，心情烦躁，注意力不集中，学习成绩下降等，家庭的紧张气氛会增加。

4. 处理建议

（1）教育与认知。处理问题之前，先了解问题所在，儿童的父母或照护者，应先接受这方面的教育，了解对孩子进行设限以后的发育非常重要，拟定设限计划时，家中所有成员必须遵守。

（2）奖惩治疗。与儿童协议，遵守按时上床入睡时给予奖励（精神的或物质的），否则，予以惩罚。依教育原理，正面的奖励较负面的惩罚好，对儿童以后的成长、人格发展有帮助。临床工作者研究发现，一旦设限制度习惯养成，儿童的焦虑明显减轻，夜间噩梦和紧张消失，心绪会变得愉快。

必要时，强制限定儿童上床的时间，培养良好的睡眠习惯。

（十四）儿童入睡相关性障碍

1. 界定

儿童入睡相关性障碍（sleep-onset association disorder），指儿童在睡前一定要在某种情况下才容易入睡，如缺乏某种物体（如玩具）或某些环境因素（如开灯或关灯）即产生入睡困难问题。

2. 发生几率

文献指出，此障碍发生率在0.5～3岁的幼儿为15%～20%。3岁以后发生率明显降低，成人少见。婴儿在出生后数天即出现。性别无差异，男婴发生率略高。

3. 发生原因

研究报告称，一般情况下，临床上普遍是家中只有一个人有症状表现，如果家中有同胞手足数人有这样的症状时，父母的因素常常比子女先天遗传因素更重要。

4. 临床特征

（1）主要特征是睡眠在某些条件存在时正常，如果没有某些条件，睡眠时的入睡或夜间醒后的再度入睡均延后。

（2）典型的案例通常是儿童在特定条件下，如吸吮奶瓶或橡皮奶嘴才能入睡，甚至不能睡在儿童床或其他床上，也不愿处于卧室内。除非熟睡，当儿童被放在床上或自己的小床时（成人则因为关闭电视或收音机）都容易醒来。

（3）如果某些条件不能持续很久，如照护者不能以出现的节律和连续按摩、轻拍儿童的背部，或儿童本身不能连续有规律地吸吮橡皮奶嘴，则入睡潜伏期也延长。

5. 处理建议

（1）本症状显示儿童的心理安全问题。先了解原因，儿童是害怕、苦恼、或缺乏安全感，使睡前警觉性非常高，难以入睡。帮助他在情绪上和身体上感到安全，对消除入睡困难很有帮助。

（2）儿童的认知亦是重要考虑因素。儿童入睡前，经常陷入一种回厥或反复一些有刺激性的事物，帮助他作正面的思考，如根据儿童的年龄或倾向，进行一些创造性的意念和自我催眠的方法，或进行系统放松训练。

（3）对有分离焦虑的儿童，父母或大人要设法，最好在儿童的房间里睡1～2周的时间，让儿童情绪稳定，安全有了保障，然后使其迅速入睡，慢慢地形成习惯。

（4）如果非要某种物体（如吸吮橡皮奶嘴）方能入睡，可利用行为治疗的减敏法，逐次递减吸吮时间，最后完全脱离设限物体。

相关性睡眠障碍通常至成年后会逐渐消失。

（十五）儿童失眠症

1. 界定

儿童失眠症与成年人略有差异，成年人失眠可引起焦虑、抑郁或恐惧心理，并导致精神活动效率下降等，而这些状况相对少见于儿童。不过儿童失眠症仍少不了大人有的表现，如睡眠质量差、入睡或维持入睡困难以及其他继发性失眠状况，如难以入睡、睡眠不深、易醒多梦、早醒、醒后不再入睡、醒后不适感、疲乏或白天困倦、嗜睡等。

一般情形，3 岁以前的儿童可表现为反对上床，睡眠不专心和中途转醒。6～10 岁儿童中有 28.5% 出现入睡困难（袁勇贵、杨忠，2007）。

2. 发生原因

(1) 社会心理因素。如家庭中的矛盾、冲突，父母不和或意外生活事件，在校人际关系差、学习成绩欠佳及测试焦虑等，均可导致心理情绪紧张、焦虑、恐惧等。

(2) 不良入睡方式。儿童入睡困难，往往与家长抚养方式有关，如抱着孩子等他入睡后再放在床上，和儿童一起睡（陪睡）等。有研究证实，儿童入睡困难与不安全依恋存在明显关系。

(3) 习惯性失眠。基于儿童的发育和认知原因，对睡眠有恐惧心理，可引起和加重失眠，经长时间的发展而形成“制约反应”。如有些儿童对黑暗产生恐惧，有些儿童对睡眠时做噩梦的梦境产生恐惧，有些儿童将“睡眠”与“死亡”混为一谈，认为睡着就死了。

(4) 环境因素。天气变化，睡眠环境中的噪音，灯光太亮、室内温度过高、过低，湿度太大，床铺不适、换床、换被铺及迁居等都对儿童睡眠有影响。

(5) 睡眠节律紊乱。夜间学习时间太长，或游戏、看电视、沉溺于上网、贪玩等，延长入睡时间，将原有的“入睡→觉醒”节律打乱。

(6) 饮用兴奋剂。如可口可乐、咖啡、茶等饮料。

(7) 躯体因素。如身体疾病不适、疼痛、皮肤瘙痒、咳嗽、发烧、发冷等。

(8) 遗传因素。因家族性关系，儿童往往受到影响。

(9) 以上各种原因有可能单独发生，也可综合性发生。

3. 临床特征

儿童失眠通常有三种形式表现：入睡困难、睡眠中觉醒次数增多和早醒。可以表现为三种形式中的任何一种或同时存在。

幼儿和学龄期儿童多表现为入睡困难和（或）睡眠中觉醒次数增多。

主诉入睡困难、做梦、白天疲乏、注意力不集中、学习效率低。严重睡眠不足时可引起攻击行为。

4. 处理建议

(1) 针对状况，施以行为治疗矫正。

(2) 培养良好睡眠习惯，应自幼儿开始。

延伸阅读

儿童睡眠注意事项十则

1. 刚出生的婴儿床位

应放在大人旁边，便于照顾。婴儿床要安全牢固，褥垫透气、软硬适中、易清洗，大小适中，质地轻。

2. 睡眠环境

安静，防吵闹，婴儿体温调节差，室温要适中，包裹勿太紧或太松，以大人两手指可伸进去灵活运动为度。

3. 防止婴儿夜间溢奶窒息

可将婴儿的颈、背稍加垫高或侧睡。

4. 午睡安排

确有睡意时进行午睡，没有睡意则不必勉强。固定作息时间，必要时带着宝宝入睡。

5. 梦的处理

婴儿也有梦，愉快的梦会笑，噩梦会惊叫，大哭大闹。若出现噩梦的哭闹应抱起安抚或开灯，以稳定情绪。

6. 正确对待睡眠磨牙

频繁磨牙可能心理压力过大，父母管教太严，白天玩得太累，晚上吃得太饱，有蛀牙、蛲虫、蛔虫等，应针对原因改善。一般磨牙现象，到换恒牙会逐渐改善。

7. 尿床处理

2 岁以下孩子尿床是正常反应，这与尿路神经肌肉发育尚未成熟有关。到 5 岁仍尿床的儿童就须进一步检查了解。婴儿尿床后会大哭，大一点孩子不敢说，但会造成心理影响。妥善的做法是半夜设法唤醒一次，让他排尿，有预防作用。

8. 打鼾处理

打鼾的孩子多有憋气现象，与扁桃体肿大、腺样体增生阻塞呼吸道及身体肥胖有关。这些孩子虽然睡得快，但起得晚，白天经常嗜睡，学习能力差，应及时进行治疗。

9. 与孩子分床睡的问题

分床分房与否，不同的文化、种族、地区各有不同，也受孩子的数量和父母对隐私的重视程度影响。

20 世纪以前多数家庭孩子是与父母同床，至 1946 年美国儿科专家出版《童婴照料》一书后，使数百万的家庭发生变化，孩子开始单独睡一房一床。

孩子与父母是同床或分床睡，目前观点不一，各有各的理由。既可以在地板上放一张床垫，安全又方便，也可在大人旁边放一张小床，待孩子 2 岁以后，再将小床或垫子移远一点，逐渐地脱离也无不可。

10. 培养孩子良好的睡眠卫生习惯

孩子睡眠习惯从婴儿期间开始就须注意培养，好的习惯养成后，将来是一个健康活泼的小宝宝。相反，父母不经意或无知，自己的睡眠卫生也不好，孩子也跟着这样下去，不好的习惯一旦形成，日后想改必是事倍功半，甚至终生难改。

第十五章　女性睡眠问题处理

一、概说

人类的睡眠有共同性，睡眠时受大脑中的生物时钟的调节，必须在每天晚上睡眠 7 ~ 8 小时，受光线影响的褪黑色素夜晚大量释出，促使人们入睡和助长婴幼儿童生长发育，睡眠的发展呈现非快速眼动期及快速眼动期睡眠状态和做各种各样的梦。但睡眠也因人而异，有差异性，除各人的生活环境、年龄及季节等因素外，性别差异也是影响睡眠因素之一。

女性的睡眠问题，男性有的女性不会少，可是女性有的男性不一定有，这是造物者多加一些问题给女性同胞，委实有点不符合公平原则。不过，总的来说，研究发现，女性较男性能够拥有较好的睡眠，如睡眠时间长、质量好。如果比较寿命，一般而言，女性要比男性多活 5 ~ 6 年，换句话说，女性要比男性可以多享受 5 ~ 6 年睡眠时间。

女性的睡眠问题，主要来自内部生理结构的影响，随年龄的增长出现如少女的月经来潮、性荷尔蒙分泌产生变化、第二性征显著出现，怀孕、生子、哺乳等，更年期到来后，停经带来种种身心变化，如此种种带给女性较男性更多更复杂的问题。

二、女性睡眠与男性睡眠的差异

女性睡眠不同于男性。研究者经过长时间观察发现，在医院育婴室里的新生婴儿中，女婴比男婴睡眠时间长，女婴睡得比较安静，男婴则易清醒、活动多。一般婴儿每天有 1/2 ~ 2/3 的时间用于睡眠，是快速眼动睡眠，并且每次睡眠时间很短，只有 40 ~ 60 分钟。在睡眠中，可以看出男婴好动、多嬉笑、眼球常翻转，而女婴则多半睡得比较安静、甜美。这是天性，女性文静、温柔，从其诞生伊始就从睡眠方面显露出来。

到中老年时，女性的非快速眼动睡眠中的深睡眠比男性多，睡眠的老化过程则比男性慢。但高龄女性起床时间比男性早，这是因为她们的生理时钟略有不同，比较容易超前。

美国科学家研究发现，女性比男性长寿，是由于女性睡眠质量比男性好，抗外界干扰的能力也比男性强。宾夕法尼亚州大学曾对一组男女志愿人员进行研究发现，女性每晚有70分钟的熟睡期，而男性只有40分钟。另外，研究人员又对他们进行每晚减少2小时睡眠的试验，结果一周后，受试者都感到昏昏欲睡，警觉性下降。同时，男性易导致肥胖症和糖尿病的肿瘤坏死因子有所增多，而女性则少有这种现象。这应该算是造物者给女性的一种补偿，实不为过。

三、女性睡眠与月经问题

（一）女性月经的生理变化

女性到了青春期，生殖系统产生一系列变化，开始影响睡眠，在出现初潮后，荷尔蒙的分泌开始随着排卵的规律变化而变化。卵细胞一经成熟就进入排卵期。排卵产生黄体素（progesterone）逐渐衰竭，再开始发育新的卵细胞。每28天左右为一个生殖循环期，每一个循环期都是由体内五种荷尔蒙以每天不同的分泌量和分泌规律构成生殖活动的基础。这五种荷尔蒙分别是刺激卵巢的三种脑垂体荷尔蒙、卵泡荷尔蒙及黄体荷尔蒙。在此时期的女子，睡眠也跟着带来不同的障碍。

（二）经期睡眠障碍

经前失眠症（premenstrual insomnia）在月经来前的1周发生。临床研究指出，这种情形连续发生3个月才能被诊断为经前失眠。多项睡眠生理脑波仪显示睡眠当中，睡眠期之间的变换增加，睡眠中觉醒的时间增长，睡眠效率降低，而且有不正常的睡眠期结构分布。但在月经周期完后，则恢复正常。

症状：一部分女性在月经来临前1周左右，常出现情绪不稳定、易激动、焦虑不安、忧郁、乳房肿痛、下腹不适、失眠，由于夜间失眠，导致白天容易疲倦、嗜睡。又由于月经期间使用月经垫（卫生棉）不舒服或担心月经垫未垫好弄脏被褥，又或夜间痛经而醒，造成失眠。

月经期产生的障碍，可发生在月经前、月经期和月经后，表现出来的睡眠障碍包括失眠症、嗜睡症及异睡症，统称为“经期睡眠障碍”。

四、女性怀孕期的睡眠问题

女性怀孕是一种神圣使命，也因此付出更多。有些女性会因孕而有喜有忧，喜的是从此证明自己是一位有能力完成做女人的天职，忧的是对怀孕期间心理上的紧张，妊娠反应，反复恶心、呕吐，睡眠不安稳、易醒，大腹便便，夜间尿频、腰酸背痛、抽筋等，这些都会影响睡眠，带来失眠问题。

在怀孕过程中的睡眠问题通常是呈“双相性”（biphasic），即失眠和嗜睡，怀孕刚开始时是嗜睡，然后逐渐发展为严重失眠。研究发现，少数孕妇会有梦魇、夜惊产生。

孕妇失眠主要原因是头痛、胸痛、腰痛、腹痛、胃痛、牙痛、肌痛、尿痛、心理压力、上呼吸道阻力症候群及不宁腿症候群。

（一）头痛

孕妇在怀孕5~6个月后开始头痛，并日趋严重，部分孕妇会出现晕眩、视觉模糊，看东西会出现阴影，形状变异，有时还会呕吐，反应强烈时脖子无法撑起头来。同时血压升高，下肢浮肿，尿中含有蛋白（即蛋白尿），呈现妊娠期高血压症候群。

（二）胸痛

孕妇容易在肋骨间发生胸痛，痛区不固定，可能是膈肌抬高、胸廓胀引起的，也可能是因为怀孕引起某种程度缺钙所致。胸痛自然难以入眠。

（三）腰痛

随着怀孕时间延长，胎儿逐渐长大，大腹便便，孕妇会觉得身体沉重，走路吃力、摇晃。为不妨碍胎儿生长和保持行走时重心前移不致跌倒，孕妇必须抬头、挺胸、凸肚、双手自然摆动或抱着肚子行走，行走时还须双脚八字摆开。如此，必然造成腰部脊柱前凸弯曲，引发脊柱腰痛致夜间入睡困难而失眠。

（四）腹痛

临床报告，少数孕妇感觉骨盆区域有一种“牵引痛”或“下坠感”，这可能与子宫后倾有关。如果下腹部疼痛激烈，并有阴道出血，可能是流产或子宫外孕征兆，应迅速就医。如果日益增大的子宫进入骨盆，还会引发“耻骨联合”或“骶骨关节疼痛”。有时胎儿活动也会引起阵阵腹痛，致孕妇不得好眠。

（五）胃痛

孕妇由于器官肌肉蠕动缓慢，会产生胃部饱胀不适感觉。临床医师发现，有些孕妇还会出现胃灼痛和吐酸水，这可能是由于怀孕引起胃的逆行蠕动，致使胃中酸性物质反流，刺激黏膜而引起的。

（六）牙痛

孕妇火旺内热，易患牙病而导致疼痛。

（七）肌痛

孕妇常因贫血、缺钙、血液循环不良或肌肉局部代谢异常，而产生肌痛，以下肢较明显，在夜间出现明显。

（八）尿痛

孕妇易患尿道感染而尿痛，加上尿频影响睡眠。

（九）心理压力

妇产科医师报告描述，近年来每当有明星、名人传出怀孕消息，当事人立即否认，偏偏结果十之八九确有其事，而她们事后解释，多半是因为“怀孕3个月不可张扬”的禁忌，为使顺利生下孩子，只好说谎。这种禁忌是否有科学根据，且听医师分析：

从医学上来说，怀孕的前3个月，胎儿的确还很脆弱，在子宫着床尚不稳定，是最易流产的时候，所以，医师通常建议，这段时间孕妇应谢绝大部分应酬，好好在家里养胎。然而，说不说与流不流产有何关系？推测其原因，可能是担心大家太关注胎儿而让孕妇压力太大，增加流产的可能性；再者，孕前3个月，若因不小心致胎儿流掉，亲人会跟着难过，而自己也要承受更多的心理压力、精神负担及旁人的关怀，故而暂时保密，等3个月过去，胎儿到了稳定期，再给大家报喜。

流产率方面，据统计，10% ~15%的怀孕结局是流产。这种不幸相当常见，其中有些流产是自然淘汰的结果，很难避免，有些如习惯性流产，则有因可循。一般而言，25% ~40%的流产是由于染色体异常所引起，尤其是高龄产妇，胚胎出现染色体异常的几率更是高达40%以上；另有25%为黄体素不足的荷尔蒙因素；20%为感染引发；还有25%的流产属其他不明因素，如胎儿器官发育不良，或子宫有中隔、肌瘤、腺肌瘤、沾黏等（胡伟敏，2008）。凡此种种，稍有心思的孕妇都会提心吊胆，导致睡眠问题。

（十）上呼吸道阻力症候群

怀孕期间的女性容易打鼾，呈现上呼吸道阻力症候群（upper airway resistance syndrome）。怀孕女性在睡眠中容易打鼾，是众所皆知之事，但研究者发现，通过多项睡眠生理脑波仪的检查结果发现，其罹患呼吸暂停的机会并不会增加，换言之，是必然之事，并不因怀孕有什么特别。不过，在上呼吸道的阻力却有增加的现象。Mindell及Jacoson（2000）研究发现，在所采样的孕妇中，1/3的人有打鼾现象。

（十一）不宁腿症候群

根据美国国家睡眠基金会的统计，有15%的怀孕女性有不宁腿症候群。尤其是在怀孕期的后1/3期间，症状持续至生产后才会逐渐改善（有关不宁腿症候群症状，本书第十六章另有详述）。

整体而言，孕妇怀孕期的1/3，通常伴随嗜睡和抱怨疲倦，整体睡眠时间增加，白天常需要小睡，此种变化与体内的黄体素增加有关。在怀孕中期的1/3期间，睡眠会逐渐恢复正常；但到中期1/3的末期，睡眠中觉醒次数会增加，睡眠开始有断断续续的感觉，无法一觉到天亮；到怀孕期的后1/3期间，入睡期间，睡眠中的觉醒次数及睡眠时数的减少，均会增加正常值的上限。这些睡眠症状与孕妇难以找到一个舒适的睡姿、背痛、尿频以及和胎儿活动有关。有13%～60%的孕妇在怀孕期的前1/3的期间会有睡眠改变；至后1/3时期，睡眠改变会增加到66%～97%（叶世彬，2006）。

五、女性产期、产后的睡眠问题

妇产科医师指出，常遇到孕妇产期临近时，心情紧张，更难以入眠，及睡眠中断或失眠。临产前，孕妇时常腹痛，很难入睡，睡着了也会痛醒，因而睡眠时断时续，睡眠时间减少。

一旦孩子出生，照料孩子的事更多，哄、抱、逗笑、喂奶、换尿布，致使睡眠质量大打折扣。

分娩后的失眠常会造成身心障碍，表现形式多样化，有些产妇会出现错乱、幻觉、妄想、不切实际的臆想扰乱自己的睡眠。有些产妇心情沉闷，产后忧郁，形成忧郁症的失眠。还有，以分娩为机制而引发精神分裂症和躁狂忧郁症。凡此种种，会使分娩成为某些女性烦恼的精神疾病诱因，皆或轻或重伴有失眠。

六、孕妇睡眠护理

女性之伟大，就在其为承担种族繁衍、承先启后的传宗接代付出的一切。所以，世界上不论哪一个时期的战争，战争如何惨烈，都不能伤害女性。历来医护人员家庭中成员，无不竭力保护孕妇，尤其对怀孕期的睡眠问题，专家学者提供很多建言。

（一）正确的睡姿

妊娠期间，由于胎儿不断长大，子宫的重量和容积相应增大，因此，对身体会产生一定的压力，正确的睡姿非常重要，直接关系胎儿和孕妇的安全。

1．妊娠期间宜采侧卧的优点

（1）保证胎儿获得充足的营养。侧卧可以避免或减少重量较大的子宫对孕妇腹部动脉的压力，保证子宫动脉的血液运行正常，使胎儿获得足够的营养物质，从而保护胎儿正常成长。

（2）避免妊娠高血压。女性在怀孕期间，很容易造成血压升高，侧卧可以避免或减少重量较大的子宫对下腔静脉的压力，以保证心脏的血流量，使肾脏血流量增加、大脑血流量正常，从而避免妊娠期高血压。

2．妊娠期间仰卧的危害

（1）妊娠期间仰卧不利于胎儿成长。仰卧时，子宫会对腹部动脉产生压力，造成血管扭曲，动脉压力降低，因而影响母体对胎儿血液供应，造成胎儿营养不足。另外，仰卧也会使子宫对下腔静脉产生较大压力，影响胎儿废物的排出；仰卧还会造成胎儿缺氧，故仰卧不利于胎儿成长。

（2）仰卧造成血压过高或过低。仰卧时，子宫对下腔静脉造成较大压力，心脏供血不足，导致血压下降。当血压持续下降时，体内的肾上腺素因反射作用会大量增加，血压迅速上升，易造成高血压。

（3）仰卧可能引发其他疾病。仰卧时，子宫对下腔静脉造成较大压力，血压循环变得不正常，很容易造成下肢肿胀或生痔疮。

（二）情绪疏导

部分孕妇妊娠期出现的睡眠问题，除生理原因造成外，也会由于心理过度紧张、压力、焦躁不安等情绪引起，故应采用心理治疗方法疏解其不良情绪，使其保有愉快心情。

（三）改善睡眠环境

怀孕期间应有一个较为良好的睡眠环境，室内整洁是最起码的条件，空气新鲜、色调明朗、光线柔和、温度和湿度适宜以及无噪音干扰等。

（四）慎用药物

怀孕期间切勿自行服药或听信民俗疗法，轻则伤身，重则造成胎儿流产或胎儿畸形。如果问题是病理的，必须至医院就诊，对症下药，及时治疗。

（五）治疗打鼾、憋气

（1）妊娠女性打鼾，产后多可缓解，侧卧可以使打鼾减轻，严重时须至医院进行治疗。

（2）妊娠女性如果有严重憋气型打鼾症，出现严重低氧血症时，应立即求医以免低氧血症导致胎儿缺氧，影响胎儿生长发育。

七、中年女性的睡眠问题

中年女性的睡眠问题主要表现在打鼾，由于打鼾造成失眠。传统观念以为打鼾是男性专属，所以在研究上多以男性为样本。其实女性一样会打鼾，尤其是中年女性。根据国外的调查，有 54.2% 的中年女性，睡眠打鼾超过睡眠时间的 10%，7.1% 超过 50%。中年女性打鼾时，呼吸暂停的发生是很常见的事，打鼾和呼吸暂停低通气指数（apnea hypopnea index，AHI）值关系密切。

综合各方研究，中年女性打鼾有以下特点：

（1）肥胖女性打鼾憋气增多，体型肥胖、颈粗短。打鼾声响隔室可闻，或鼾声如雷，且不均匀。

（2）睡眠中打鼾时有异常动作，翻身增多，腿动、手动频繁，喉咽部有时发出异常响声。

（3）打鼾过程中，轻则有憋气或呼吸幅度降低现象，重则憋得嘴唇青紫，浑身大汗。

（4）夜间小便次数增多，甚至遗尿。

（5）白天易打瞌睡，看电视、看书、读报、开会、坐车、听课都会打瞌睡，重者与他人谈话甚至骑车也会浑然入睡。

(6) 早晨起来，口干舌燥，夜间多张口呼吸。

(7) 晨间起床后，有头昏、头胀痛。白天疲乏无力、懒于活动。

(8) 夜间睡眠多梦，噩梦或惊叫。

(9) 记忆力下降，反应迟钝，刚说过的话或刚做过的事，瞬间即忘，学习能力下降。

(10) 人格异常，性格改变，易激动发怒，性功能减退。

(11) 易睡，躺下即打鼾，睡眠总时间增多，有睡不够的感觉，而且愈睡愈困。睡眠中常常憋气而醒，深睡期减少，由于反复憋醒而诉说失眠。

(12) 眼裂变小，常有睁不开的感觉，口齿不清，语意含糊，常有流口水现象。

(13) 打鼾声音不规则，鼾声响度不规则，时高时低；鼾声节律不规则，时断时续；鼾声音调不规则，有时尖叫，有时大声喘气等。

八、更年期女性的睡眠问题

台湾“行政院”主计处（2009）曾以问卷调查台湾的更年期女性，主诉有睡眠障碍的约为700万人。原因很复杂，不一而足。

（一）身心开始变化

更年期女性指女性激素减少或不规律，使月经不正常或停经。所谓停经期，在临床上被定义为月经停止后的一年，事实上，荷尔蒙的变化在最后的一次月经之前的7～10年，就已经开始发生。在停经期的这段时间，女性雌性二醇（estradiol）的分泌减少，并且转移成雌性酮的分泌。

女性到了更年期，卵巢分泌的女性激素减退，闭经只是现象之一，此外还伴有老化的心理衰退。家庭环境的改变，时时冲击着更年期女性的心灵，孩子已长大成人，成家立业，家庭结构发生微妙变化，过去一直将孩子视为生命价值的母亲，陷入一种深不见底的失落深渊。与丈夫的关系也出现不协调，甚至关系冷漠、时有龃龉，或发生意外的情感纠纷或婚变。内心的阴影不知如何移开和摆脱，郁卒的心情较之更年期的男性更为严重。

（二）更年期女性失眠症

更年期女性的睡眠问题，最常见也最严重的就是失眠。Brugge K. L., et al.

（1989）研究统计，停经前后（perimenopausal、postmenopausal）的女性，失眠抱怨统计为44%～61%。停经后的女性，因没有黄体素的保护，罹患睡眠呼吸暂停症候群的几率升高，会造成晚上失眠白天嗜睡现象。停经期的失眠，主要症状是引起睡眠的断断续续，无法一觉睡到天亮，但是难以入眠的症状并不明显，而且症状在数月或数年后自然缓解。

停经期女性失眠的原因：

（1）生理上伴随阵发性潮红（hot flashes），即脸红潮热的唤醒，腰酸背疼、皮肤瘙痒、盗汗等。

（2）心理上的情感性障碍的唤醒，如躁动不安、焦虑、忧郁、恐慌等。

（3）更年期女性睡眠呼吸障碍的唤醒。一般而言，临床上显示，女性打鼾的发生率较男性明显减少，研究人员指出，这可能与女性激素较高、口咽部脂肪分布较少等因素有关，但女性到更年期之后，打鼾发生率会增加，尤其在更年期后50～55岁几率最高。

研究者指出，更年期女性打鼾增多与下列机制有关：

（1）更年期女性到中年，事业有成或已安稳，子女工作或已成家，心宽体胖，这样在口、咽、颈部脂肪组织会增多，睡觉时松弛的组织易引起气道狭窄，造成打鼾憋气。

（2）更年期后女性神经肌肉调节功能减退，肌张力下降，组织松弛，睡眠时易塌陷，使上气道面积减少，致易打鼾。

（3）雌性激素减少，内分泌功能紊乱，雄性激素相对增加。

（三）处理建议

1. *认知方面*

更年期女性宜加强自我心理建设。老不可挡，这是自然规律，生活与心理上应自我调适，不难一觉睡到天亮。

2. *行为方面*

控制卧室温度到自己觉得舒适的范围，使用轻盈透气的床单、被褥。减少咖啡因、糖及酒精的摄取，增加素食及维生素E的摄取，服用女性荷尔蒙等。

九、女性睡眠美容

“女为悦己者容”，古今中外几无一例外，多少红粉佳人、国色天香从不放弃梳妆打扮。尤其现代女性拜科技进步所赐，不惜削骨剜肉抽脂拔毛，将有余补不足，忍受刀斧凌虐以求得姣美。这是天性，不足为怪。

事实上，不必花钱受苦，也可以添增几分姿色。许多专家研究认为，睡眠有助润肤美容。在睡眠过程中，皮肤表面分泌和清除过程加强，毛细血管血液循环代谢加强，有利皮肤再生，故睡眠有助皮肤美丽，保持青春活力。

根据研究，午夜零时至一时是“美容睡眠期”，此时体内大量释放生长激素，加速新陈代谢，皮肤细胞增殖比白天多好几倍。爱美的女子，保有充足的睡眠，不但会使自己的皮肤更娇嫩，姿容更美丽，没有眼袋，明眸善睐，妩媚动人。

不过，专家也提出忠告，女子睡眠有以下十忌，宜极力避免。

（1）忌戴胸罩睡觉。戴胸罩睡觉易招致疾病缠身，尤其是诱发乳腺癌，据有关研究发现，每天戴胸罩超过 17 小时的女性，患乳腺癌的危险比短时间戴胸罩或不戴胸罩者高 20 倍以上。这是乳房长期受压，淋巴回流受阻，有害物质滞留乳房的结果。

（2）忌戴饰物睡觉。睡觉时，没有摘下身上饰物，长此以往对皮肤损害尤深，因为某些饰物为金属打造，在漫长的岁月中与皮肤摩擦，以致金属中的毒素渐被皮肤吸收而中毒（如铅中毒）。一些有夜光作用的饰物会产生镭辐射，量虽微弱，但长时间的累积，将会导致不良的后果。还有，戴饰物睡觉，会阻碍肌体血液循环，不利于新陈代谢，易致局部皮肤老化。

（3）忌浓妆睡觉。浓妆艳容入睡，会阻塞皮肤毛孔，造成汗液分泌不良，妨碍细胞呼吸。长此以往，会诱发粉刺，损伤花容，若淡妆则无碍。

（4）忌伴手机睡觉。有人为着通话方便，晚上睡觉时，将手机放在枕边共眠，这样会有害人体健康。因手机在使用过程中，会产生大量不同波长和频率的电磁波，形成一种电子雾，造成人体内神经系统和生理功能紊乱。

（5）忌宿醉入睡。现代人生活方式改变，年轻女性夜生活多姿多彩，尤其是职业女性的应酬较多，常伴醉入睡。医学研究证明，睡前饮酒过量，入睡后“易出现窒息”，一般每晚会出现两次左右窒息，长此以往，易致心脏病和高血压等疾病。且酒醒后必是昏昏沉沉，精神萎靡不振。

（6）忌睡眠时间过多或不足。美国一项新的研究发现，与每天睡眠 8 个小时的女性相比，睡眠过多或不足的女性更易患心脏病。研究人员对 71 000 名美国护士进行为期 10 年的追踪问卷调查发现，除打鼾、吸烟和体质指数等因素外，与每天睡 8 个小时的女性相比，睡眠时间 5 个小时以下的女性患心脏病的危险增加 45%，睡眠时间为 6 个小时和 7 个小时的女性，患心脏病的危险分别增加 18% 和 9%，而睡眠时间超过 9 个小时的女性，患心脏病的危险会增加 38%（张鲁原，2005）。

（7）忌睡眠张口打鼾。女性睡觉打鼾会使脸变形。这是由于呼吸道不顺畅，身体无法吸收足够的氧气，新陈代谢变差，头脑也变得不清楚，脸型变得圆大难看。同时，女性打鼾也使人观感不佳，难听又难看，常会影响枕边人或他人睡眠。

（8）忌睡处放置过敏花卉。有些女性皮肤比较娇嫩，容易引起过敏反应。所以这些女性的卧室不宜摆置过敏性花卉，以免引起过敏反应。

（9）忌怀孕卧姿不当。女性在怀孕后期，腹部膨大，睡眠时宜采左侧卧位，比较安全，有利于孕妇及胎儿健康。仰卧会使增大的子宫压迫腹主动脉，影响胎儿发育，且因骨盆腔血液循环受阻，会引发各种疾病。俯卧则直接压迫胎儿，易致流产。右侧卧会使输尿管受压，易产生尿潴留，同时压迫腹部下腔静脉，影响血液回流，不利于胎儿发育及分娩。

（10）忌服药物助眠。入睡困难不能单靠助眠药物，任何助眠剂都是一种镇静药物，会成瘾产生戒断症候群。尤其妊娠女性，将会导致胎儿畸形，且有可能出现新生儿哺乳困难、黄胆和嗜睡。如在哺乳中服用，药性也会转移到母乳内，对婴儿产生不利影响。

古代养生家、中医学也将睡眠注意事项总结成“睡眠十忌”：一忌仰卧，二忌忧虑，三忌睡前发怒，四忌睡前饱食，五忌睡卧言语，六忌睡卧对灯光，七忌睡时张口，八忌卧处当风，九忌夜卧覆首，十忌夜卧对炉火（李克成，2005）。这临睡十忌，不限于女性，男性也适用。

第十六章　老年人睡眠问题处理

一、概说

老年人一词通常泛指60岁以上的人。一个人到了这个年龄，不论本身愿意与否，都必须承认自己已进入生命后期。从岁月的累积来界定，已是一个“年代老化者”（chronological aging）；从生物的观点来界定，已是一个“生物老化者”（biological aging）；从社会层面来界定，已是一个“社会老化者”（social aging）；从心理层面来界定，已是一个“心理老化者”（psychological aging）。整体而言，人们到了这个时期，已是一个年代、生物、社会、心理等全面老化的人。从睡眠的角度来看，这个时期的睡眠问题（障碍）最多。1980 年，美国 Miles 和 Dement 研究统计，在美国 60 ~ 90 岁的群体中，80% ~ 90% 的老年人有不同形式的睡眠问题（杨宇等，2005）。主要表现是“睡眠→觉醒”节律紊乱，及躯体各种疾病为导因的睡眠障碍。

二、老年人睡眠的变化

（一）睡眠结构改变

相关文献报告，人随着年龄的增长而睡眠结构发生变化。

（1）睡眠时间缩短。60 ~ 80 岁的健康老年人，睡眠时间平均为 6 ~ 6.5 小时。老年人睡眠潜伏期延长，约 40 分钟才能入睡（黄席珍，2003）。

（2）睡眠效率下降。健康老年人睡眠效率下降至 80% ~ 85%。性别对老年人睡眠效率也有影响，老年女性的睡眠效率较老年男性为高（杨宇等，2005）。

（3）浅睡眠期比例增大，深度睡眠期减少。健康老年人的第一期睡眠期比例增加明显，为 4% ~ 10%；第二期睡眠基本不变。60 岁以上老年人的第三、四期睡眠（即慢波睡眠期）减少，占总睡眠的 10% 以下，75 岁以上男性老年人的深度睡眠基本消失。但老年女性则保有更多的慢波睡眠，甚至有些老年女性的慢波睡眠随年龄的增长而逐渐增多。

（4）容易早醒，睡眠趋向早睡早起。随着年龄的增长，生物时钟或生命节律的周期可能缩短为22或23小时，而不是24或25小时。

（5）快速眼动期随年龄的增长而减少。一般老年人快速眼动期睡眠减少至14%，而80岁以上老年人的快速眼动期会减少至18%。

（6）睡眠易觉醒。睡眠中短时间觉醒的次数增加，一夜可醒5～6次，每次醒后需10分钟以上再入睡。易受内、外因素干扰，睡眠变得断断续续。

（7）"睡眠→觉醒"节律随年龄增长而逐渐不明显。老年人的夜间睡眠时间缩短，白天的短暂睡眠时间增加，类似婴儿期的多相睡眠。

（8）时差问题。老年人遇到时差问题时，会出现与年龄相关的调节能力下降，较年轻人更容易出现睡眠障碍。

（9）白天容易打盹。只要坐的时间稍长一些或无人说话时，或一人空闲独坐，很快就会打盹。

（10）常因退休、丧偶、体弱、生病、服药，睡眠质量下降，失眠增多。

三、老年人睡眠型态改变的迷思

据 *The New York Times*（2007）的报道，多年来，研究睡眠的科学家都以为人到中年后期，睡眠状况开始恶化，从此，每况愈下。这种现象是众所周知的常识，似乎没有人去怀疑和挑战这种信念。

但是，新的研究发现已经让很多人不得不改变以往的看法。研究人员发现，人的睡眠状况在60岁之后不会有太大的改变，睡眠质量不佳非因老化，大半是疾病或治疗疾病的药物所致。

圣地亚哥加州大学（University of California，San Diego）精神医学教授兼睡眠研究者 Sonia Ancoli-Isreal（2007）说："病痛愈多的老年人，睡眠状况就愈差。你如果观察很健康的老年人，他们很少有睡眠问题。"

此外，新的研究显示，睡眠状况不良，可能回过头来导致健康不佳。

研究人员 Dr. Ritiello（2007）为了解老化的影响，研究那些没有自述睡眠问题的年长者。这些人其实是比较大的群体，几乎占65岁以上者的一半。莫非是这些人得天独厚，以致睡眠没有随年龄发生变化？其实不然，他们的睡眠的确与年轻人不同，老年人睡得比较浅，较常因为暂时醒来而中断，睡眠时间也比年轻人短半小时至一小时。研究者认为，与睡眠有关的型态改变，也许根本不是问题所在。

研究人员分析65个睡眠研究报告，对象包括3 577个年龄介于5~105岁的健康受测者，得到令人惊讶的发现。睡眠型态的改变，大多发生在20~60岁之间，与青少年、成年人相比，健康的中年人与老年人每个晚上的睡眠少半个小时至一个小时，夜间醒来的次数多了些，睡得也比较浅。但是到达60岁时，每晚有85%的时间在睡眠状态。他们的睡眠通常会被3~10秒的短暂清醒中断。

布里怀斯等人指出，罹患睡眠呼吸中止症、慢性疼痛、不宁腿症候群或泌尿问题等让人晚上睡不着的病症，才会发生真正的睡眠问题。许多老年人都有这种状况。疼痛会打断睡眠并不是什么新鲜事，众人皆知。然而，研究人员新的发现是，睡眠不足会增加疼痛感。

马里兰州约翰霍普金斯医院（Johns Hopkins School of Medicine in Maryland）行为睡眠医学计划研究与训练主持人Michael T. Smith针对健康年轻人所做的研究得到前述结论。他发现片断不完整的睡眠会导致疼痛神经路径在隔天严重受损。受试者感觉疼痛，比较不能压抑疼痛，甚至产生自发性疼痛，好似中度的背痛与头痛。

Smith说，20岁与70岁的人，睡眠状况当然不同，但年纪大时出现临床上的睡眠障碍是正常的。

四、老年人睡眠改变的因素

（一）生理机能改变

本书第八章已提到，一个正常人于睡眠中各种生理机能会进入与白天不同的另一境界，有些提升，有些减少，有些则静止不动。但当人进入老年期，身体器官的功能逐渐有全面衰退的现象，故而睡眠型态跟着改变。

1. 中枢神经系统的改变

这个时期老年人的神经系统发生变化，解剖学上发现包括整个脑部萎缩，脑部各部位的轮廓外形改变，神经元丧失、脂肪细胞堆积、姘胝体沉淀物质集中、脑血管变化、突轴减少等。

专家研究指出，从睡眠医学观点，老年人睡眠障碍与神经元损失较重要相关的部位有关。如蓝斑、脑桥及中脑网状组织、下视丘某些区域、视交叉上核神经元……动物实验显示，破坏视交叉上核，会导致肾上腺皮质固醇的分泌、中心体温、作息时间及睡眠周期等节律周期发生改变。

2. 脑部血流和代谢改变

研究发现，脑部血流会随着年龄增加而有明显的下降，在额叶、顶叶的区域下降最为明显。老年人睡眠呼吸暂停症候群患者，在深度睡眠期脑部血流的减少更为严重，加上呼吸暂停时引起的脑部缺氧，会导致老年人增加猝死或在睡眠中引发脑中风的危险。

部分老年人因睡眠呼吸暂停而出现夜间低氧血症，不能及时作出调节反应而受低氧血症损害，导致心血管的调节反射进一步下降而出现低血压。

3. 自主神经系统改变

（1）交感神经活性增加，副交感神经反射功能降低。

（2）体温调节功能不彰，易出现体温过高或过低现象。

（3）老年人在刚入睡时，血压与脉搏会降低，清醒时则上升。睡觉时，由于上下起伏变化，易致中风。

（4）呼吸系统及肺功能会随着年龄增长而变差，呼吸肌肉张力及呼吸中枢敏感度减少，易产生打鼾。

（5）夜间快速眼动睡眠相关的阴茎肿胀会随着年龄增长而降低。

4. 内分泌系统改变

（1）褪黑色素随着年龄增长分泌逐渐减少。从 50 岁开始，即呈现大幅度降低。60 岁以后，分泌量只有 20 岁时的 1/2。当褪黑色素分泌减少时，人便开始显露出种种老化迹象。

（2）甲状腺激素在成人有昼夜周期变化，尖峰浓度发生于夜间入睡前。但 50 岁以上的老年人，甲状腺功能渐渐发生变化而减少分泌。

（3）老年人在入睡后泌乳素分泌会有突发性急促的上升，清晨清醒后，则急促下降。

5. 脑波改变

老年人在深度睡眠时，delta 波的振幅及发生率减少；睡眠纺锤波也随年龄增长而有所改变，包括频率、数量及振幅减少。

6. 睡眠节律改变

老年人生理性睡眠衰退，下视丘交叉上核衰老，慢波睡眠减少，尤其是深度睡眠期不再出现，使夜间觉醒的持续时间和次数增加，睡眠深度不足，生理性调节睡眠功能衰退。

（二）社会心理影响

1. 对老年人的社会评价

中国一向敬老尊贤，曾几何时，随着社会变迁，很多不雅的名词指向老年人，如老不要脸、老不死、老不正经……这些对老年人不正确的评价给老年人造成巨大压力，从而影响其睡眠。

2. 丧失时期

日本人将老年期看成是“丧失时期”，认为老年期有四个方面的丧失会影响到他们的心情，即经济独立的丧失、家庭的丧失、社会的丧失和生存目标的丧失。可归纳成主观及客观两方面的丧失。

（1）主观方面的丧失：

① 生物上的丧失：身体器官及神经系统的衰老、退化。

② 心理上的丧失：自己已觉得衰老。

③ 人际的丧失：与社会脱离。

（2）客观方面的丧失：

① 家庭成员的丧失：子女长大搬出家庭，在外独立生活，见面机会不多；女儿出嫁，有她自己的家庭生活，老年人不便跟着；相依为命的老伴遽然而逝，顿成无依状态，纵有子女依靠，心理也不会平衡；亲情无价，幸福的家庭一旦拆散，内心孤寂难以形容。

② 经济的丧失：老年人收入少或没有收入，对金钱的支配无法控制，没有安全感；如向子女伸手要钱，总觉得难为情，若子女不主动给予，更使老年人用钱不方便；如接受外来救助，更觉得自己是无用之人，自卑之心油然而生。

③ 生存勇气的丧失：工业化的社会竞争激烈，不讲人情，而老年人身体退化，自然不是年轻人的对手，不得不自嘲“识时务者为俊杰”而退避三舍；老年人的看法与观念，常被讥为赶不上时代，也不认为有价值，老年人难跟着社会改变；部分年轻人对老年人不友善，认为老年人霸占他们的位子，应赶快交出，老年人不愿受这种污辱，只有退避一途。

3. 不能回避的危机

西方心理学家 E. H. Erikson（1950）认为，人一生发展的各阶段有不同的危机，会产生不同的适应问题。老年期将面临“危机”的“自我统整与角色混淆”。生命即将终结，老年人必须思索人生的意义和重要性，对自己过去所做的选择和结果是否感到满意或失望。中国人常言，人生不如意之事十之八九，照这个理论，若检验的结果是失败的，未能感受到生命有更大的意义时，则会对自己生命将尽，对已经失去的机会感到失望和沮丧。何况人是一种不满足的动物，日夜思索辗转反侧。

精神医学家 A. T. Beck（1995）对心理失常患者长期观察，将忧郁症分为21类症状而闻名。他根据 Erikson 的理论加以扩展，认为老年人有三种危机：

（1）角色偏见。老年人退休后，不应再憧憬从前的角色，应面对未来，采取一个健康的想法，重整旗鼓获得自尊。但问题焦点是“我之所以有价值，是否因为我所做的这份工作，如果换了其他角色，我是否仍然有价值？”不幸的是，多数的老年人都持否定的看法，这是老年人危机所在，也带来不良适应，其他问题（包括睡眠）便相应而生。

（2）体能偏见。人们一向以身体健康为幸福指标，老年人可能会因身体机能衰退而绝望，心理也受到伤害。此时，老年人的任务须摆脱对身体的过度重视，对体力、美丑、肌肉动作的协调和其他随岁月而消失的身体属性，必须加以摒除，去培养可与时俱进的心智和社会力量，否则，会带来危机和不良适应。不幸的是多数老年人很难摆脱这一种负面的枷锁，而带来失眠痛楚。

（3）超越死亡偏见。人类社会最公平的事就是死亡，没有人能逃避。可是有些老年人怀有一种自我偏见，设法苟延残喘，积极地自我超脱，拒绝终将到来的死亡事实。另一些老年人则是被动无奈地接受，终日郁郁寡欢。

老年人对人生最终旅程不可避免的结局应有认知与肯定，否则，必会发生危机，导致适应困难。当然会影响睡眠。

4. 退休症候群

（1）沮丧与强迫症。在现代社会中，几乎所有工作的人达到65岁都会被迫退休。研究指出，约一半的人不是自愿退休。65岁被强迫退休者，在概念上被认定是老年期老化的退休。美国社会学家E. S. Blau认为，退休是一种老年期的角色退出，会带来心理上的伤害和痛苦（朱岑楼，1988）。在美国波士顿退伍军人标准老化研究的1 513名男性中，退休者表现有沮丧、强迫行为以及没有原因的生理疾患症状（黄慧真，1994）。

（2）郁悒。社会学家将人们自退休日开始至死亡日止，分成五个阶段，其中一个便是郁挹（disenchantment phase）阶段，指出退休后第二阶段彷徨不安，遭遇到退休后不能适应的心理障碍。以前每天早晨准时起床，早餐后上班，可是突然间觉得自己是一个游手好闲的人。一生养成的几十年的生活习惯，突然改变了，而且每个月的收入也减少了，退休前的美梦完全破灭，郁悒的心情浸润日子的全部。整日在家望着老伴缺乏生气的脸孔，纵然不致去找碴，也不免日久生厌，稍有顶撞，战火立即燃起，雨过天晴后又是悔恨交加。在外面，社会已将他放在一旁，开始将他归为过时无用一类。自己也察觉到今不如昔，即使掏钱请别人吃饭，对方也不一定有时间配合。到了晚上，两眼瞪着天花板，愈想愈不甘心，彻夜难眠徒呼奈何。

（3）无角色的角色。社会学家指退休老年人是一个“无角色的角色”（roleless role），只能履行无任何社会职能意义的事。现代社会制度，如在工作场所、家庭、小区……都不习惯将老年人当做完全参与的成员来接受。这种被拒绝的感觉，即使去其他场所当义工，到了晚上躺在床上，也会悲从中来。

（4）异常的性格。老年人的特殊性格导致其成为特殊的老年人，因而影响日常生活行为与睡眠困难。

日本历来是一个老年人社会，对老年人的研究颇负盛名。井上胜也、长鸠纪（1980）著《老人心理学》，引述金子（1956）的研究，论老年人的性格，不论东西南北，任何地方的老年人性格有很多相同之处，如自我中心、内向性、保守性、好猜疑（向坏的方面猜）、嫉妒心强、缺乏坚忍和灵活、较执拗、适应力衰退、怨天尤人、牢骚满腹、爱管闲事、依赖性大、忧郁倾向。

再者，由于老年人年岁增长，会造成以下的行为和心理变化：

① 健康及经济上的不安全感。

② 生活上的不完全适应所造成的焦虑感。

③ 在精神上，由于兴趣范围减少而造成孤独感。

④ 对身体舒适兴趣大增。

⑤ 活动性兴趣减少。

⑥ 性冲动减退。

⑦ 对新的学习和适应都有困难。

⑧ 一个人孤零零的寂寞感。

⑨ 猜疑心、嫉妒心加重。

⑩ 变得保守。

⑪ 喋喋不休，爱发牢骚。

⑫ 爱回忆往事。

⑬ 性情顽固。

⑭ 不修边幅、邋遢、随随便便。

⑮ 总喜欢收集破烂。

（5）失落反应。西方心理学家 Butler & Lewis（1977）研究指出，老年人由于强烈的失落感影响，常有下列的反应，而这些反应与睡眠障碍有关：

① 哀伤（grief）。配偶或其他亲人去世，对老年人心情反应最强烈，长期哀伤将导致精神失常、情绪低落，严重时会有长期焦虑症状，并导致失落感与沮丧，健康减退。

② 罪恶感（guilt）。老年人喜欢回忆往事，在回忆的过程中，往往蓦然地想起往日一些不愉快或冲突事件，重新检讨往日的言行，有时不免觉得“昨是今非”或“昨非今是”，罪恶感油然而生。又因老年人会逐渐迈向死亡，自觉来日无多，对往日曾受托而尚未完成之事耿耿于怀，如欲实行，往往又心有余而力不足，饮恨终日。

老年人只有回忆，没有展望。回忆一生中所作所为不无罪过之处，以求补偿、赎罪，又有难赎前罪之感。

③ 孤独感（loneliness）。孤独是老年人普遍现象，心灵空虚与寂寞。当家庭成员改变，儿子自立门户、女儿出嫁、老伴去世、好友凋零时，孤独就会笼罩在心头，惶惶不可终日。

④ 沮丧（depression）。从工作岗位下来，一直觉得事情还未做完单位就不要自己了，耿耿于怀又无力反抗与申辩，命运就这样被别人判定，整个社会都对自己这样不公不义，因此感到沮丧。又因未能排除悲伤、罪恶感、孤独感及愤怒等，会由轻微的沮丧转变为严重的沮丧，于是出现失眠、失望、厌倦、乏味、抱怨等症状。

⑤ 焦虑（anxiety）。老年人面对没有未来的世界，只有与孤独疾病相伴，死亡的阴影挥之不去，这些都是老年人焦虑的原因。老年人的忧虑与时俱增。退休初时是为适应环境而焦虑，继之为收入减少对日后生活支出而忧虑，还有，身体日渐老化，百病丛生，日薄西山的死亡之念时刻涌上心头。尤其老年人不必再去工作，有充足的时间胡思乱想，想得愈多，烦恼就愈多，焦虑也就愈多。

⑥ 无助感（helplessness）。由于社会形态改变，由以往尊敬老年人变成现在鄙视老年人。这种现象使老年人失去自尊及文化上的惯有地位，由于老年人在社会上失去作用，不受重视，失去过去的影响力，很害怕一旦有事，有求救无门之虞，无助之情油然而生，甚至放弃求助。

⑦ 愤怒（rage）。老年人脾气大，不好侍候，常觉得社会对不起他，抛弃了他，忘了他以前对社会的价值和贡献，目前是这样的现实和冷酷无情。他也发觉对外界环境控制力愈来愈弱，甚至几乎是零，唯有以愤懑相对，才能疏解心中怒火。有时候也会对家人愤怒，怀疑这些人不忠不孝，对不起他。

⑧ 黄昏症候群。由于社会变迁，老年人再不像过去那样三代同堂，享天伦之乐。现时不是老年人独居于家中，就是进入赡养院，或因疾病长年躺在病床上无法自由行动，且由于老年人脑部功能退化，长时间局限于所居住的地方，不见天日，缺乏太阳的照射刺激，尤其在太阳下山后，光线变得晦暗时，造成某些幻觉、躁动及意识不清的现象，称为“黄昏症候群”或“日落症候群”（sun downing syndrome），也会带来睡眠障碍。

以上所述，导致老年人睡眠改变的因素，生理机能与社会心理都有。整体而言，社会心理因素较生理机能更为重要，生理上的毛病故然会影响心情，一个心情愉快的人，能够减轻或克服生理上的疼痛，是现代治疗学上“精神物质化”的新观念。

五、老年人睡眠障碍

（一）睡睡醒醒

睡眠障碍各个年龄层的人都有，但老年人睡眠障碍与其他年龄层的人有所差异。常见一些老年人，不管餐前饭后，或在客厅沙发上，或舟车旅途中，也不管与别人聊天或欣赏电视节目，说着说着眼皮就合了起来，甚至鼾声大作而不自知。可是一倒在床上就无法合眼，漫漫长夜，睡睡醒醒，次日又面临昨晚未睡好带来的身心疲乏和精神不振，日复一日，有至死方休的感觉。

国内外不少研究指出，老年人易在夜间醒来，并且难以再度入睡，老年人睡得较浅，做梦较少，熟睡较少（Webb，1987；Woodruff，1985）。年纪愈大所需睡眠时间愈短，80 岁的老年人平均每天的睡眠只有 5 个小时（吴东庭，2001）。

老年人睡眠质量差，往往需要躺很久才能睡得着，常常可能丧失睡眠能力，虽然睡着也很容易醒过来。

临床医师指出，在老年人睡眠中，“慢波睡眠”减少，而这个时期是恢复体力及维持身体恒定作用所必需的时期，所以，老年人总是觉得没有睡饱似的。而且整个睡眠时间前移，快速眼动睡眠也整个往前提，而致早早醒来，白天打瞌睡的时间和次数也大为增加。正因为如此，老年人主观认定自己没有睡饱，常常花很多时间躺在床上，变成断断续续的睡眠。

（二）老年性失眠

老年人失眠的原因，生理机能的改变与社会心理影响是重要因素。此外，据国泰医院身心科吴东庭医师（2001）的统计，有 30% ~50% 的老年人常常合并有身心科问题、内科疾病以及服用药物等，这也印证了 *The New York Times* 的报道，包括：

（1）内科问题。如心肌缺氧、胃食道逆流、打鼾、呼吸暂停症等，都可能导致睡不好。有些老年人因睡眠呼吸暂停而引起睡眠问题，尤其打鼾的患者。据统计有 10% ~30% 的 60 岁以上的男性，及 10% 以下的 60 岁以上的女性会打鼾，这些都是睡眠呼吸暂停的高危人群。

（2）合并有身心症疾病。如忧郁症、焦虑症、老年失智症等，患者比较容易失眠。而睡前喝茶、酒、含咖啡因的饮料等，也容易导致失眠。

（3）睡眠肌肉抽动症。可能是电解质不平衡或神经元退化，有些老年人在睡前肌肉会抽动，须站起来走动一下才能入睡。

（4）安眠药成瘾。一些老年人常用的慢性疾病药物，如降血压、抗帕金森氏症、抗组织氨等药物，也可导致某些患者失眠。

（5）夜尿、前列腺肥大、晚上有神经疼痛、喝太多水必须常常上厕所等，这些都常常发生在老年人身上，导致睡眠强迫中断，睡眠质量变差。

（6）对睡眠非常在意。整天只想着今晚睡得好与不好等问题，几乎变成强迫性思考，反而影响到睡眠质量。

（7）白天的活动太少，甚至整天躺在床上，因为孤单、寂寞等心理因素，也会令老年人睡不着。

（三）老年人睡眠呼吸暂停症候群

1. 界定

老年人白天不分时间、地点、场合，不自觉地入睡打鼾，夜间入睡后鼾声不断、憋气、短暂觉醒后故态复萌，以后继续进行着，这种睡眠障碍是睡眠呼吸暂停症候群常见的典型。

2. 发生原因

一般认为，中年人群出现与老年人群不同，前者为“年龄相关障碍”（age related disorder），而后者为“年龄依赖障碍”（age dependent disorder）。睡眠呼吸暂停的“年龄依赖”性，意味着随着年龄增长、体重增加、上气道塌陷、肌肉张力和耐力减少。

老年人睡眠呼吸暂停被公认是年龄“依赖”的危险因素包括：甲状腺机能减退、通气控制改变，甚至包括睡眠结构变化、肥胖、气道周围的脂肪沉积增加，咽喉部的软组织皱褶增多，上气道内径明显缩小。

3. 临床特征

（1）失眠增多，易误服安眠药而加重病情。

（2）打鼾憋气引起痴呆，常误认为“人老了”而得不到及时治疗。

（3）打鼾憋气常伴有低通气现象，及呼吸度变小。

（4）打鼾憋气，鼾声常不大，憋气时间较中年人短。

（5）打鼾憋气易导致夜间猝死。

（6）可出现低血压，意味着交感神经受损，心功能减退。

（7）夜间睡眠时常有不同程度的低氧血症。

（8）合并精神症状者多，尤其忧郁者更多。

（9）以“阻塞型”多见，也常有“中枢型”因素参与。

（10）舌根及下颌关节松弛，咽部软组织张力下降，易塌陷阻塞。

整体而言，老年人呼吸暂停症候群的特征，就是早上起来并不自觉昨夜发生的问题，通常要靠旁边伴睡的人告知才了解，如打鼾、睡眠中不正常动作、睡眠中常呛着、胸口灼热感或吐酸水、尿床及晚上睡觉时满身大汗等。而在白天的症状主要是嗜睡、神情恍惚、做一些莫名其妙的事、健忘、精神无法集中、幻觉、头痛、头晕、人格个性改变、性能力下降及听力丧失等。

4．发生几率

有研究报告，老年人睡眠呼吸暂停症候群，有并发症者较多，尤其心血管疾患如有高血压病者占64%、心脏疾病（冠心症、心律失常、传导阻滞、心功能不全等）占34%、糖尿病占14%（李延忠，2005）。在美国的统计中，中老年人（30～60岁）有阻塞型呼吸暂停症候群的比例，男性占9%，女性约占4%（叶世彬，2006）。

（四）睡眠暴力

1．发生原因

睡眠暴力易发于老年期，是一种快速眼动期行为障碍。患者常将梦里的情境直接施于现实的环境中，而这些梦境大多与暴力有关，因此，常常伤到自己或枕边人。

人们在快速眼动睡眠时，全身肌肉张力降至最低，因此，梦中的动作无论多么剧烈，肢体行为也无法表现出来，但老年患者全身肌肉张力无法有效压抑，这些与暴力有关的梦，常会因拳打脚踢伤及自己或枕边人。

延伸阅读

拳打枕边人

案主甲，一位赵姓老太太，已失眠很久。不知为什么，老伴最近晚上睡觉时总是拳打脚踢、大吼大叫，害她不是被一拳揍在脸上而痛醒，就是被吼叫声吵醒。隔天问老伴，一问三不知，完全不承认有这回事，有时还抱怨怎么莫名其妙的手脚、身上多了些淤青。

案主乙，老刘也有类似的情况，几次被女儿发现半夜走动、大叫，甚至跌倒在客厅或厨房，造成身上大大小小的伤痕无数，隔天同样一问三不知，也一直纳闷身上的擦伤是怎么来的，倒是女儿非常担心，怕老刘在起来走动的过程中，受到严重的伤害或遭遇危险。

2．临床特征

临床上，一般人晚上睡觉都是全身肌肉放松、无力的，但有些人，因为神经退化的关系，睡觉做梦时会手舞足蹈地比画动作，甚至起床走动、大叫、挥拳，行行走走时还可能跌倒，所以患者早上起床时，会发现身上有些淤青，甚至躺在床底下，而患者枕边人往往有睡到一半时会被踢、被打的经历。

3．发生几率

这些快速眼动期行为障碍，大多发生在老年人身上。研究者统计，以男性为主，占80%～90%，至于发生率目前尚无确切数据，大概占老年人的1%～2%。患者在睡梦中脚踢时，并不容易被叫醒，隔天起床后几乎完全不知道昨夜发生了什么事，所以对于枕边人或自己身上的淤青，完全不知道从何而来。

研究发现，快速眼动期行为障碍常在入睡后60～90分钟发生，发作频率从一个晚上一次或好几次到一个月一次等都有可能。中风是一个危险因子，血压偏低也能影响。有研究指出，42.9%有相关的脑神经科疾患，可能有脑室旁白质梗塞样或脑桥病灶，以致无法对大脑运动神经元发挥抑制作用。

不过，快速眼动期行为障碍虽然也可能导致在睡梦中起来行动，却与梦游不同，快速眼动睡眠患者的动作比较激烈，且多以暴力为主，国外甚至有此症患者在睡梦中杀死妻子的案例。

4．处理建议

有经验的临床睡眠医师指出，治疗睡眠行为暴力者并不难，使用药物来切断梦与肢体的关系即可改善。

（五）睡眠周期性肢体抽动症

1．界定

有人在刚入睡时，突然跳一下或缩一下而惊醒，不过动作不会很大，且一两次后即可安然入睡；但有些中老年人入睡不久，脚或手会突然用力缩起，似跳一下，因为动作往往很大，用力踢出似的，不但自己立刻惊醒，枕边人也可能受到影响，这是睡眠障碍的“周期性肢体抽动障碍”（periodic limb movement disorder，PLMD），又称阵发性肢体抽搐症。指人在入睡后大拇指及脚背向上弯曲弓起，并伴有膝及髋关节弯曲的连续动作，每次连续1～5秒，20～30秒出现一次，曾发现一些人出现数百次这种动作，严重时或侵犯到手臂，使整个晚上失眠。

周期性肢体抽动症，在1953年被命名为“夜间肌肉跳跃”（nocturnal myoclonus），因为它发生在夜间密集的肌肉抽动，特别发生在下肢（C. P. Symonds，1953）。到1959年，Oswald发现周期性肢体抽动症易发于入睡时，尤其在浅度睡眠期，认为周期性肢体抽动是属于一种生理性的睡惊（sleep start）。后经不断的研究证实，夜间肌肉跳跃这个名词逐渐被周期性肢体抽动症取代，因为患者肌肉抽动时的速度，没有像跳跃那么快，并且夜间肌肉跳跃还包括一些在晚上发生的癫痫，因此将其含义分清。

2．临床特征

周期性肢体抽动症主要发生在脚，少数会发生在手，患者以老年人为多，也发现年轻人出现过周期性肢体抽动症，尤其是注意力缺陷的过动儿（ADHD）的身上也常见。但周期性肢体抽动症的严重度并不会随年龄增长而增加。

周期性肢体抽动症并非做梦引起，是发生在入睡时期的第一期及第二期，大部分患者对这种睡眠的肢体抽动不会自知，只是有些人稍可意识到好像晚上睡觉时会因抽动而觉醒。长期下来因而失眠，更因此引发脾气暴躁、烦恼等问题。

3．发生几率

周期性肢体抽动的严重性并不会随着年龄增长而增加，但周期性肢体抽动症发生的几率与年龄是正相关系。据文献报告，周期性肢体抽动很少见于年轻人却常见于老年人，据统计，在30岁以下人口中，很少出现周期性肢体抽动。在30～49岁的人口中，有5%的人有周期性肢体抽动现象。在50岁以上的人口中，有30%的人在睡眠中会出现。而在65岁以上的人口中，有高达44%的人会在睡眠中出现。

4．处理建议

临床诊断指出，周期性肢体抽动是因年龄增长而出现的一种生理变化，不尽然是病理变化，也不见得一定会引起失眠或嗜睡，需视肢体抽动现象是否严重到影响睡眠，通常经多项睡眠生理脑波仪检查诊断，一般一小时若多于5次（即指数大于5）时，视为不正常，应请睡眠专科医生处理。

（六）睡眠不宁腿症候群

1．界定

不宁腿症候群（restless legs syndrome，RLS），又称下肢不安症候群，同样以中老年人为主，大多数发生在脚上，不过它是发生在尚未入睡之前，而不是刚入睡时。

患者在即将入睡之前，脚上会有如蚂蚁爬过，针刺到似的，很想摇一摇、抖一抖，在深层不安的感觉中，必须下床走一走才会觉得好一点，但一躺下来，同样的不适又再度出现，忍不住再下床走走，不断地重复此行为以致失眠。

在临床报告的案例中，患者严重时可侵犯到两侧上肢，两侧小腿是最常发生的部位，再次是足部、大腿及臀部。其症状一再浮现，主要表现为入睡潜伏时间延长，70%～80%的患者在睡眠中还会出现周期性肢体抽动症。换言之，不宁腿症候群与周期性肢体抽动症关系密切。

2．发生几率

（1）美国方面的研究，不宁腿症候群有33%的人有家族史。在美国的全部人口中有2% ~5%的人，有症状不一的不宁腿症候群（Godbout Montplaisir，Poirier，1987）。

（2）加拿大方面的报告，人口中有5% ~10%轻微症状的不宁腿症候群（Lavigne，Montplaisir，1994）。

（3）日本及新加坡方面，日本发现不宁腿症候群的盛行率为3%。（Kageyama，Kabuto，Nitta，2000），而新加坡的盛行率只有0.1%（Tan，Seah，See，2001）。

（4）中国内地方面的文献称，人群发病率为10%，女性稍多于男性；本症可见于5% ~15%的正常人，11% ~27%的孕妇，24% ~42%的缺血性患者，15% ~20%的尿毒症患者，约30%类风湿性关节炎患者及17%的糖尿病患者（吴占敖等，2005）。

3. 发生原因

综合各方面研究报告，不宁腿症候群可能是以下原因造成：

（1）中枢神经系统异常，包括抑制性皮质下功能紊乱，中枢性多巴胺功能障碍等。

（2）血管疾患：下肢动脉病变，下肢代谢异常。

（3）周边神经病变。

（4）遗传。

（5）其他。临床上发现有27%孕妇缺铁、缺镁，缺维生素B_{12}及缺叶酸性贫血，甲状腺低下症、帕金森氏症、慢性脊髓病变、腰颈椎神经根病变等。另有报告称尿毒症患者有20% ~40%会出现不宁腿症候群。

4. 处理建议

（1）不宁腿症候患者，临床上经医师指导服药控制，大部分有效。

（2）行为治疗方面，了解与避免症状发生原因。临床工作者建议可于睡前进行热水沐浴、推拿、按摩，症状发生时下床走动一下，采用这些方法可得到暂时性疏解。

案例

案主甲对医师说：“医师，如果你不帮我，干脆把我的腿锯掉算了！”“我的腿不动不行，就像有千百条虫子爬在上面一样！”

案主乙，每晚睡到半夜会突然踢醒枕边人。太太原以为这是闺房性暗示，还觉得颇罗曼蒂克，直到后来经常被一脚踢下床，才发现不对劲，原来案主乙罹患“周期性肢体抽动障碍症”。

表 16－1　睡眠暴力、周期性肢体抽动症、不宁腿症候群的分别

类别	睡眠暴力	周期性肢体抽动症	不宁腿症候群
发生时间	好发于快速眼动睡眠期的行为障碍	在入睡后（浅睡期的第一、二期）	正要入睡时（躺在床上入睡前）
临床症状	在睡梦里，拳打脚踢，伤己或伤人，起床走动、不易唤醒、次晨亦不知昨夜发生的事（与梦有关，但与梦游不同，梦游发生是在非快速眼动期）	1. 夜间密集的肢体抽动，特别在下肢 2. 脚拇指及脚背向上弯曲，并伴有膝及髋关节弯曲的连续动作，猛踢 3. 在蒙胧中做梦自高处落下，或跨越障碍物而跳跃抽动 4. 常见于不宁腿症候群、猝睡症、睡眠呼吸暂停症候群等患者，也可独立发生	白天无任何症状，晚上想睡觉时，静躺在床上就感觉有东西在小腿上爬来爬去，说痒不痒，有刺刺的感觉，在两侧小腿最易发生，可侵犯到足部、大腿及臀部
成因	中枢神经病变退化、脑干中引起肌肉张力降低的神经元或神经通路无法执行正常功能	因年龄增长出现的一种生理变化，不尽然是病理变化	1. 外围神经病变 2. 缺铁、镁、维生素 B_{12} 等物质 3. 有遗传家族史因素

六、老年人健康睡眠

人老了，所有问题都来了，睡眠问题比人生的任何阶段要多。如何获得健康睡眠神仙也帮不了，自己的问题还是靠自己“DIY”来解决，除药物外，心理治疗的“认知”与“行为”两方面都不可缺少。

（一）认知治疗

1. 了解自己

（1）了解自己身体状况。人老后百病丛生，势不可挡，与其忧虑，不如接受。这是生命过程，勇于面对，唯有坚定的信仰，晚上自会得到好眠。

（2）了解自己的能力。老年人虽然见多识广，经验丰富，但脑神经退化，学习新事物总不如年轻人，不必与年轻人作无谓的竞争而招致更多的挫折与屈辱，因而影响晚上睡不着觉。

2. 了解别人

时代在改变，人的观念也在变，个人权利重于一切，老年人不必计较社会上别人有没有“敬老尊贤”的传统美德，反正他走他的路，你过你的桥，晚上自会一觉到天亮。

3. 了解所处环境

大环境中社会、政治、军事、经济等不断在变化与冲突，这些不会因你而改变，有你不多，无你不少，不必杞人忧天，只要你去适应它，日子自然好过，晚上就不会睁眼到天亮。

（二）行为治疗

（1）按时上床，勿怕失眠而惧床；按时起床，勿因不适而赖床。

（2）午睡有益，但时间不宜过长，以 30 分钟为宜。最长不超过 1 小时。无论春夏秋冬，老年人午睡都应在胸口盖上毛巾被单，因为老年人毛孔空虚，年老体弱，极易受寒着凉。每当醒后应先在床上伸伸懒腰，用手搓搓脸，神志清醒后再缓缓下床，如此既有利血脉畅通，也能防止跌倒。

据报道，德国专家研究发现，不是每个老年人都适应午睡，如有些老年人醒来常出现头晕、头痛、心悸、疲乏等不舒服现象。还有几种人不宜午睡：年龄在 64 岁以上，且体重超过标准体重 20% 以上的人；血压过低的人；血液循环系统有严重障碍的人，特别是脑血管变窄而出现头晕的人。这些人因为睡眠时，心率相对缓慢，脑血流减少，容易出现大脑暂时性供血不足，造成神经功能紊乱而引发其他疾患。

延伸阅读

午睡有益心脏

路透社芝加哥 2007 年 2 月 12 日报道，美国与希腊研究人员称，经常小睡有益心脏。

希腊雅典大学医学院与美国哈佛大学研究人员针对近 24 000 个希腊成人进行了 6 年研究，发现经常午睡的人因心脏疾病而死的几率降低逾 1/3。与不午睡者相较，一周至少午睡三次，每次至少睡 30 分钟的人，因心脏疾病而死的几率降低 37%。

研究人员说，以有职业者与失业者比较，小睡与心脏的关系更明显，午睡者显然释放了若干工作压力，而压力有害心脏。

研究报告主要撰写人在《内科医学档案》写道：“我们对此一发现的诠释

是，这显示，健康的成年人若午睡，可由于有释放压力的结果，或许可降低冠状动脉致死率。”

研究对象年龄在20～86岁之间，且研究刚开始时都没有病。这些人追踪研究期间有792人死亡，其中133人死于心脏疾病。

（3）夜间睡眠睡姿在开始时以右侧卧最好，仰卧也可以，但不要把双手放在胸脯上，以免压迫心脏搏动和妨碍呼吸。

（4）不要蒙头而睡，不但不卫生，而且脑中还会积集过多的二氧化碳，令人感到憋闷，头昏脑涨，严重时还会引发心脑血管疾病。

（5）患有心、脑疾病的老年人，冬季不宜盖厚重的被子，否则，将使全身血液循环受阻，导致脑部血流障碍和缺氧，使血压增高，易突发“半夜中风或猝倒”，危及生命。

老年人宜选择质轻、保暖性能良好的材质作盖被，或适当使用电热毯或增加暖气设备御寒。枕头不宜过于松软，高矮与肩平较为适宜。

（6）应用老年人“安眠三步法”，只要睡前坚持不辍，不仅可帮助安然进入梦乡，还有保健防衰老效果。

第一步：热水浴足搓脚。取38℃～43℃热水半盆，水量没过踝部，泡15分钟左右，然后用双手搓揉双脚掌约5分钟，直到搓得脚板发热为止，最后用干毛巾擦干。

此法可加速血液循环、防感冒、促进睡眠及强身。

第二步：双手缓慢揉腹。平躺在床上，放松全身肌肉，先用右手按顺时针方向围绕肚脐眼揉腹50圈。再换左手按逆时针方向绕肚脐眼揉腹50圈。做完后再重复一次，动作宜轻柔缓和，呼吸自然均匀。

此法有助肠胃及腹部肌肉强健，增加消化液分泌及胃肠蠕动，帮助消化及吸收功能，对慢性胃炎、便秘及腹胀等也有一定疗效。

第三步：十指搔首。双手左右开弓，从前额往后搔100次，由轻到重，由缓到快，搔得双手发酸，头皮发热，边搔边数，到100次时而停，心无旁骛，倒床不久即可入睡。

此法可使脑神经得到保养，有安神之效，对头发生长、减少脱发也有裨益。

（7）老年人一觉刚醒，无论在半夜或在早晨，如需要起床，都应平躺在床上“养神三分钟”，然后慢慢坐起，在床边坐半分钟，再离床走动，以防体位突然改变造成心脑血管供血不足而跌倒。

（8）睡前不妨饮一杯白开水，能稀释血液的黏稠度，提高血流速度，可有效预防心脑血管疾病。但不宜喝太多，致夜间尿频反而不利于睡眠，更不宜饮用或摄取有刺激性的饮料和食物。可饮一杯热牛奶，有安眠效果。

（9）老年人睡眠环境注意事项：

① 睡衣可宽松，但不宜太大太长，以防绊倒。

② 拖鞋合脚，鞋底防滑。

③ 卧室通道够宽大，避免碰撞。

④ 卧室光线适度，太亮影响睡眠，太暗起床看不清易摔倒。

⑤ 厕所与过道的灯光亮度要适宜，必要时使用尿壶。

⑥ 床铺高度以双足垂下可以踩地最佳。

⑦ 夜间起床应加穿外套，防止着凉。

⑧ 睡眠周遭环境尽量避免噪音干扰，老年人易被外来声音惊醒。

⑨ 卧室或床头避免放置电话，以免睡眠中突然被铃声吓醒而增加心脏负担。

⑩ 保持室内良好通风，温度适宜。

（10）老年人更需有适合自己的人际活动或体力运动，但勿过于激烈。

第十七章　精神、心理疾患睡眠问题处理

精神疾患又称心理疾患，指临床上明显的行为或心理症候群。常有失眠痛苦或无力感，对某些特殊事件无法作预期的反应。

一、忧郁症睡眠问题处理

1. 界定

心理疾患种类林林总总，可以发生在任何人身上，但在现代化的社会里，人们最易患上的莫过于情感（绪）性心理疾患（mood of disorders），即忧郁症（depression of disorders）。

忧郁症像感冒一样，人人难免。联合国世界卫生组织（WHO）的官员早有预言，忧郁症、癌症和艾滋病已成为21世纪人类三大杀手。

忧郁症是一种全身性的疾患，是多种不愉快情绪综合而成的心理状态。几乎所有的心理疾患都直接或间接与它有关，如焦虑症、恐惧症 、恐慌症、躯体症（转化症、虑病症 、衰弱症、谵妄症）、解离性疾患 、性疾患、睡眠性疾患等，严重时会导致自杀或精神分裂。

2. 忧郁症的种类、症状和衡鉴标准

忧郁症的种类以其发作的情形来分，鉴衡依 MSD－IV 所定：

（1）重郁症发作（major depressive episode）：

至少两周内同时出现下列五种症状：

① 忧郁心情（几乎每天、整天都有）。

② 所有或几乎所有的活动，兴趣或娱乐都显著减少（几乎每天、整天都有）。

③ 非节食而体重明显下降或增加（变化量超过5%）；或几乎每天食欲都减少或增加。

④ 几乎每天都失眠或嗜睡。

⑤ 几乎每天精神运动性激动或迟滞。

⑥ 几乎每天疲累或失去活力。

⑦ 几乎每天觉得无价值感或过分不合时宜的罪恶感。

⑧ 几乎每天思考能力或专注能力减退或无力判断。

⑨ 反复想到死亡（不只是害怕自己即将死去），重复出现无特别计划的自杀意念，有过自杀的尝试，或已有实行自杀的特别计划。

（2）躁狂发作（manic episode）：

第一，在清楚的一段时期内异常且持续地具有高昂的、开阔的或易怒的心情，延续至少一个星期。

第二，心情障碍期间，下列症状中三项或以上已持续存在，并已达到显著的程度。

① 膨胀的自尊心或自大狂。

② 睡眠需求减少。

③ 比平时多话或不能克制地说个不停。

④ 意念飞跃或主观经验到思绪在奔驰。

⑤ 注意力分散。

⑥ 增加目的取向之活动或精神活动性激动。

⑦ 过分参与极可能带来痛苦后果的娱乐活动。

（3）混合发作（mixed episode）。至少一星期内，几乎每日躁狂发作与重郁症发作的准则皆符合。

（4）轻躁狂发作（hypomanic episode）：

第一，在清楚的一段时期内，持续地具有高昂的、开阔的或易怒的心情，与平时非忧郁状态的一般心情明显不同，延续至少四天。

第二，心情障碍期间，下列症状中三项或以上已持续存在，并已达显著程度。

① 膨胀的自尊心或自大狂。

② 睡眠需求减少。

③ 比平时多话或不能克制地说个不停。

④ 意念飞跃或主观经验到思绪在奔驰。

⑤ 注意力分散。

⑥ 增加目的取向活动或精神活动性激动。

⑦ 过分参与极可能带来痛苦后果的娱乐活动。

上述重郁症、躁狂发作、混合发作和轻躁狂发作，除了个别症状外，还有几项共同性的准则：

第一，此症状造成临床上重大痛苦，或损害社会职业及其他重要领域的功能。

第二，此障碍并非由于某种物质使用，或一般性医学状况的直接生理效应所造成。

现代精神医学之父、德国精神病学家克雷丕林（E. Kraepelin）指出忧郁症的基本症状有“三高三低”：情绪高涨、思想奔腾和动作增多是躁狂症的基本特征；情绪低落、思维迟缓和动作迟钝为忧郁症的三低。

3. 忧郁症产生的原因

（1）内因性（内源性）：

第一，生物方面。

① 中枢神经系统中的前脑（forebrain）、视丘（thalamus）、下视丘（hypothalamus）、边缘系统（limbic system）四大部分是主控情绪中心，一旦受损，即会产生各种不同的情绪障碍。

② 脑叶（lobe）包含额叶、颞叶、枕叶和顶叶四大部分，各有其不同的功能，一旦受损，都会导致该处功能异常，包括情绪和各种行为。

③ 大脑半球侧化的障碍，如左半球会引起焦虑、忧郁情绪。

④ 中枢神经传导物质主要有：A. 乙酰胆碱（acetylcholine，ACH）；B. 去甲肾上腺素（norepinephrine，NE）；C. 儿茶酚氨（catecholamine，CA）；D. 氨基酸（amino acid）；E. 5－羟色胺（serotonin，5－HT）；F. 多巴胺（dopamine，DA）；G. 脑啡（endorphin）等，如果代谢作用异常，会诱发心理障碍。

⑤ 内分泌系统中的内分泌激素过多或不足，会导致情绪不同程度的障碍。

⑥ DNA 染色体功能缺损，依不同的部位而产生不同的异常行为；忧郁症、精神分裂症与遗传有关。

第二，人格特质方面，包括气质、体型、出生序、血型等。

第三，生物方面。曾有一种“人脑兴奋守恒学说”，认为忧郁症是一种中枢神经抑制过程，其证据是患者伴有工作兴趣减退、性欲减退和精神运动迟滞。研究指出，白天中枢神经抑制愈明显，夜间中枢神经兴奋就越明显，从而支持人脑兴奋守恒学说。即人脑每日兴奋总量是恒定的，兴奋具有不可抑制的倾向，当白天受到抑制时，如忧郁症的忧郁情绪，夜间就会补偿性释放增加，表现睡眠唤醒增加和快速眼动睡眠质量增加。

（2）外因性：

① 自然环境。包括气候、特定日子、空气、噪音、光线亮度、空间密度、天然灾害、光与电磁波等。

② 社会环境。包括社会文化、社会阶层、政经情势、早期剥夺、同侪团体、大众传媒、物质滥用等。

③ 其他偶发事件。如战争、重大失落、人为灾难（如车祸重大伤亡）等。

4. 忧郁症的盛行率

研究发现，美国一般人为0.4%～0.8%，中国台湾概以5%～8%来认定，中国内地为0.7%。男女也有差别，通常女性多于男性，各地区亦有差异。

5. 忧郁症对睡眠的影响

综合各方面的研究报告，90%的忧郁症患者主诉失眠，典型的症状是入睡困难，夜间醒起次数增多，早醒或睡眠过度。61.8%的忧郁症患者首发临床症状是睡眠障碍。

忧郁症患者的睡眠异常典型症状与年龄有一定关系，常见于50岁以上患者，早醒、睡眠维持障碍、精神运动激烈、体重减轻及食欲下降。

Reynolds和Shipley（1985）曾报告15%～20%的忧郁症患者表现出嗜睡而不是失眠。这些人大部分被诊断为双极性情感疾患及循环性情感疾患。

Mellinger，et al.（1985）等人研究称，在持续性失眠患者中有35%被诊断有精神方面问题，其中一半为情感性疾患。

研究显示，双极性的情感疾患表现为嗜睡，患者虽然睡眠时间增加，但是觉得不够。然而，在躁狂期或轻躁狂期时，严重的入睡困难相当显著，整晚的睡眠时间通常只有2～3小时，但他感到睡眠足够。

一般而言，失眠的严重程度和忧郁症状的严重程度成正相关。

6. 处理建议

（1）对忧郁症患者切勿忽视问题的严重性，严重时会导致自杀。

（2）药物治疗不可少，现代已发展出很有效的抗忧郁药物，但需专业医师为之。

（3）心理及行为治疗方面：

① 设法保持活动，走出去，不可整日困坐愁城，胡思乱想。

② 经常与友人保持联络，虽然没有事，打个电话也好。

③ 调整情绪，重新出发，将失败、挫折视同获得经验。

④ 需要帮助时，不要羞于开口，人类就是一个互助团体。

⑤ 找人倾诉，并不代表怯懦。

⑥ 饮食均衡，运动适度。

⑦ 拨出时间，放松自己。

⑧ 有可能时，不妨换一下环境。

⑨ 学习新技能，以适应社会变迁需要。

二、焦虑症睡眠问题处理

1. 界定

何谓“焦虑”（anxiety）？何谓“焦虑症”（anxiety disorder）？前者指紧张、不安、焦急、担心、恐惧感受交织而成的复杂情绪。后者并非指单一的心理异常，而是多种与焦虑有关的心理异常总称。这是张春兴教授所著《心理学辞典》中的解释。此外，临床医师曾文星等人（1996）说，焦虑乃是一个人因面对心理上的挫折、困难或压力时所呈现的心情反应。通常有不安、焦虑、紧张等情绪的表现。

从上述学者及临床工作者的解析，不管是焦虑或焦虑症，都是以一种负面的情绪反应为基础，从而表现在行为上。

2. 焦虑的反应

焦虑不仅被称为精神官能症的基础，同时也被视为忧郁症的续发反应。临床焦虑症患者人常告诉医师的症状有自律神经失调、肾亏、神经衰弱等，其实焦虑症很容易合并产生忧郁症，58%的焦虑症患者会转变为忧郁症（陆汝斌，2001）。

20世纪60年代，研究焦虑症的美国学者，对于焦虑症状曾从临床的角度作了一个完整的描述：焦虑反应被视为带有不愉快情绪色彩的适应反应。焦虑被描述为涉及对危险、威胁和苦恼的一种强烈预期。个体虽然要努力克服，但在那个时候却无能为力。在躯体上，焦虑会引起自律神经系统升高活动，肾上腺素输出量增多，以及血压升高和心跳加速。另外，皮肤冒汗，脸色苍白，口干舌燥，呼吸短促，肌肤失去弹性，排尿和排粪的频率增多。如果这种状态持续一段时间，就会出现坐立不安。消化和睡眠受到影响，不易入睡，注意力难以集中，变得暴躁，容易发脾气，挫折感和缺乏耐性等。这些情形，难分辨其是一种身心状况、一种复杂的情绪或是一种行为的反应，事实上，都有关联，只是牵连的程度深浅不同而已。

3. 焦虑发生的原因

（1）社会心理方面。例如，母亲与子女之间的感情关系，在病态的焦虑形成上有着重要影响。研究显示，拥有不稳定的早期家庭生活经验的儿童，要比控制组（拥有较稳定的家庭生活）的儿童显得更为焦虑。这项“依附”实验研究同时显示，这些较焦虑的儿童，长大后倾向于较具攻击性和较为反社会。

（2）遗传方面。家族和遗传研究显示，遗传因素和“广泛性焦虑”（generalized anxiety disorder）无关，却与“恐慌症”（panic disorder）有关。

然而，一项包括对动物施以选择性繁殖和家庭双生子的研究发现，大约有15%的焦虑官能症患者，其父母、兄弟也是焦虑的；双生子在焦虑官能症上的共患率是50%（李明滨，1989）。

（3）生化方面。从生物学的观点，个性不安反应是因交感神经系统兴奋，促进肾上腺素的分泌，因而呈现神经生理反应。

研究显示，额叶皮质、边沿系统（尤其海马回系统）、中缝背核（nuclei of the dorsal raphe）及蓝斑（locus ceruleus）在焦虑症状的发生上扮演重要角色（李明滨，1989）。此外，神经物质如多巴胺、5－羟色胺、γ－胺基丁酸和去甲肾上腺素等的作用，在有关焦虑的神经生物学研究上得到肯定的答案。

（4）心理防卫方面。心理分析论者认为，神经症状焦虑是对未认知到的危险反应。这种危险由于心理防卫机制未能为患者辨认出来。有时这种危险只是象征性的。神经症状焦虑可为童年、少年或成年期未解决的冲突重新呈现而激发。该派学者中另有人强调“创伤”是各种焦虑的源泉。也有人认为焦虑源于死亡本能，是敌视和攻击的一种反应。

4．焦虑的盛行率

在流行病学的研究上，焦虑症盛行率的统计颇不一致，马克（1973）依据文献统计其盛行率占一般人口的2%～5%。安德逊等（1984）以DSM－Ⅲ的诊断标准调查则报告约占2.5%，发病年龄在16～40岁之间（李明滨，1989）。

1997年，美国《儿童与家庭》杂志所做的一项调查，显示美国有半数以上的家长，每周至少有一次觉得心情焦虑。此外，每天下午5～7点是家长最焦虑的时段，而家里的孩子胡闹、吵架、说谎、不合作、不听话是这个时段父母焦虑的主要根源。在其他时段的焦虑源中，家庭的各项开销居首，其余依次是家长对管教孩子的歧见、工作和家庭无法兼顾、生活内涵乏善可陈等因素（郑清荣，1997）。

5．焦虑的类型

（1）急性焦虑症（又称为惊恐发作）。病发于突然间，没有原因地感到心慌意乱、紧张不安或莫名的恐惧，似乎预感将大祸临头。此时，伴有心悸、胸部憋闷、头晕、脸发热、手足发麻、肌肉颤抖或抽动、浑身出汗。严重时捶首顿足，坐立不安，长吁短叹，甚至高声怪叫，几乎就要发疯或窒息死亡。有些患者感到尿急便急，赶紧往厕所跑。这种状况一般持续数分钟到两三个小时，然后自行停止。但有些患者一周里会发作好几次，甚至一天内发作好几次。

（2）慢性焦虑症（又称泛虑症）。患者常有恐惧的预感，终日紧张不安，坐卧不宁，好似时刻等待着不幸的来临，因此，有人以“愁来无方”描述这种恐惧状态。患者不论遇到什么事情，都倾向于往坏的结局去想。经常担心自己或亲人会发生意外，担心自己的病无法治好。同样，患者还常伴有心悸、心慌、胸闷、胃部不适、尿频、尿急、肌肉疼痛、性功能障碍以及乱经等症状。忧虑和高度警戒成为广泛虑症的特征。

6. 焦虑性疾患

焦虑依情况不同而产生不同疾患，包括：

（1）恐慌症。

（2）恐惧症，又分社交恐惧症、惧旷症、特殊恐惧症。

（3）强迫症疾患。

（4）重大创伤后遗症等。

7. 焦虑症的衡鉴

如同忧郁一样，不宜贸然断定何者是焦虑、何者是焦虑症，临床上有其不同的症状，今仍依照 DSM－Ⅳ的准则如下。

（1）恐慌症发作（panic attack）。指在特定时期内有强烈害怕或不适感，突然发生下列四种以上症状，并在 10 分钟内达到最严重程度。

① 心悸、心怦怦跳或心跳加快。

② 出汗。

③ 发抖。

④ 呼吸困难或窒息感。

⑤ 胸痛或不适。

⑥ 哽塞感。

⑦ 恶心或腹部不适。

⑧ 头晕，不稳感觉，头昏沉或昏厥。

⑨ 失去现实感，觉得事物不真实，或失去自我感（感觉与自己疏离）。

⑩ 害怕失去控制或自己发狂。

⑪ 害怕即将死去。

⑫ 感觉异常（如麻木或刺痛感）。

⑬ 冷战或脸潮红。

（2）惧旷症（agoraphobia）：

第一，个案焦虑自己置身某些地方或情境，若发生未预期或与情境相关联的恐慌发作或恐慌样症状之时，会逃脱困难（或令人困窘），或得不到救助。

此症的典型害怕包含各种特征性的情境，独自离家在外，身处群众或排队行列中，身处桥上，利用大客车、火车或小汽车旅行。

第二，畏避惧旷症的情境（如限制旅行），或带着强烈痛苦而忍耐，或焦虑而产生恐慌发作或恐慌样症状，或需要他人陪伴。

第三，此焦虑或畏避行为无法以其他精神疾患作更佳的解释，诸如社会畏惧症、特殊对象畏惧症、强迫性疾患、创伤后压力疾患或分离焦虑疾患。

(3) 社会畏惧症（社会焦虑疾患）(social phobia，social anxiety disorder)：

第一，明显持续害怕一种或多种社会性或操作性情境。在此情境下，必须与不熟悉的人相处，或可能被他人细查。此情景下害怕自己可能将因行为失当（或显露症状）而招致羞辱困窘。

对儿童来讲，必须有证据显示其有能力与熟人建立与其年龄合宜的社会关系，而且焦虑不只在与成人互动时才出现，在同侪团体也会发生。

第二，暴露于使其畏惧的社会情境几乎必然引起焦虑，这可能以必受情境触发型，恐慌发作或易受情境诱发型恐慌发作的形式出现。

对儿童来讲，此焦虑可能以哭泣、发脾气、战栗或从与不熟悉的人相处的社会情境退缩来表现。

第三，成人能理解自己的害怕是过度或不合理的。而儿童可能没有这项特质。

第四，患者逃避所害怕的社会情境或操作情境，或怀着强烈焦虑或痛苦而忍耐。

第五，针对所害怕的社会情境或操作情境的逃避行为、预期性的焦虑或身处其间的痛苦，严重干扰患者的正常生活、职业（或学业）功能、社交活动或社会关系；或此人对畏惧症感觉十分苦恼。

第六，若个案年龄未达 18 岁，则总时期至少 6 个月。

第七，害怕或逃避行为，并非由于某种物质使用（如药物滥用、临床用药）或一种一般性医学状况的直接生理效应所造成，也无法以其他精神疾患（如伴随或为伴随惧旷症之恐慌性疾患、分离焦虑疾患、身体畸形性疾患、一种广泛性发展疾患或类分裂症人格疾患）作更佳解释。

第八，若有一般性医学状况或其他精神疾患，与前述害怕无关，如并非害怕口吃、发生于帕金森氏病的震颤，或发生于心因性厌食症或心因性暴食症的异常吃食行为。

(4) 强迫性疾患（obsessive-compulsive disorder）：

第一，具有下列强迫意念：

① 反复而持续的思想、冲动或影像，某些时候可以经验到它们为闯入的、不合宜的，并且造成明显的焦虑或痛苦。

② 此思想、冲动或影像不仅是针对现实生活问题的过度忧虑而已。

③ 患者企图忽视或压抑这些思想、冲动或影像，或企图以某些其他思想或行为来将其抵消。

④ 患者能理解这些强迫思想、冲动或影像是自己心中所产生（而非思想插

入般由外界所强加）。

第二，具有下列强迫性行为：

① 重复的行为（如洗手、排序、检查）或心智活动（如祈祷、计数、重复默念字句），患者感受这是反应于一种强迫意念，或依据某些必须严格遵守的规则而必须执行。

② 此行为或心智活动是为了避免或减少痛苦，或避免某些可怕事件或情境；然而这些行为或心智活动与所欲抵消或避免之事物间，不是没有现实途径的关联性，就是程度上明显的太过分。

③ 在此疾患病情的某些时刻，患者能理解自己的强迫意念或行为是过度或不合理的。

④ 强迫意念或行为造成显著痛苦，浪费时间（每日超过 1 小时），或严重干扰患者的正常生活、职业（或学业）功能或一般社交活动或社会关系。

⑤ 若存有其他疾患（如饮食、拔毛癖、性倒错等），则强迫性意念或行为的内容并非局限于此。

⑥ 此障碍并非由一种物质使用或一种一般性医学状况的直接生理效应所造成。

（5）创伤后压力疾患（posttraumatic stress disorder）。患者经历过一种创伤事件，同时具备下列两项：

第一，患者曾经验、目击或被迫面对一种或多种事件，这事件牵涉实际发生或未发生但构成死亡的威胁或严重身体伤害，或威胁到自己或他人身体的完整性。

第二，患者的反应应包括强烈的害怕、无助感或恐怖感受。儿童则可能代之以混乱或激动的行为来表达。

此创伤事件以一种以上的下列方式持续被再度体验：

① 反复带着痛苦让回忆闯入心头，包括影像、思想或知觉等方式。儿童则可能发生重复扮演表现此创伤主题或相关方面的游戏。

② 反复带着痛苦梦见此事件。儿童可能为无法了解内容的噩梦。

③ 仿佛此创伤事件又再度发生的行动或感受（包括再经历当时经验的感觉、错觉、幻觉或是解离性瞬间经验再呈现，不论当时惊醒或处于物质中毒皆算在内）。儿童则可能发生重复扮演创伤的特定内容。

④ 暴露于象征或类似创伤事件的内在或外在某相关情境时，感觉强烈心理痛苦以及有生理反应。

第三，持续逃避与此创伤有关的刺激，并有着一般性麻木（创伤事件前无），可由下列三项以上显示：

① 努力逃避与创伤有关的思想、感受或谈话。

② 努力逃避会引发创伤回忆的活动、地方或人们。

③ 不能回想创伤事件的重要部分。

④ 对重要活动兴趣显著降低或减少参与。

⑤ 疏离的感受或与他人疏远。

⑥ 情感范围局限（如不能有爱的感受）。

⑦ 对前途悲观（如不期待能有事业、婚姻、小孩或正常寿命）。

第四，持续有以下两项以上惊醒度增加的症状（创伤事件前无）：

① 难入睡或难保持睡着。

② 易怒或爆发愤怒。

③ 难保持专注。

④ 过分警觉。

⑤ 过度的惊吓反应。

第五，此障碍（上述症状第二至第四点）总期间超过一个月。

第六，此障碍造成临床上重大痛苦，或损害社会、职业，或其他重要领域的功能。

（6）急性压力疾患（acute stress disorder）：

第一，此人经历创伤事件同前述“创伤后压力疾患”之第一至第二点。

第二，在经历此事件的当时或之后，短期内出现下列三项以上解离症状：

① 主观感觉麻木，疏离或没有情绪反应能力。

② 对自己环境的认知能力减小，失去现实感。

③ 失去自我感。

④ 解离性失忆（无法回忆创伤事件的重要部分）。

第三，此创伤事件，至少有一种以下列方式继续再度体验：反复出现影像、思想、梦、错觉、瞬间经验再现；或感觉过去经验再浮现；或接触到提醒创伤事物时觉得痛苦。

第四，明显地逃避会勾起此创伤回想的刺激（如思想、感受、谈话、活动、地方或人们）。

第五，焦虑或警醒度增加的症状明显（如睡眠困难、易怒、专注力不良、过分的警觉、过度的惊吓反应及运动性不能静止）。

第六，此障碍造成临床上重大痛苦，或损害社会、职业，或其他重要领域的功能，或使患者无能力进行必要的步骤，可借告诉家人创伤经验以得到必要协助。

第七，此障碍延续至少 2 天，但最长不超过 4 周，并在创伤事件发生后 4 周内发生。

第八，此障碍并非由某种物质使用或一种一般性医学状况的直接生理所造成，无法以短期精神疾患作更佳解释。

（7）广泛性焦虑疾患（generalized anxiety disorder）：

第一，针对许多事件或活动过度焦虑或担忧（预期的忧惧），至少6个月期间患者的担忧期比不担忧期长。

第二，发现自己很难控制忧虑。

第三，焦虑及担忧伴随发生下列三项以上症状（儿童可以只有一项）：

① 不能静止或感觉浮躁或不耐烦。

② 容易疲累。

③ 难保持专心或心中一片空白。

④ 易怒。

⑤ 肌肉绷紧。

⑥ 睡眠障碍（难入睡，或难保持睡眠，或睡不安稳而对睡眠不满意）。

第四，焦虑担忧对象并非局限于一种疾患特质，如焦虑对象并非焦虑担忧即将恐慌症发作（如恐慌性疾患）、公开受窘（如社会畏惧症）、被玷污（如强迫性疾患）、离家或离开亲人（如分离焦虑疾患）、变胖（如身心症、厌食症），或正罹患重病（如虑病症），并且此焦虑担忧并非仅发生于创伤后压力疾患的病情中。

第五，此焦虑担忧或身心症造成临床上重大痛苦，或损害社会、职业，或其他重要领域的功能。

第六，此障碍并非由于某种物质使用或一种一般性医学状况（如甲状腺功能亢进症）的直接生理效应所造成，也并非仅限于一种情感性疾病、精神性疾患，或广泛性发展疾患之病程中。

8. 焦虑性疾患对睡眠的影响

各方面研究文献综合显示，各种焦虑性疾患的患者，睡眠障碍是主要临床症状之一。失眠抱怨的发生率，目前并不清楚，一般认为相当高。典型的焦虑相关睡眠障碍的表现为频繁觉醒，同时伴随着焦虑梦境，并因反复发生而引起制约化（conditioned）反应，致患者总是担心无法入睡或维持睡眠，愈担心愈睡不着。

广泛性焦虑障碍患者，在多导睡眠图、睡眠生理脑波仪（PSG）检查的特点是，轻度至中度患者以睡眠维持性失眠为主，重度患者以睡眠过程破坏为主。一般而言，广泛性焦虑患者主要是抱怨入睡困难，不常抱怨夜间醒觉。疲倦和缺失精力，是在醒着的时候普遍的症状，但白天的小睡不常发生。

关于创伤后压力症候群患者的报告称其影响主要是入睡困难，主要原因是在睡眠持续困难时，在梦中又再记忆起创伤事件，也就是梦魇（Ross, et al., 1986）。

研究显示，畏惧性疾患或强迫性疾患的患者，只有当刺激引起焦虑时（这个焦虑又与睡眠有关），或病情严重至影响患者生活时，才会产生失眠，并不是所有畏惧性疾患或强迫性疾患的患者都会失眠。

恐慌性疾患较严重的慢性症状患者，在发作期间，睡眠障碍相当普遍。恐慌性发作可发生于正要入睡时或睡眠期间。

研究发现，在一个睡眠疾患中心有15%的患者，会有焦虑性疾患的诊断表征（Tan, et al., 1984）。

9. 处理建议

临床医师的经验报告，心理治疗和行为治疗对焦虑性疾患相当成功，行为治疗对畏惧性疾患及强迫性疾患较有效。传统的心理治疗对广泛性焦虑疾患较有帮助，而心理治疗和行为治疗对恐慌性疾患及创伤后压力疾患的疗效尚未被确立。对恐惧性疾患的有效治疗，专家建议将患者逐渐暴露在恐惧事物的环境中，即敏感减免法。

抗焦虑性的药物治疗，在专业医师的诊治下常被使用。

第十八章　神经生化系统疾患睡眠问题处理

一、概说

本书第八章提到，任何部位出了问题都会引起睡眠问题。因为人类的睡眠是中枢神经系统大脑功能的正常作用，因此，神经生化方面的不正常就会影响正常睡眠；换言之，不正常睡眠同样影响中枢神经系统的不正常。

中枢神经系统病变带来疾患，林林总总，不胜枚举，如本书前述的睡眠呼吸暂停症候群、睡眠暴力行为、不宁腿症候群等睡眠障碍无不与中枢神经系统有关。本章仅以现代较为常见的阿兹海默症、帕金森氏症、睡眠癫痫为例予以陈述，它们都属于神经生化系统的疾患，对睡眠会产生一定的影响。

二、帕金森氏症的睡眠障碍

1. 界定

帕金森氏病（Parkinson's disease，PD），有人称帕金森氏症（Parkinson's syndrome，PS），其实这两个名词稍有差别。前者是詹姆斯·帕金森（James Parkinson）于1817年首先报告一些临床上发现的症状，如静止性颤抖、动作缓慢、肢体僵硬及不稳定等，是由中脑黑质和黑质的纹状体变性引起。为纪念他的发现，后人将此病征概言为帕金森氏病。以后相继发现数十种因素和疾病可诱发帕金森氏病症状，称为帕金森氏症，又称继发性帕金森氏症。

帕金森氏症好发于60岁以上的老年人，约占1%，70岁以上可达3%~5%（罗荧荃等，2005）。年轻人罹患率不高，但也有一至两成，文献记载最年轻的帕金森氏症患者只有10岁。台湾大学医院接获最年轻的个案为29岁。白种人发生率高于黄种人。台湾曾在宜兰和金门进行盛行率调查，55~64岁宜兰人的盛行率为0.35%；金门的盛行率为5%左右（朱乃欣，1998）。

2. 临床特征

（1）运动缺失（akinesia）。动作迟缓或缺失，转动身体显得僵硬，步履倾斜向前，快速小碎步。脸部无表情，状似戴面具。

（2）生理学检验时呈现迟钝僵硬及肌肉僵直。

（3）身体的任何部位会有两侧细微颤动；手指有如“数钞票”动作。

3. 对睡眠的影响

综合有关文献报道，帕金森氏症的患者74% ~98%有睡眠障碍，主要是睡眠时断断续续，半夜觉醒，白天嗜睡，造成半夜觉醒的原因有夜尿，在床上翻身困难，小腿痉挛疼痛，梦魇，背痛，肢体、颜面肌张力不全及小腿抽动。患者由于长期服药治疗也会产生睡眠障碍。

1998 年，Lee，et al. 曾以 220 名帕金森氏症患者作研究，发现有 215 个患者有睡眠障碍，夜间的症状包括：65%患者有翻身困难，55%患者有小腿疼痛痉挛，48%患者有做噩梦，33%患者有肢体及颜面肌张力不全，16%患者有视幻觉。

研究发现，有40%的患者有焦虑症及恐慌发作，有高达33%的患者出现视幻觉或听幻觉，而这些疾患都会影响睡眠，因此更使患者睡眠障碍雪上加霜。

4. 处理建议

（1）帕金森氏症患者均有行为及心理障碍，给予正确的行为心理治疗有利于改善病情，减轻睡眠障碍。例如，调整睡眠→觉醒周期，由于患者多为老年人，活动少，卧床时间多，很容易破坏睡眠→觉醒节律周期，故白天应尽量离床，曝露于室外阳光下，听一些兴奋、激情的音乐，尽量减少午睡。晚上尽量延后上床睡觉时间，使睡眠→觉醒节律调整至正常时间。

（2）正规的药物治疗仍不可少，应至医院请教睡眠治疗师。

三、阿兹海默症的睡眠障碍

1. 界定

1906 年，德国医师阿兹海默（Alzheimer）首先描述一种老年性痴呆症，后人就以他的名字将该病命名为阿兹海默病（Alzheimer's disease，AD）。因此，阿兹海默症几乎与痴呆症同义，一般人则直接称 AD 为痴呆症。其实痴呆的种类繁多，阿兹海默症只是其中一种。按 DSM – IV 的分类，除阿兹海默型痴呆外，还有血管性痴呆、其他一般医学状况造成的痴呆、物质诱发之持续性痴呆及多重病因造成的痴呆等。

2. 临床特征

（1）发展出多重认知障碍，同时有以下的表现：

第一，记忆损害（学习新信息或记忆过去已学习信息之能力损害）。

第二，存在下列认知障碍一种（或一种以上）。

① 失语症（aphasia）：语言障碍。

② 失用症（apraxia）：即使运动功能良好，仍有执行运动活动之能力损害。

③ 认识不能（agnosia）：即使感观功能良好，仍无法认识或分辨物体。

④ 执行不能：即计划、组织、排次序、抽象思考之障碍。

（2）阿兹海默型痴呆。研究者发现，颇多类似早期老人痴呆，但本质不同。阿兹海默型痴呆的特征是逐渐缓慢出现，具有发展性、不可逆性、认知功能持续变差。而此认知障碍并非是持续恶化的中枢神经系统状况、已知会造成痴呆的全身性系统及物质使用诱发的状况等。

另外，此障碍无法以另一种疾患（如重忧郁、精神分裂病）作更佳解释。

阿兹海默型痴呆患者智能衰退早期不易觉察，研究者将其分为三个阶段：

第一阶段：记忆衰退，工作效率不佳，方向感不好，有困惑感、激动不安等情绪。

第二阶段：智能加速衰退，性格改变，语言困难、运用不能、领悟不能及计算能力丧失，幻想，幻觉，帕金森氏症等。

第三阶段：智能衰退严重，不关心周遭，行动变得不便，甚至失禁等现象。

3. 阿兹海默症的发生率

大多为65岁以上的老年人。据估计，65岁以上的人有6%~10%；85岁以上的人有20%~50%（D. A. Evans，1989）。发病年龄是40~60岁之间，男女比例是1：2~1：3（何志培，1993）。

4. 阿兹海默症发生的原因

到目前为止，对阿兹海默症发生的原因各有不同的说法。现代尸检结果发现，患者脑部都是有的特征是神经病理学和神经生化的改变，如海马、蓝斑、颞叶顶皮层有神经细胞数量减少，并形成盘丝状的神经纤维结和由淀粉样变性蛋白构成的神经炎斑及颗粒状的空泡（周东丰，1980）。

5. 阿兹海默症患者对睡眠影响

阿兹海默症患者的睡眠障碍与神经元退化有关。研究报告指出，患者调节睡眠的脑干区域和神经荷尔蒙的通路有退化性的变化。产生深度睡眠脑波活动的大脑皮质组织有退化的变化。

研究者发现，阿兹海默症患者的睡眠障碍普遍存在下列症状：

（1）睡眠呼吸暂停症候群，且女性比一般同年龄男性高。18%患者有中等程度的睡眠呼吸暂停（指数大于 5）。

（2）周期性肢体抽动症。有 34% 患者在睡觉时有中等程度的抽动（指数大于 5）。

（3）入睡困难。这是阿兹海默症患者最常见的症状。

（4）早醒。多数在凌晨 4 至 5 时即醒，醒后再难以入睡。

（5）睡眠时反复觉醒。睡眠呈片断情形，醒后再入睡时间大于 5 分钟，长者达 30 分钟。

（6）白天过度嗜睡。常于上午 8 至 9 时，下午 3 至 4 时，小睡 30 分钟不等。此外，稍坐立即瞌睡，一天出现十次或数十次不等。

（7）夜间躁动及日落症候群（nocturnal agitation sun downing syndrome）。在傍晚或深夜出现意识模糊、焦虑、急躁、不安、喊叫、漫游和精神恍惚现象。并对约束者进行暴力反抗，发生情况与痴呆症程度相一致，睡眠质量下降。

6. 处理建议

（1）行为治疗，如加强白天日光照射，尤其日出及日落时；限制白天嗜睡，加强患者的社交活动及体能活动。

（2）痴呆所致的睡眠障碍，药物治疗不可少，需医师为之。

四、癫痫症的睡眠问题处理

1. 界定

癫痫（epilepsy），根据我国古籍记载，有时把它称为“羊痫风”、“猪母癫”、“羊角风”、“羊晕”（闽南语），等等，完全是症状上的描述。因为有些患者在发作中或刚结束时，口中常会发出低沉急促浓浊的声音，极似猪叫，故称为“猪母癫”；有些患者在发作时常会手脚僵直似羊头上的双角，故以其形状命名，称为“羊痫风”或“羊角风”；又因病发时常会昏倒，故又称为“羊晕”。以此类推，若年幼病人嗓音尖锐似鸡鸣叫者，则称为“鸡癫”；若发声强而有力似狗吠者，则称“狗癫”；若发作结束时的喘息声酷似跑步时之鼻息者，则称“马癫”；又有发作时手腕极度弯曲，五指并拢直伸，似猴爪一般，称为“猴癫”。其实不论外形如何，都一样是癫痫症。它是突发性脑细胞功能异常所导致的精神疾患。

19 世纪末叶，杰克逊医师（Hughling Jackson）依生理学给癫痫下定义：“它是用来形容一种脑灰质所发生的、偶然的、突发的、过量的及快速的局部放电的名词。抽筋只是一种症状，它可在各种健康不同的状况下，在各种年龄里，在数不清的状况下发生”（台湾大学医院神经精神科癫痫研究小组，1970）。

2. 癫痫的成因

（1）内在的生理心理因素。

癫痫真正的成因，已知它是一种大脑微细功能障碍。综合临床上的研究，下面这些情形都有引发癫痫的可能性：

第一，脑部受伤。这种伤害也许在胎儿时期发生，也许在生产的一瞬间（难产，婴儿卡在阴道中造成缺氧）产生，也可能是各种发炎症的结果（如脑炎、脑膜炎、麻疹、百日咳、神经性梅毒等），也可能来自严重的头部外伤、脑部肿瘤或循环性障碍的结果。

第二，身体异常。身体其他器官不正常（如肾脏病、大脑退化性疾患、血管疾患及一些脂质代谢异常等）。

第三，情绪上的困扰。这是因为脑部早已有不正常的部分存在，所以，癫痫常会在情绪不安，烦躁时发生。

（2）外在的情绪因素。临床显示，绝大部分的癫痫都不需要外界因素来诱发，并不需要什么特别原因，但发现少数患者的发作特别容易被某些因素所诱发，通称为“反射性癫痫”。如：个案被光诱发的称“光反射性癫痫”，被声音所引发的称“声音反射性癫痫”，其他还有如“惊吓性癫痫”（因受到惊吓而发作）、“音乐性癫痫”（因听某些音乐而发作）、“思考性癫痫”（如思考数学题目而容易诱发）、“浸泡热水性癫痫”（洗热水澡或浸泡入澡缸而容易引起发作）、“刷牙性癫痫”（因刷牙时牙刷刺激牙龈而容易引起发作）等，这些都曾在临床出现。据报道，在日本亦发现打算盘对某些癫痫患者容易诱发，称为“算盘癫痫”。更不可思议的当推“吃诱性癫痫”，这是在吃的过程中很容易诱发的癫痫。台湾南部一名10岁女童，一日跟妈妈逛街时，无意间被人碰撞一下，旋即像被点穴似的，全身定住，无法动弹，并不自主地傻笑。妈妈回头看到女儿的模样，还以为女儿是跟她开玩笑，但之后又发生多次同样情形，经高雄长庚医院医生检查证实是“反射性癫痫”。医生指出，这类患者如在不知情的情况下被人触摸，即使摸到衣服，也会呆若木鸡；若触摸动作太大，就会全身抽搐。尚有一名七八个月大的婴儿，一听披头四的音乐就面露痛苦表情、四肢抽筋，癫痫发作。

（3）遗传。早些时候的研究指出，没有迹象显示癫痫与遗传有关，因为大部分的癫痫患者找不到遗传的家族史。但某些特别型态的癫痫已被证实遗传是一个重要因素，如小孩的失神性小发作、热性痉挛，甚至被发现其致病的基因在第二十及第六对染色体上。关于遗传率有不同的说法，有人说不到5%；也有人说癫痫患者下一代得的几率比一般人高，是11%：1.6%，而在10岁以前患癫痫者，也比10岁以后患者较容易传给下一代（蔡明兰，1992）。

3．癫痫的发生几率

台北荣总癫痫科医师关尚勇（1998）指出，一般癫痫的平均年发率是每10万人中有100人。随着年龄的增长而减少，但到60岁以上又增加。若以年龄来分，则4岁以前的婴幼儿年发率最高，每10万人中有268人；40～59岁间则为每10万中有12人；大于60岁者则为每10万人中有82人。而癫痫患者占总人数为0.5%。

癫痫发生原因与年龄关系如表18－1所示：

表18－1　癫痫的发生年龄与可能原因

婴儿期	0～2岁	生产时的伤害、先天性缺陷
少年期	2～10岁	特发性的、生产伤害、先天缺陷、炎症、脑血管塞
青春期	10～20岁	特发性的、外伤、生产伤害、先天缺陷
青年期	20～35岁	外伤、肿瘤、特发性的
中年期	35～55岁	肿瘤、外伤、脑血管疾病
老年期	55～70岁	肿瘤、血管疾病

资料来源：台湾大学医院神经精神科癫痫研究小组，1970

4．癫痫的类型

癫痫依发作形式不同，种类很多，在临床表现上主要有四大类：

（1）大发作（grand mal），又称全身性癫痫（generalized epilepsy）。多数有先兆，发作前患者有头晕，上腹部不适，恐惧，心慌及感觉（如嗅觉、听觉、视觉）异常、肌肉僵直而倒下去，昏迷，喉头痉挛，发出叫声（如猪、羊叫声），呼吸停顿，面色苍白，瞳孔散大，头和眼转向一侧，牙关紧咬，甚至咬破舌头，口吐白沫，大小便失禁，强烈抽动一两分钟后转入阵挛，肌肉变得一松一紧，数分钟后，就会松弛躺在地上，进入昏睡状态，约半小时或数小时后逐渐清醒。

（2）小发作（petit mal）。小发作是一种良性、典型的失神症，多发生于小孩身上。临床研究发现，小发作的发病年龄一般在5～9岁，3岁以前或15岁以后很少。发作时会突然停止一切动作，眼神发呆、无反应、有时会眨眼睛、双眼直视，躯干前屈、低头，手或颈部会轻微抽动，嘴唇出现吸吮或咀嚼的动作。此时，也因为肌肉会轻度放松，握在手中的东西（如笔、筷子、碗等）可能会掉下来。此种发作时间很短，一般是5～10秒，很少超过30秒。发作次数从每天一两次到400次，大概3～5分钟就会发作一次，所以，这类小朋友在上课时完全无法听讲和做笔记。

此类典型发作于睡眠或清晨将醒时，患童单侧嘴巴有刺痛感，包括舌头、嘴唇、牙龈和脸颊的内侧。发作会侵犯喉咙，导致不清楚、难以理解的言语，因为无法吞咽而唾液增加，并有奇怪的喉音。孩童意识清楚，知道自己想说什么，但无法以适当言语表达。

癫痫失神性发作的小朋友，有10%～40%都有家族性遗传倾向，男女比例大致相等。它是儿童癫痫最常见的型态之一，几乎占了1/4（黄立同，2000）。

（3）精神运动型癫痫（psychomotor type）。精神运动型癫痫多发作于成年人身上，患者突然意识模糊，往往在工作或睡眠中突然起立、徘徊、奔走，可持续数分钟至数小时。有时表现出恐惧、愤怒、凭空咀嚼、吞咽等异常行为，发作过后自己完全不知，也没有印象。

（4）杰克逊型癫痫（Jacksonian type）。这是根据第一位描写此症的神经科医师杰克逊而命名，一般又称“局限性”发作。

患者在发作之初，神智依然清醒，但有一边的腿部、上肢、脸部或躯干会发生抽搐或麻木，然后逐渐扩散至全身大部分地方。到了发作的后期，转成大发作，患者失去知觉。

另外，有人将癫痫症归为原发与继发两大类，这是依患者于脑电图检查有无异常以及假性癫痫和真性癫痫。

第一类：原发性癫痫。此类又称功能性癫痫，发病原因尚不明了，往往在儿童期发病，与遗传因素可能有一定关系，脑部检查一般无明显的病理改变。这类患者受各种因素影响，例如，情绪波动、饥饿、发烧、强烈的声光刺激等容易诱发癫痫。

第二类：继发性癫痫。又称器质性癫痫，此类常发生于各种疾病，癫痫发作只是这些疾病的一个症状或后遗症而已。例如，颅内肿瘤、脑血管畸形、脑动脉硬化、脑血栓、脑缺血、脑缺氧、脑膜炎、脑寄生虫病、颅脑外伤、尿毒症、血糖过低、血钙减少、维生素 B_6 缺乏等，都可引起癫痫发作。

又有人将可由脑波测得到的发作称为“真性发作”，另一种脑波侦测不到的称为“假性发作”。所以，癫痫有真性发作和假性发作两大类。假性癫痫又称心因性癫痫，是由于心理情绪所导致。

5. 癫痫症对睡眠的影响

癫痫发作在睡眠后和觉醒前者称睡眠性癫痫（sleep related epilepsy）。Fere 在1890年曾报告他的癫痫患者有2/3在下午6时至早上8时之间发作，尤其是在凌晨2时至5时之间；Gowers 在1901年曾报告自己的患者有42%的人只在白天发作，有21%只在晚上发作，而有37%没有特定的发作时间（叶世彬，2006）。

众多研究发现，非快速眼动睡眠期的癫痫发作增加，在快速眼动睡眠期的癫痫发作减少，原因是神经元在睡眠时对同步化兴奋性突出传入敏感性增强，不同的睡眠期相对于发作间放电，发作阀和神经元的兴奋有不同的影响。癫痫与昼夜生物节律有关，癫痫发作大脑放电具有昼夜倾向，部分癫痫发作常常出现于每天特定时间，由此证明它与生物节律有一定关系。

癫痫与睡眠的关系相互作用，密切相关。癫痫影响睡眠，发作的程度和范围以及发作出现的时间均影响睡眠的质量。虽然患者夜间睡眠总量正常，但睡眠质量下降。同样，睡眠周期也影响癫痫的发作，不规律的睡眠→觉醒周期或睡眠剥夺等睡眠障碍，也可能成为促发癫痫的因素。

6. 夜间癫痫造成的睡眠影响

（1）睡眠行为障碍。噩梦、惊叫、遗尿、呼吸暂停是夜间癫痫发作患者常有的行为表现。

（2）心理障碍。研究发现，夜间癫痫患者中不乏存在心理问题，一方面与患者的素质、性格有关，另一方面，各种压力刺激确能使癫痫发作。此外，患者由于长期受癫痫纠缠，对治疗失去信心，产生自卑感，情绪忧郁。再者，担心时刻不能预期的发作带来的危险，妨害正常生活，失去很多社会活动机会，不免带来失落感，加之社会、家庭不良刺激等均可导致严重的心理问题，因而造成失眠及睡眠失调等问题。

7. 处理建议

（1）癫痫患者有严重的心理障碍，进行心理治疗尤为重要，行为治疗须靠患者自己的努力及家人甚至周遭的人给予适时必要的协助。

（2）癫痫患者特别需要有充足的睡眠，晚上不可熬夜，养成每天按时上床睡觉，次晨按时起床的良好睡眠习惯，以免因睡眠不足而导致癫痫发作。中午的午睡也不宜少。睡姿应忌俯卧，尤其是夜间发作频繁的儿童，以防万一因俯睡而招致窒息。

（3）癫痫患者需要长期甚至终身服药，须遵照医师指导，切勿擅自停用。

第十九章　睡眠障碍心理治疗 DIY

一、概说

睡眠障碍的种类繁多，现今的国际《睡眠疾患分类》就搜集 84 种之多。不管哪一类型的睡眠疾患，临床表现都各有不同，但有一个共同的主诉点是“失眠”。而失眠症不管是从病因，还是从临床表现来看，都与心理因素有关。所以，临床心理治疗师卢世盛（2008）肯定地说：“睡眠障碍九成因心理或作息引发。”心病要用心药医，古今中外皆然。

《急备千金药方》云：“凡卧，先卧心，再卧身，后卧眼。”此外，中医学以阴阳论睡眠，认为人的正常睡眠是“心神所主”。中医学认为，“人一生下来根本是无病的，之所以有病是医师的种种解释和外界事物的入侵”。

以现代科学观之，中外所谈的“心”，已不是无形、虚无缥缈的名词，已经物化，就是生物上的“脑”。其功能的正常与否，作用显露于外是为“精神表现”。睡眠不佳，会致心情苦恼，精神萎靡不振，难以明辨是非，对生活没有兴趣，这些都是脑的功能——情感的、行为的、认知的、动机及驱力的问题。所以，意欲治疗睡眠障碍就需先治心、治脑，道理至为明显。台湾精神医学界和心理学界有见及此，2001 年，成立了一个“精神健康基金会”，以推动台湾地区的人们“保养头脑，免除烦恼”，并与“台湾睡眠医学会”相呼应。有了健康的脑，烦恼免除，自然会得到安眠。其方法是从“认知”（cognition）和“行为”（behavioral）两方面着手，就是心理学上所言的认知治疗和行为治疗。

二、认知行为治疗失眠的临床实验

1998 年，美国哈佛医学院 Jacobs 医师以其 10 年的研究与临床经验，利用放松疗法以及认知行为的技巧来进行无药的失眠治疗。经科学证明，这是一套安全、自然、有效的无药物治疗方法，取得斐然的成绩：100% 的失眠患者报告失眠改善；75% 的患者恢复正常睡眠；90% 的患者减少或停止服用安眠药。长期继续追踪结果发现，这些人继续保持良好的睡眠习惯，甚至睡得更好。靠此疗法的患者比吃安眠药的患者更快入睡。

Jacobs 在对失眠患者进行这项治疗后发现，可以使原本平均每天需要大约 80 分钟才能入睡的失眠患者将时间缩短到 20 分钟。他将这项研究结果发表在《行为矫治》期刊里，证明无药物的方法可使失眠患者得到正常睡眠。

在另一项科学测试中，Jacobs 比较睡得好的人与受过此无药物治疗方法的慢性失眠患者的脑波发现，这些平均要 75 分钟才能入睡、平均有 11 年失眠历史的患者得到了惊人的改善：

（1）他们能在 20 分钟内入睡，与平常睡得好的人相差无几。

（2）他们的睡眠质量、情绪与白天的生活也有明显的改善，不比睡得好的人差。

（3）从测试到的较慢脑波可以得知他们在床上的心情比较放松。

（4）在长期后续追踪里，他们均维持良好的睡眠质量。

Jacobs 在临床上发现，大多数的失眠患者都是由心理与行为引起的，包括：

（1）关于睡眠的态度与想法。

（2）对于失眠消极、烦恼的看法。

（3）无法控制睡眠的感觉。

（4）运动不够或日晒不足。

（5）太早上床或睡得太慢。

（6）试图控制睡眠而不是让它自然发生。

（7）对于压力的不良反应。

（8）清醒地躺在床上，沮丧又紧张。

Jacobs 针对患者上述心理，运用各种无药物治疗技巧，对那些患有 5 年以上失眠经验患者，每晚只睡 4 小时，半夜醒来后躺好几小时也睡不着，整个人觉得疲倦、沮丧、绝望的患者进行治疗。此后，患者可以每晚睡 7 小时，即使醒后也很快入睡，变得更平静、更有活力，白天办事更有效率，重新掌控了自己的情绪与健康。治疗技术是使患者：

（1）将失眠看成一种可以解决的问题。

（2）改变对睡眠消极、紧张的看法。

（3）更有效地管理压力。

（4）采用放松疗法。

（5）利用睡眠的正面态度所产生的力量与生理反应。

(6) 避免在床上待过长时间，每天在同样的时间起床，以此来加强头脑的睡眠周期。

(7) 接受明亮的日照，每天固定运动时间。

(8) 改掉“企图睡觉”的习惯。

(9) 利用小睡来振奋心情与提高自我表现。

(10) 培养对睡眠的控制感。

Jacobs 定出了一个六周的认知行为疗程，如下表所示：

六周认知行为疗程

周次	主题
一	改变对睡眠的看法
二	养成有益睡眠的习惯
三	了解影响睡眠的生活方式与环境因素
四	放松疗法
五	学习摆脱压力
六	培养减压、促眠的态度与观念

Jacobs 还运用放松技术来帮助儿童与青少年处理与压力有关的症状，包括慢性病痛、头痛、肠胃不适、脑炎和高血压。由于他的失眠疗法成效卓著，美国国家卫生研究院（National Institutes of Health，NIH）曾奖励给他一项代表最高荣誉的四年期研究经费。

三、信念、正向思考可以治失眠

科学家发现，人类的思想、信仰可转化为细胞组织的因子，这就是近代研究人员注意到的精神（心理）可转变成物化，成为普遍研讨的论题。已经得到证实，一些安慰剂在预期的心理下，可使病情明显改善。

（一）安慰剂的奇迹

案例

据报道，一位绝症患者莱特先生的故事在医学界流传甚广。故事的主人翁于

1957年得知自己罹患绝症，医师诊断他只剩下几天存活的时间。住进美国加州长滩医院之后，莱特先生的恶性肿瘤已经有如柑橘一般大小，他听说科学家发现了一种显然对癌症有效的马血清，于是要求医师为他注射。

莱特的主治医师魏斯特最后同意为他注射马血清，几天后，这位原本濒临死亡边沿的病患，竟然开始愉悦地和护士聊起天来。根据魏斯特医师的书面描述，莱特先生的恶性肿瘤“恰似热炉上的雪球般逐渐消失”。

两个月以后，莱特先生从几项医学报告得知，使用马血清是江湖郎中的疗法。他的病情再度爆发。不过，魏斯特医师告诉他，不要相信报上写的，并且又为他注射了据称有两倍疗效的新药。虽然这些实际上只是盐水，但莱特的恶性肿瘤再度慢慢消退。

莱特先生健康地度过了接下来的两个月，直到他读到一份确认马血清毫无疗效的报告，才在两天之后与世长辞（陈文和，1998）。

（二）安慰剂的心理机制——预期理论

科学家运用最新的脑组织显像技术发现，有很多生物机制会将人类的思想、信仰和欲念，转化成为细胞、组织和器官中的转变因子。他们同时也得知，人类的认知基础并不在于来自外界的各项信息，而是人脑依据先前经验对接下来会发生什么事情的预期。

如何解释这样的现象，认知心理学领域的新理论——预期理论，或许可以提供答案。与巴甫洛夫的制约论一样，预期理论也涉及联想学习。康乃迪克州立大学的精神病理学家指出，人们的疾病史上接受过医疗经验，将会对日后就医的过程产生制约效应。

事实上，美国科学家于1978年就发现了安慰剂的效应，它作用在人类大脑的类鸦片（Opioid）系统上，这是大脑自己分泌的吗啡系统。当科学家将类鸦片感受体的拮抗剂打进去，使这些感受体不能活化时，安慰剂效应就此消失。但是，近来的脑造影研究更发现心理可以直接影响大脑不同部位的活化。科学家先给受试者某个强度的刺激使其产生痛感，然后给他打一种止痛剂（其实是盐水），再给他较弱强度的刺激，同时告诉他是同样强度的刺激，因为他觉得疼痛感轻了，于是就深信这是一种有效的止痛剂。下次再给他原来强度的刺激时，他会因为对这个药物的信心而不感觉那么痛。实验者在受试者第一次接受刺激时，扫描他的大脑，然后与让他产生信心后，再接受同样刺激时的大脑影像作比较，发现原来掌管疼痛的地方活化减弱，而前脑处理心理预期的地方增强起来。换言之，心中真正相信一件事时，大脑会因应心理而改变原来处理刺激的部位，这是信心的神经机制。《失乐园》的作者弥尔敦（John Milton）说得好：“心可以使你在天堂觉得像地狱，或在地狱觉得像天堂。”大脑可使我们看到不存在的东西，心理预期可以改变大脑作业。研究发现，安慰剂可以有 35% 的药效（洪蓝，2005）。

（三）思考会影响内分泌——快乐或悲伤操之在己

日本田园都市厚生医院院长、《脑内革命》一书作者春山茂雄，其家族世代以东方医学为业，4 岁时就开始跟祖父学针灸、指压，8 岁时取得医师资历，后又进入东京大学钻研西医，可以说是一位贯通中西医术的专家。他针对脑内吗啡的功能也作了更进一步的阐释和佐证，指出正面思考的效果，凡能抱持正面思考的人，一般很少生病，如果一直以负面思考应对，就会很容易生病。这种与心情有关的生理机制主要是肾上腺素（Adrenalin）、去甲肾上腺素（Noradrenalin）、脑啡肽（Enkephalin）、β 内啡肽（β－endorphin）等。

当一个人发怒或紧张时，脑内就会分泌出去甲肾上腺素；感到恐惧时会分泌肾上腺素。若经常生气或感受强大压力时会因去甲肾上腺素的毒害而生病，促进老化，最终造成死亡。相反，常常保持微笑，凡事往好的方面去想，往有利方面去应对，脑内就会分泌促使脑细胞活化愉快心情的荷尔蒙，就是所谓的脑内吗啡，大约有 20 种，作用方式、强弱有别，但药效作用大致相同，快乐最强的是 β 内啡肽。

睡眠时各阶段出现的脑波不同，春山茂雄也研究了脑内吗啡与脑波的关系，指出当大脑分泌吗啡时，一定会从脑中发出 α 脑波。出现 β 波时，β 内啡呔会消失；虽然接受的刺激相同，可是要看头脑如何去把握，它会变成 α 波或 β 波。β 波对维持生命不可少，不过，若只出现这种 β 波，人不但无法长寿，也不容易享受到快乐的人生，而在某种意义上要出现 α 波。这是简单的事，那就是不管做什么事都能肯定地去接受，并存心感激而进行正面思考，就可以呈现 α 波状态。形成 α 波最有效的方法是冥想训练。出现 α 波，脑内就会分泌出 β 内啡呔等快乐物质。凡事都向好的方面想而进行正面思考，就会分泌 β 内啡呔，心情会变得很好；如果觉得讨厌、憎恨、愤怒，β 内啡呔就不会出现。这就是“病由心生”。

春山茂雄指出，大部分的疾病和精神压力有关，70%～90% 的疾病可以说来自精神压力的原因；在成人病方面，说是 100% 也不为过。当然，这些压力就是睡眠障碍的根源。

（四）生气、愤怒会抑制细胞生存

人常生气、愤怒、负面思考，不但影响睡眠，长此以往，也容易生病甚至导致死亡。美国斯坦福大学做了一个很有名的实验，拿鼻管搁在鼻子上让你喘气，然后再拿鼻管放在雪地里 10 分钟。如果冰雪不改颜色说明你心平气和；冰雪变白色，说明你很内疚；如果冰雪变紫色，说明你生气。把那紫色的冰雪抽出1~2毫升，注入小老鼠体内，1~2 分钟后，那只小老鼠便会死亡。紫色冰雪的毒性成分研究也已得到证明。所以，生气不但容易造成睡眠障碍，也容易得肿瘤，这是一个很严重的问题。

台湾大学医院病理科前主治医师李丰 30 多年来每天在显微镜下看人体细胞的生老病死。她说，人在高兴时，细胞很圆润，就像 18 岁的年轻人；人在生气时，细胞就像 80 岁的老头，皱皱缩缩的。而且，好细胞和生病的细胞完全不一样，“癌细胞是扭扭曲曲、乱七八糟的样子”。她说，越了解细胞，越为自己过去糟蹋细胞而感到惭愧。因为她 30 年前曾罹患过淋巴腺癌，她了解这点，当年为她治癌的医师，均已经过世了，可是她还活得很健康（李采洪，2007）。

四、信心加信仰产生“神迹”

（一）“神迹”可使心境安宁、增强免疫力

临床人员发现的“神迹”，是看到或听说有些病人本来已被宣布患了不治之疾或病情严重，经过自然疗法或宗教力量竟然不药而愈或情况逆转。以现代医学观点解释，不外是当初的诊断不正确，或患者或家属对诊断的理解出现偏差，许多并不肯定的诊断造成患者意外的惊喜。另外，有些像奇迹似的案例报告，到底是自然痊愈或借由其他治疗发生转机则无法考证。

案例

瞎子的奇迹

伟大的《弥赛亚》神剧作曲家韩德尔是英国 18 世纪最具声誉的作曲家，他在 67 岁那年双目失明，可是这并没改变他乐观、幽默的个性。有一次，他的医生半开玩笑地对他说，你现在的作品是不是应该找当代最著名的盲人音乐家为你演奏呢？韩德尔说，这怎么成，圣经上不是说着，瞎子牵瞎子，两个人就一齐跌到谷底了。

韩德尔以他一贯的乐观、爽朗又度过了 7 年的创作生涯。这位英籍德国作曲家，壮硕、肥胖，有一双弯曲臃肿的腿，一生中经历了种种挫折，最值得一提的

是他曾在1737年中风。那是他开始从不被人看好的歌剧创作转为神剧音乐创作，而在成功的同时，他却疲劳过度而病倒，很幸运的是他中风也奇迹似地复原，这更使他感觉到神的保佑，所以在以后的创作更致力于以圣经为蓝图的神剧乐曲。

每当圣诞节来临，几乎全世界都在欢唱他《弥赛亚》中的《哈利路亚》，《弥赛亚》是那么令人感动的神剧音乐。有人说，韩德尔得到来自天上的灵感。的确有相当多的神迹感动他的心灵，使这些创作能激发后人的共鸣。

“神迹”或许能透过病人的信心坚定、心境安宁来增强自己免疫力达到疗伤止痛的目的，从韩德尔的音乐，人们可以感受到他的乐观、爽朗，这正是一般人应该用以面对灾难、挫折的心理。人生不管是正为疾病所苦恼或悲伤彷徨无依，寻求“神迹”作有利的支柱，应是可行的办法。

（二）有信仰的人比较不易生病

旧金山加州大学精神科主治医师杨锦波（2001）报告，有超过200篇研究报告指出，信仰有助于健康，有信仰的人比较不容易生病；即使病了，康复也较迅速，也比较不易死于各类病因。多篇报告指出，定期参加宗教活动的人，比较不易罹患高血压、心脏病。下面是这些研究的发现：

1. 有信仰的人长寿30%

依据研究报告，200多位接受开心手术的病人，在术后6个月，自认可以由信仰得到平静和力量的人，存活率比其他人高3倍。综合42篇报告，调查包括12多万人的结论指出，热衷于宗教活动的人，约比一般人长寿30%。

2. 有信仰的人不易忧郁、焦虑

该报告指出，有宗教、信仰的人，也同时享有较佳的心理健康。他们比较不容易忧郁或焦虑，比较不会酗酒、滥用药物或者寻求自杀。30位因臀部骨折而开刀的老妇人，有坚定信仰者，在出院时的行步状况较佳，忧郁度也减轻；300位内科神经科的住院退伍军人，依靠宗教来调适自己较低的郁闷度。这种心情稳定作用，在6个月以后依然持续。在住院中的精神分裂症患者，因家人勉励而坚定信仰者，再入院率比家人无宗教信仰者低。

3. 有信仰的人婚姻较美满

该报告说，寻求宗教深层意义的人对生活的满意度较高，离婚率较低。他们有较高的道德标准，能够体谅他人，较有爱心，乐于助人。数则校园调查指出，有宗教信仰的学生，婚前性关系、未婚怀孕及犯罪比率都较其他学生为低。

4. 有信仰的人可缓解失业冲击

信仰可以给身处逆境的人带来希望，帮助他们找到生命的意义，走出人生的谷底，研究者对71位失业的亚洲移民进行调查，发现宗教信仰对失业的心理冲击有缓解作用。在艾滋病患者中，勤于静坐和祈祷的人，有较强的生存战斗力；有坚定信仰的癌症患者焦虑度较低，感觉生命有意义，对前途怀抱希望。

5. 有信仰的人身心及社会症状较轻

信仰对健康的帮助没有宗教派别的差异，1 300名门诊患者的调查结果显示，定期参与宗教活动的人，不论教别，他们的身体、心理及社会症状都显著较轻。一篇总结报告指出，宗教的健康效益来自心灵层面的探求。但利用宗教来谋求私利的人，反而比较独断、具有偏见、有较高的焦虑及对死亡的恐惧。

五、思考正向，去除负向，化解怒气，增强自信

（一）学习正面思考的方法

种种实验研究证实，乐观者脑部分泌的神经化学物质具有刺激细胞生长发育的功能，本身的免疫系统也间接受到强化，对外来细菌、病毒的抵抗力增加，自然不会产生睡眠诸种问题。然而，如何做到使人不产生负面情绪？当面临挑战或陷入困境时，如何产生解决问题的企图心，找出适当的解决方法，达到正面思考的处事态度？专家建议，可经由“学习”与“环境调整”获得。方法如下：

（1）思考就像个人的内在对话，为增强自信，多用正向的字词陈述自己的感受与观点，如“我会”、“我能够”、“这是有希望的”、“这是可以解决的”等。

（2）人总难免有非理性的认知，会造成负面情绪出现。这时应反省惯用的思考模式，了解是否有足够证据支持或有其他解释，尽量以具建设性的想法取代。

（3）做任何事情之前，不妨在心中先想象成功的结果，借以激发潜能，以利于达到目标，应验心理学中的预期效应。

（4）广泛阅读励志书籍，观赏幽默的戏剧影片，并养成运动习惯。在疏解压力之余，陶冶性情，培养正向的人生观。

（5）多结交正向思考的朋友参与其言行表现，长期耳濡目染，有助于对人对事、对物的思维改变。

（6）一旦事与愿违，心里难过本无可厚非，但切勿妄自菲薄，毕竟未来尚有无限的可能。应从挫折中吸取教训，累积实际经验，将失败变为东山再起的助力。

（7）时时记住：留得青山在，不怕没柴烧。

正向思考非一蹴而就，须通过不断练习、磨炼、检讨，且落实于日常生活中，逐渐养成习惯，避免非理性思考。

（二）去除负向情绪

忧郁患者的诉说中负面想法居多，失眠、担心自己会不会自杀，越担心越退缩。临床治疗师遇到这种情形，所用的认知行为治疗法，就是鼓励患者把这些想法写出来，然后教他反驳自己的想法，自己挑战自己。即使没人倾听，也是一种抒发。

（三）化解怒气

每年的 10 月 10 日是世界心理卫生日。2001 年 10 月台湾“卫生署”将该年 10 月定为心理卫生月，主题为“情绪管理——怒气纾解”。

弗洛伊德指出，畅所欲言、写杂记、游玩、休闲娱乐，都是调整情绪、纾解怒气的健康方法。美国情绪管理专家帕德斯（Emrika Pedus）等人推荐发泄怒气、维持健康七步骤（魏忻忻，2001）：

（1）认清怒意。

（2）找出生气的对象。

（3）给“肇事者”合理的空间，告诉自己：“那个找我麻烦的家伙，搞不好日子不好过。”

（4）数到 10，或以其他方法放松心情。大部分心理学家都同意，报复心态的发怒，一点好处都没有。

（5）以不攻击方式，将不满表达出来，与其说“你不公平，你错了”，不如说“我觉得受伤，你的所作所为，并没有考虑我的需要”。

（6）倾听很难，但这是解决问题的关键。

（7）宽恕。宽恕会让你觉得“爱”才是人际关系的主宰。

（四）增强自信

面对外来压力，没有勇气迎战，这表示你的自信心不足。英国心理学家提出 10 种方法可帮助你增强自信心（容小翔，2001），也可帮助你晚上好眠：

（1）每天照镜三遍。清晨出门时，对着镜子修饰仪表，整理衣着，务必使你外表处于最佳状态。午饭后，再照一次镜子，修饰一下自己，保持整洁。晚上就寝前，再照镜子。这样一来，一整天你就不必为自己的仪表担心，可以专心工作或学习了。

（2）不要想着自己的缺陷。每个人都有自己的缺陷，你对自己的缺陷想得越少，自我感觉就会越好。

（3）请记住，你感觉明显的事情，其他人不一定注意到。当你在众人面前讲话感到面红耳赤时，你的听众却可能认为你两腮红润，令人愉快。

（4）不要过多地指责别人。如果你常在心里指责别人，这种毛病就可能成为习惯。总爱批评别人是缺乏自信的表现。

（5）大多数的人喜欢的是能当听众的人，因此当别人讲话时，你不宜用机智、幽默的插话来博取别人的好感。他们不一定喜欢你，但会批评你卖弄，自讨没趣。你只要注意听别人讲话就够了。

（6）为人要坦诚，不懂不要装懂，要坦白承认，也不能故作冷漠，否则，只会引起别人厌烦，也不会提高你的自信心。

（7）要在自己的身边找一个能与你分享快乐和承受痛苦的朋友，这样，在任何情况下你都不会感到孤独。

（8）不要试图用酒精来壮胆提神。如果你羞涩腼腆，那么就是将酒瓶吃下去也无济于事；如果你潇洒大方，滴酒不沾，也会讨人喜欢。

（9）拘谨可能使某些人对你抱有敌意。如果某人不大理你，不要总觉得是自己的错。

（10）一定要避免使自己处于不利的环境中。否则，虽然人们对你表示同情，但他们同时也会因感到自己比你地位优越而轻视你。

总之，以上说的思考正向、去除负向、化解怒气、增强自信，如果都能做到，或大部分做到，可以保证你夜夜好眠。

六、压力、情绪管理——安神助眠

几乎所有失眠都与压力有关，压力是现代人必须勇于面对的课题。如何处理压力，专家各有主张。在此，谨介绍美国研究压力的著名学者巴巴拉·寇萱（Barbara Kuczen，1987）的压力处理方法，不必花钱，也不必看医生，简单易行有效，可作参考。

（一）正确找出压力的身体症状

临床显示，压力有并发症及延续情形，其显露的信息在颈部及背脊下半部不适，有80%起因于此，肌肉常处于绷紧状态，须力求放松。

（二）学习松弛反应

哈佛大学心脏学家宾逊（Herbert Benson，1975）首创“松弛反应”一词。他发现，当一个人正在沉思、冥想以及做一些缓慢的动作时，身体内会产生一种宁静的气息，心跳、血压及肺部的氧消耗量降低，并产生新陈代谢作用，α 脑波亦会增加，因为这些脑波与情绪宁静有关。松弛反应训练方法有很多种，如：

1. 冥想

无中生有地想象，集中思想于某一事物上，可以免除其他杂念，降低压力。

2. 创造性意象

可利用预先特别设计的录像带，引导自己或当事人进入一个平和、安详的心灵世界。

3. 肌肉松弛训练

基本要领是身体各部位肌肉依次先拉紧后放松，使副交感神经起作用。

4. 寻找替代发泄物

如果你对上司或某人不满，可以写一封信狠狠骂他一顿，此信不必寄，只是发泄而已。重击自己的枕头及软物，心理学家证实很有用，不伤人亦利己。

5. 寻求支持系统

你的至亲好友都是你的支持系统，但不可依赖成性，这些人在你一生中的紧要关头时拉你一把就够了。

6. 建立健全的自我意识

凡事要对自己有信心，没有人会无缘无故地想害你。保持正面、积极、肯定的行为，拥有乐观进取的心，纵然得了艾滋病或癌症，也会活得很安详，一觉睡到天亮。

七、衣、食、住、行、育、乐调理好，夜夜安眠

日常生活的衣、食、住、行、育、乐反映个人的心理、自尊，进而影响睡眠，稍加调整，将会获得好心情，夜夜安眠。

1. 衣：睡觉时穿什么衣服最好

有人主张不穿衣服裸睡有助于放松、安然入眠，但有些人反而会因此妨碍睡眠。穿睡衣入眠是目前社会大多数人的习惯。睡衣要宽松，质地要轻柔、吸汗、透气，不宜使用尼龙化纤制品，这是基本的常识。一个人的衣着不但影响睡眠，也会影响心情。

美国心理学家杰克·布朗（1999）研究发现，称心的衣着可松弛神经，安定情绪，平衡心理；不相宜的服装穿上身，会使人心绪纷乱和情绪波动。

专家们认为，在情绪欠佳时，尽量不要穿有皱褶的麻质衣服，否则，会使心情复杂，更加烦乱；也不要穿质地挺硬的服装，以免增加心理的僵硬、死板和不快感。此时，宜穿柔软的衣着或针织的服装，以免衣服束缚而产生压迫感。宽松的衣服会使人呼吸轻松，血液畅通，从而疏解不良情绪。

衣服颜色也有同样的效果，躁症患者心烦时，不宜穿对视觉有强烈刺激的色彩衣装，如大红、光鲜亮丽的衣服，会使人心情更加不安。若改温和的淡色调，如天蓝、淡青、淡红、淡黄等色彩的服装，心情往往会很快平静下来。但忧郁症患者情绪沮丧时，不宜穿淡色布料的衣服，会加重精神状况不良。

老年人穿着花哨一点，是健康益寿的好方法。据英国对3 000余名老年人的调查发现，注意衣着打扮的老年人与不善于衣着打扮的老年人相比，患与精神因素有关疾病者少30%以上。

心理学家研究发现，人在心情愉快时，机体可分泌有益的激素、酶和乙酰胆碱，这些活性物质流量、神经细胞的活化以及心脏器官的代谢活动，都可调节到最佳的状态，并可增强免疫系统功能。

2. 食：吃什么、怎样吃最佳

科学家发现，食物与睡眠有一定关系，人体生物时钟运转与人的起居、进食关系密切。医师建议，失眠者早餐不宜过饱，轻微的饥饿会使白天少打瞌睡，晚上容易入眠。

食物与心情关系密切，美国畅销书《唤起心中的巨人》、《激发无限的潜力》作者安东尼·罗宾认为，生命的质量取决于细胞的质量，要让细胞健康，就要提供氧气、养分及排毒功能。他提供下列几种方法：

（1）吸食氧气。深度呼吸，吸食氧气，这是供应细胞需要的氧气，控制淋巴的数量，产生顺畅排毒效果等最有效又简单的方法。

（2）多食用富有水分的食物。如水果、蔬菜和芽苗，不仅提供丰富的水分和养分，还有涤清的作用。

（3）正确的食物搭配。不同种类的食物有不同的消化方式，若同时进食，会因消化不良产生副作用。如水果与淀粉及蛋白质相克，水果无须在胃内消化，直入小肠很快被吸收，但淀粉及蛋白质需要在胃部停留一小时，如果水果被这些食物阻塞在胃里，容易腐烂而产生毒素。早餐宜喝果汁或吃水果，且一定要在空腹时吃，但饭前半小时内不宜吃水果。

（4）控制食量。许多实验证明，吃得少，活得久。正餐之间不要进食，让身体有足够的时间来涤清自己。

美国伊利诺伊州卫生研究所主任瓦西等研究人员发现，暴力行为与人体内的化学物质均衡有关，而此种化学物质不均衡的状况会受饮食影响。研究显示，改变有暴力倾向男性的饮食后，其暴力倾向可以获得改善。

心情忧郁、情绪不佳时，专家建议吃巧克力、咖啡等甜食类食物，可以在几分钟内迅速改变情绪。因为糖类可以透过血清素的提升，来舒缓压力及改善情绪。当人焦躁不安，沮丧无力时，愈甜的食物愈可以很快地提升脑中的血清张力，安稳神经系统，暂时解除烦恼。吃巧克力会使人心情好，感到快乐而且精神振奋，这是因为吃巧克力会增加大脑中的血清素和内吗啡的含量，具有提神作用；同时，大脑会分泌苯乙氨物质，使人觉得精神振奋。

精神振奋是否意味着使人睡不着？其实不然。因为食用食物使人精神振奋而不忧郁，是一种恢复平衡作用，不会影响睡眠。

至于吃巧克力会发胖、影响胆固醇问题，宾夕法尼亚州立大学实验研究发现，巧克力对于血总胆固醇和低密度脂肪组织蛋白胆固醇水平均无影响，却可显著升高对心脏血管系统有利的高密度脂肪组织蛋白胆固醇水平。

但也有人认为，少吃糖可以减少夫妻争吵。研究也发现吃糖过多的人往往容易变得脾气暴躁、冲动、任性、对周围事物反应过敏。换言之，有躁症的人，不宜吃过多的糖类食物。其实任何食物都不宜过量。

3. 住：睡在哪里、怎样睡最好

依中医睡眠养生学的观点，对住（寝室）的基本要求是，通风、保暖良好，没有气味，卧具适宜，冬暖夏凉，光线宜暗，空气清新，温度、湿度适中。但有心理疾病者注意，如有惧高症者，不宜住高楼大厦顶层。有躁郁症者，不宜住靠近交通繁忙、车水马龙的地方。有惧旷症者，不宜独居空旷幽暗的地方。一个长于思考的人，应尽量避免与有躁郁倾向的人住在一起，除非他忍耐力很够，否则容易精神崩溃。有妄想症者不适合住在人多的地方。

居所光线太强，不利躁郁症患者；太弱，会增加忧郁症心理。摆设零乱，有压迫感；空间小，装潢多，华而不实的“燕窝”不适宜久居。

住所好坏会影响情绪，在自己的感觉上有一个合适的空间以及合适的环境，对舒解身心是很重要的。

美国迪拉威尔大学（Uni. of Delaware）的研究发现，医院里的病人，住在能够看到窗外的树木及草坪的地方，在整个疗程上用药较少，且出院早，比住在只能看到砖墙的病人康复迅速。

颜色心理学专家相信，颜色有治疗的效果，温暖的色调，如粉红色、玫瑰色或桃红色等，充满热情。冷色调如蓝色和绿色，有利于松弛。黄色是一种病色。

居所内散发着芳香，可以降低家庭中人际关系紧张程度，芳香可以治疗忧郁症及其他身心症。日本的研究指出，拔牙和分娩时放松神经，预防感冒等都可借助芳香疗法。日本古贺教授调查发现，脑波及脑内血流会因香味产生变化。

拿破仑每当凯旋回国时都会写信给他的妻子约瑟芬，叫她不要洗澡等他回来，好让他品味她的气味。埃及艳后会在地板上铺满一尺厚的玫瑰花瓣，借着花的香味，引诱她的爱人。中国唐朝的杨贵妃非常喜爱花浴，总让全身萦绕诱人的香味。慈禧太后接受临幸之前，一定会洗个香浴，再插朵夜合花，入宫与皇帝共度春宵。可见芳香对人睡眠情绪影响之大。

4. 行：饭后百步走，活到九十九

行就是运动，增强肌肉，燃烧脂肪。日本医师春山茂雄（1996）建议，过了25岁的人要尽量避免过度激烈运动，做一些轻松的运动有利于脑内吗啡分泌。30岁以后最好做体操系列运动，如伸展体操。

俗语云："饭后百步走，活到九十九。"医生总会对病人建议多运动，走路是有益身心健康的运动。不可否认，住在城市的人健康不如住在乡村的农民，很明显，城市的人走路少，运动少。城市的人多以车代步，久而久之会产生一种所谓"经济舱症候群"，其意最初是指搭飞机乘坐经济舱经长途飞行，由于座位太小，造成血栓而致死亡，其后研究发现，坐在任何狭小位置从事某种单一的活动时，如使用计算机、打麻将等，都会引发血栓，造成身体不适或死亡。研究证实，久坐不动容易伤心、伤筋、伤肌、伤脑、伤神等。

美国学者研究指出，每日运动30~45分钟，每周5天，持续12周后，免疫细胞数目会增加，抵抗力相对增加。运动达到心跳加速即可，晚餐后散步很适合。太过激烈运动或时间超过1小时，身体反而制造出一些荷尔蒙抑制免疫系统的活动（庄维哲，2009）。

挪威人喜欢吃鲜活的沙丁鱼，然而沙丁鱼运抵港时，存活者寥寥无几。偶尔一次，有人发现，抵港后鱼舱里的沙丁鱼基本上存活着，原来是该舱里有若干鲶鱼。鲶鱼喜欢四处乱钻，搅得沙丁鱼不得安宁，只好跟着鲶鱼游动。由此，渔民们得到启示，在装沙丁鱼的鱼舱里放上若干鲶鱼，从此解决了沙丁鱼在运输途中死亡的难题。这种现象人们谓之"鲶鱼效应"。"鲶鱼效应"也可以解读到人们的身上，医学证明，适度的活动使肾上腺素分泌增多，心跳加快有力；由于心脏排血量增加，各器官组织得到充分供血、供氧的良好保护，血管的舒张功能随之改善，增强免疫系统的功能，百病不生，心情愉快，晚上不会有噩梦，也就安然入睡。

5. 育：正常的性活动是一种有氧运动

育的意义与"性"息息相关。美国《时代》杂志（2004）报道，研究发现，情欲和活跃的性生活，不仅能减少忧郁，也能够延长寿命，改善心脏健康，加强对抗疼痛，增强免疫系统功能，甚至预防某些癌症。

心肺功能的研究发现，做爱能够消耗约两百卡热量，相当于跑步 30 分钟。到达高潮时，心跳和血压都会提高一倍，可以断定性爱就像其他有氧运动一样，能防止心脏病。

性功能磁振造影的研究发现，性高潮会启动脑部分泌脑内吗啡控制疼痛，减少焦虑不安情绪。

同时，研究发现，每周做爱一两次的人，体内免疫球蛋白含量比禁欲者多出 30%。

已婚的人通常比较长寿，也比较不会忧郁，能够减少妇女患乳癌和男子患前列腺癌的可能。

正常性生活对男女双方都有美容效果。女性变得双目有神，颜面泛红，皮肤润滑光泽，乳峰变大，健体健心，益智治病。

沮丧有时也是一种情绪春药，心理学家研究发现，这两者有密切关系，例如，一些忧郁症患者在初期时，都表示他们的“性”趣明显增加。专家认为，沮丧其实是不满的负面情绪累积在心的结果。由于性行为是具有攻击性的肢体行为，有宣泄负面能量的效果，从而化解不悦的情绪。

性行为时会集中注意力，将痛苦的情绪转移，得到暂时忘忧的效果。一次满意的性经验，会使当事人信心大增而忧郁感自然消失。

1990 年英国也有一项研究报告，一星期亲热三至四次的男人可以有效帮助他们防范心脏病和中风。

这项对韦尔斯地区 2 400 名男子持续进行的研究称，即使不激烈的性行为也可以大大降低发生心脏病的风险。这个结果应可让一些担心发生心脏病，而只能做轻微运动的男人感到安慰。性行为就和慢跑一样，都是不错的运动。

这项研究说，一周三至四次性行为的男人 10 年后发生重大心脏病或中风的风险可以减半。先前的研究曾表示，性行为必须达到大大增加心跳的地步并持续一段长时间才会发生效益。

主持这项研究的布里斯托大学教授艾布拉欣说，过去的看法是性行为需一周至少三次，持续 20 分钟或更长些，以致引起流汗气喘才有益，现在他们则认为即使是轻微到适度的性行为也很可能对循环系统产生某些保护作用。不过，这项研究并未探讨到对妇女健康的长久影响。

一项对英国医师进行的最新调查中，医师认为要获得一夜好眠，最佳的办法就是和枕边人“炒饭”。这项对英国的 400 名医师进行的调查，每 6 名受访的医师就有一人主张睡前享受“鱼水之欢”是高质量睡眠的保证，55 岁以上的医师特别推荐这个“性爱治疗法”。

6. 乐：怎样听音乐、该听什么音乐

听音乐可以治病，已是不争的事实，但哪些音乐适合治疗哪种病是要思考的。精神科治疗师李信谦（2001）指出，忧郁症患者宜听轻松的音乐；躁症患者，心思涣散，适合听节奏稳定的音乐；焦虑的患者，可以听巴赫的音乐，但不宜听太激乱的音乐。

乐的范围极广，琴、棋、书、画、歌唱、舞蹈、戏剧、旅游、运动等都有使人乐以忘忧的效果，唯音乐更能治疗精神疾患。

据文献报告，在聆听的过程中，音乐给人们共鸣的感受，在生活中就扮演起治疗的角色。

古埃及人认为音乐是“灵魂之窗”，波斯人相信音乐是善良的精灵化身。古希伯来人也用音乐来治疗身体和精神的疾病。旧约中记载了戴维的竖琴演奏平息了塞维尔王的精神狂乱的传说。18 世纪有位意大利名歌手法利勒尼，应王妃的恳求，在国王寝宫的邻室演唱四首歌曲，使当时正患忧郁症的国王奇迹般痊愈，证实音乐确能治疗心灵的创伤。

日本东邦大学附属医院的研究指出，人听到自己喜欢的音乐时，紧张的心情会跟着放松，血液会变得比较流畅，皮肤的湿度提高，身心都会获得轻松。

医学上已确认胎教可用听音乐来实施，胎儿在五六个月大时内耳、中耳、外耳等听觉系统逐渐建立，已有听觉反应，当母亲沉浸在莫扎特、舒伯特、肖邦等轻柔曼妙的钢琴乐曲中，胎儿也随着母亲的心跳、呼吸、血液流动的节奏、韵律舞动。常听古典音乐的胎儿，出生后不易哭闹，且可刺激脑部分泌荷尔蒙，增进免疫力。据生理神经学的理论，从小听音乐可刺激神经细胞，加速传递信息，有助于智力发展。

动物实验证明，旋律规则的声音有助于神经网络形成，教育学者利用音乐疗法，借音乐配合舞蹈或游戏，训练身心障碍（智障、自闭症、脑性麻痹）儿童的节奏感及肢体动作，获得很大的成就，这些儿童变得活泼，人际关系明显改善。科学家研究发现，海豚的叫声对刺激胎儿的大脑成长更有效。海豚超音波叫声所产生的效果，可促进胎儿意识发展。据报道，英国希望和海豚一起游泳的准妈妈人数现在已逐日大幅增加。

瑞典医学院研究证明，为老年人播放旋律优美的音乐，能够延迟大脑的衰弱。老年人发生情绪不稳、精神压抑等症状时，透过音乐疗法会有明显的疗效。

音乐可以促使乳牛产奶增加，火鸡听音乐可使肉质鲜美。各种动物喜欢听音乐的报道在各处频传，实验也得到证明。植物人听到歌声而苏醒这样的案例，在很多地方都曾发生过。

2009 年来自台湾工业研究院一项研究报告称，听音乐的疗效主要出自脑中

的 α 波升高，这是该研究院针对台湾自制的纾压音乐进行实验，发现受试者听这类音乐 15 分钟，脑中 α 波平均增加 21%。由于 α 波一般是在放松时出现，证实听这类平静音乐确实具有放松效果。

主持上述研究计划的该研究院量测中心医学计划发展部研究人员表示，人脑可测出的脑波有四种，分别为 α 波、β 波、θ 波、σ 波，它们各自会在不同的状况下出现。α 波只要闭眼就会出现，β 波在专注思考、紧张时出现，θ 波、σ 波则分别在刚入睡或沉睡时出现。

研究人员介绍，上述实验分为五个阶段，先测验受试者睁眼及闭眼各 5 分钟时各种脑波的能量；再让他们各听 15 分钟纾压音乐，以及将纾压音乐随机重组的混乱音乐；然后再重听一次纾压音乐。结果发现受试者听纾压音乐时脑中的 α 波比闭眼时的 α 波多 21%，比听混乱音乐时多 24%。

不过，研究人员强调，α 波提高虽表示放松，但和心情是否愉快并无关联，就像 β 波提高并不表示焦虑，如“科学家有重大的成果发现时，由于处于专注思考，紧张状态，脑中的 β 波提高，但同时也非常快乐”。因此，听纾压音乐只能确认“放松”的客观效果，并不表示听了一定快乐。

研究者同时也指出，由于每个人偏好的音乐不同，感受也会有年龄、文化、经验等差异。例如，在这项研究中有位老太太听纾压音乐觉得莫名其妙，反而变得紧张，α 波降低；但听了熟悉的歌仔戏，立刻放松下来，α 波升高。

上述种种事实证明，听音乐确有使患者心理放松、舒缓压力的效果，但要注意适合患者的文化、年龄、经验背景，否则适得其反。

八、松弛技术训练

1. 一般概念

很多人都知道，忙碌紧张的生活压力，遇人不淑……晚上睡不着时，都会告诉自己要“放轻松！放轻松”，但说来容易，做起来不易。

一般人遇到压力时，情绪出现反应，而这些反应的型态取决于先天的人格特质及后天环境的经验。例如，先天是焦躁急性子，做事冲动、容易烦恼、钻牛角尖的人，要他放轻松有违本性，不容易做到；后天环境则与过去遇事处理的结果有关。譬如说，老板遇到事情不顺时发了一顿脾气，周遭的人看见老板发脾气赶快加紧脚步完成任务，效果很好，这位有权的老板往后很可能自然而然地以发脾气来处理事情。生活经验的学习，比方说，学校老师常以体罚来管教学生，这些学生毕业成人后也很容易以体罚暴力来解决问题。

再者，为了放轻松而努力放轻松，可能反而不轻松，放轻松是要恢复到平衡状态，而不是完全放掉情绪，否则，容易“弹性疲乏”。

压力也有正面意义，它会促使人们专注，提高创造思考力。但压力过大时，则有负面作用，影响人们的思考判断，进而影响情绪、失眠、波及行为，引起肌肉酸痛、全身不适。所以，放松就是恢复身心平衡状态。下列方法是认知和行为练习，是医学验证的有效放松方法，时为临床精神医师所强调。

2. 4 分钟心情放松法

美国加州心理医师派德斯基和格林博格博士著的 *Mind Over Mood* 一书介绍了4种放松练习（黄怡翔，1999），认为只要4分钟的练习时间，就会感受到它的效果。其实这些练习也普遍地为国内外临床人员研究并获得肯定。

（1）呼吸术（腹式呼吸法、深呼吸、调整气息法）。当人焦虑或紧张的时候，出现很多浅而不规则的呼吸，这种呼吸的形式引起氧和碳的不规则状态，因而造成焦虑、紧张的躯体症状。所以，若能至少用4分钟来练习呼吸术，就可以减少焦虑，因为这是恢复氧和二氧化碳平衡的约略时间。

“深呼”和“深吸”时用相等的时间及容量是最有效的，方法是将一只手放在胸部，另一只手放在胃部（也有人建议将双手轻放在腹部，姿势可卧可坐），在腹上的这只手在吸气时会被带动。尝试“呼气、慢慢地默数到一、二、三、四，再吸气，慢慢地默数到四……”假如可以练习到4分钟之久，就会感觉到比现在更轻松。不论用嘴或鼻子呼吸都没关系，用任何一种方法呼吸，只要温和及缓慢就可，不要一次吸气太大口。

皮耶·帕拉蒂（2007）在《腹作用》一书指出，腹部是人类的第二大脑，作用决定人体80%的免疫力。进入21世纪之后几个月，美国数种颇具威望的医学杂志突然刊出一些研究报告，指出腹式呼吸的神奇效果。原因在于：

①腹部在结构上与神经化学层面上的的确确是个直接连接大脑，与大脑相辅相成的副脑。

②腹部借由肠道产生人体70%～85%的免疫细胞，让所有的器官受到神经分配，确保人的生命免于受到严重的疾病侵害。

③腹部也会产生在肌肉与关节运作中扮演举足轻重角色的“间质”细胞。

④腹部与神经介质、神经调解器以及大脑相同的分子，组成了一个难以想象的复杂联络网络。除已知的血清素、褪黑色素、乙酰胆碱、肾上腺素等30多种激素外，很快地人们必将发现其他微分子。

纽约哥伦比亚大学一位精于细胞生理学与解剖生理学的专家葛松教授（Michael D. Gershon），出版了一部造成轰动的著作《第二脑》（*The Second Brain*），这是他长达30年的研究成果。他指出：“我们的两个脑——头脑和腹脑，两者必须合作运行，两者若不合作，则肚子乱糟糟，脑袋惨兮兮。”葛松明确指出，双脑之间存在一种可借由“迷走神经”双向进行的化学作用，肚子也会感受到味觉。同时，波士顿大学的一个研究团队最近证实白老鼠的胃部与肠道存在着苦味接收器（皮耶·帕拉蒂著，林雅芬译，2007）。

在皮耶·帕拉帝看来，腹式呼吸的功效几乎到了无病不治的地步，包括失眠、疲倦、肥胖、忧郁症、性功能障碍、背痛、偏头痛、蜂窝组织炎、老化、第二型糖尿病、心血管问题等，都可以针对其不同状况实行腹部治疗法。其重要方法步骤是利用腹部缓慢吸纳气外，并与冥想、自我腹部按摩三者使“双脑”连在一起，达到“双脑体操运动”效果。

国内临床治疗师建议，调整气息时，不会放松的人，遇事时往往呼吸浅而快，心跳加速等，此时可以用吸两秒、呼六秒的腹式深呼吸，让气体交换更佳，血液循环更好，神经即可因而放松。容易紧张的人常常手脚冰冷，调整气息熟练后，手脚温度也可以提高。

（2）心像法（冥想、催眠、祝由术）。“心像”是用想象方式主动地创造出宁静、安全和放松的脑中景象，创造出的景象会带来何种感觉比创造出什么特定的景象更重要。

如果能够闭起眼睛，在脑海中创造出越多不同的感觉和影像，就能够越放松。假如想象味道、声音和触觉，就如同看到的景象一样清晰，会更容易感到放松。

譬如，闭起眼睛，想象自己往前走去，走到两旁有些树的山路小径上，可将自己的注意力放在鸟叫、松树的味道、森林耀眼的鲜绿色和凉爽清新的空气等。这些影像和感觉都能让人感觉到格外舒服和放松。

心像法，一般称冥想（meditation）或自我暗示法，可训练集中思想，目标简单，内心可暂时得到自由平静。冥想的益处是在练习中求得给人一种不同的新观点。练习的基本要领是要将整个人完全融入一种松弛状态，方法是找寻一个适当的位置，身体保持静止，集中思考，一方面将注意力集中在一个宁静的地方及一件愉快的事情上；另一方面注意力去感觉到自己的心跳和呼吸。刚开始时容易分心，当分心发生时，要设法将注意力再集中。

冥想也是一种自我暗示催眠法，其主要作用是唤起生理变化，进而影响心理与行为。一项实验研究报告指出，在催眠状态下，给被催眠者一杯白开水，并暗示说，这是一杯很甜的糖水，被催眠者表示同意。此时抽血化验，发现血液中的糖量显著增加。结论证明，催眠（冥想）会直接影响生理变化。佛教里有“无相念佛”一语，就是不需声音，佛的影像自然在念佛者的心中。人们常问上帝在哪里，教士的答案必定是“上帝在你的心中”。

催眠是运用特殊技巧引导自己或他人进入注意力高度集中的放松状态，进而改变原先的意念或行为。临床心理师张云杰（2007）在《催眠心理奥秘》一书中认为催眠的心理治疗效力宏大惊人。在治疗案例中，失眠患者在催眠状态下接受治疗师的指令："从今以后，你晚上的失眠症状会完全消失！"证实即使患者脱离催眠状态，离开心理诊所，其潜意识到晚上仍可执行当初给予的催眠指令，改变失眠，甚至从此痊愈。这是在催眠状态下影响被催眠者的心智功能，换言之，即使解除催眠状态，潜意识仍可维持执行催眠指令所要求的身心反应，或称"后催眠反应"。

圣歌、咒语都是治疗的声音，来自心灵的深处和原始的呼唤，都有治疗的效果。原始山林里的少数民族、族群以呐喊或歌声传达情感。西方人多以上教堂唱圣歌求得心灵慰藉，中国人多以入庙参拜求签以解疑惑，一些人则借着咒语解厄，咒语解厄法就是一种"语言暗示催眠"。古埃及人认为生病是中邪的结果，在治疗上要求患者闭上眼睛，或趁患者沉睡时将手放在患处，一面念咒，一面移动手部，暗示以神力除去疾患，有时确有治疗效果。中国人在公元前 2 600 年就有"念咒治病法"，迄今在一些地方仍盛行不衰，常见治疗者对病患念咒语，焚烧祝词以迎神、驱鬼，以达到治病、驱鬼、消灾、解厄目的，这在中国称为"祝由术"。由于具有强烈的暗示语言性质，加上笃信鬼神之说，因此，颇能发挥治疗效果。这类"祝由术"，其实颇类似近代的暗示催眠。

冥想、自我暗示，可作正面思考，如"我一定可以做到"、"我一定会成功"，制造出一种很好的心像，让脑海中浮现美好的画面，并一面深呼吸，将有心想事成的效果。

（3）转移注意力。如果能够将自己注意力融入其他活动中，焦虑将会缺乏燃料，因而减少或消除焦虑症候群。越是能够将自己融入其他活动或其他正面想法中，焦虑将越易消失，就像做一轮呼吸术一样。但在减少焦虑之前，至少要实施"转移注意力"4 分钟之久。

一个会利用"转移注意力"方法的人，可以集中他的注意力于天空蓝色的光影和云彩的颜色与外形上，让自己的眼睛注视着彩云，以及仔细地观察云的质感。若经由寻找这彩云中的图样来娱乐自己，可能惊讶地发现很多彩云类似卡通人物，当然，这样就比较容易达到减缓紧张的目的。

转移注意力多少类似冥想，也是焦点转移方法。

（4）肌肉放松（肌肉松弛法）。肌肉放松是一种技巧，让主要的肌肉组织一下紧收，一下放松。其流程可从头到脚或从脚到头进行。肌肉放松能造成深度的放松身心效果。

收紧和放松身上不同的肌肉，例如，额头、眼睛、腮颊、脖子、手、腹部、臀部、大腿和脚，放松 10～15 秒，用力收紧后再放松 10～15 秒。

不同的人肌肉紧张的位置不同，以致需要特别强调的肌肉区域不尽相同。研究发现，大部分的人认为在完成一轮肌肉松弛训练后，心情放松的程度增加，身体上的紧张和僵硬也减少。放松是一种学习得来的技巧，像弹钢琴或打球一样，练习越多，技巧越熟练，效果越好。

3. 松弛练习实施方法举例

松弛技术的范围，包括人类内在思想的放松及躯体器官肌肉部位的放松，下面介绍一种综合的方法，它除了会使躯体各部位放松外，也运用内部的呼吸及神经系统进行放松。

（1）肌肉松弛法的自我练习。在开始之前，选择一个清静的位置。气氛应是非常平和的，这样才有利于松弛的发生。

步骤一：在一个舒适的位置上躺下或坐下。

步骤二：闭上眼睛。

步骤三：经由鼻子做深呼吸。

步骤四：开始时首先伸直双腿，向上举起，用力伸直，会觉得肌肉拉得很紧（包括脚趾、足踝、腿、臀部、手指、手腕、背、肩膀、腰、颈、颚、脸及眼睛等），然后，缓慢地放松。拉紧每一股肌肉，至少 5 秒钟。

拉紧的目的在于未来能够分辨它。现在就从容不迫想象它轻松地让压力溜走，就像一块冰块溶在热水中一样，或像一块石头扔入湖中，从中心点造成一个小圆圈逐渐向四周扩散，这时候身体会觉得温暖，也觉得沉重。经过松弛的肌肉，有似正在沉入地板下或落在床上的感觉，觉得很稠、很浓、很热的油熔化在你的血管中。在进行下个动作之前，将焦点集中于松弛的状况上至少 20 秒。

步骤五：完成松弛所有肌肉后，静坐几分钟。

步骤六：在起来之前，正常呼吸 2～3 分钟。

即使没有机会躺下来，亦能在控制的情境中完成一次肌肉松弛，可以躺在椅子上，或在上学的交通车上，或在等待一项特殊的游戏轮流中。

很多经过实施松弛训练的人发现：在程序上无须绝对遵守，亦同样能达到松弛的目的，如常常做一些简单的深呼吸、集中焦点于松弛紧张的肌肉上等。

（2）暗示松弛训练。辅导员用一种低沉缓慢的声调按照指导语内容引导当事人练习：

现在我们开始肌肉放松训练。请注意听，然后按照我所说的去做。

首先，请你把双手抬起来，抬到水平的位置，然后用力握紧你的拳头，继续用力伸直，继续用力握紧拳头，继续用力，继续用力，继续用力，更用力。

好！现在请你慢慢地放松下来，慢慢放松下来，把你的双手慢慢地放到大腿上，继续放松，一面注意你的肌肉，你会发现它慢慢松弛开来了，放松开来了，继续放松，继续放松，继续放松，继续放松，继续放松，继续放松。

好！现在请你用力把眉毛往上扬，把额头的肌肉用力地拉紧。用力地拉紧，用力地拉紧。继续用力，继续用力，继续用力拉紧，继续用力，更用力，更用力。

好！现在请你慢慢地将它放松下来。放松下来，继续放松，继续放松，继续放松，继续放松下来。一面放松，一面很注意地去感觉你的肌肉，你会发现额头的肌肉慢慢地放松开来，放松开来了，继续放松，继续放松。

好！现在请你闭起你的眼睛来，用力紧闭眼睛，并且把眉头皱起来，把鼻子也皱起来，把嘴巴也往中间拉紧，继续用力，继续用力，继续用力，继续用力，继续用力，继续用力，继续用力。

好！请慢慢地把它放松开来，放松开来，一面放松，一面注意感觉你的脸部肌肉，你会发现它慢慢地松弛开来了。放松开来了，放松开来了，继续放松，继续放松，继续放松，继续放松，继续放松，继续放松，继续放松，放松，放松。

好！现在请你用力咬紧牙齿，用力咬紧牙齿，用力咬紧牙齿，继续用力，继续用力，继续用力，继续用力，继续用力。

好！请你慢慢放松下来，慢慢放松下来，一面放松，一面注意感觉你的肌肉，你会发现，嘴巴旁边的肌肉慢慢地放松开来，放松开来了，继续放松下来，继续放松，继续放松下来，继续放松，继续放松，继续放松，继续放松，继续放松，放松，放松。

好！现在请你张开你的嘴巴，用力张开，张得越大越好，再把你的舌头用力抵住下面的门牙，用力抵住下面的门牙，继续用力，继续用力，继续用力，继续用力，更用力，更用力，更用力，更用力，更用力，更用力。

好！慢慢放松下来，一面放松，一面去感觉你的肌肉，你会发现，它慢慢地松弛开来了，放松开来了，继续放松，继续放松，继续放松，放松，放松，放松，放松，放松，继续放松，继续放松，放松。

好！现在请你稍微把身体坐正，然后用力把你的头向下压，让你的下巴能靠到你的胸前，再用力把肩膀向后拉，把胸部挺出来，继续用力，继续用力，继续用力，继续用力，继续用力，更用力，更用力，更用力，更用力。

好！请你慢慢放松下来，恢复原来的姿势，慢慢地放松下来，你会发现你的头部、胸部的肌肉都慢慢地放松开来了，松弛开来了，继续放松，继续放松，继续放松，继续放松，继续放松，继续放松，放松，放松，放松，放松，放松，放松，继续放松，放松。

好！现在请将身体正坐，然后用力向后弓腰，挺腹，把头向后仰，用力向后仰。对了，就是这样，用力向后仰，继续向后仰，继续用力，继续用力，继续用力，继续用力，更用力，更用力，更用力，更用力，更用力。

好！现在请你坐正，然后做两个深深的深呼吸，做两个深深的深呼吸，然后慢慢地放松下来，恢复原来的姿势，继续放松下来，放松下去，继续放松，继续放松，放松下去，放松下去，放松下去，继续放松，继续放松，继续放松，放松，放松，放松，放松。

好！现在请你把你的腿、你的脚，以及你的脚指头用力向前伸直，用力向前伸直，继续用力，继续用力，继续用力，更用力，更用力，更用力，更用力。

好！请你慢慢地放松下来，慢慢地放松下来，继续放松，继续放松，继续放松，放松，让你全身的肌肉都放松开来，继续放松，放松，继续放松，放松，继续放松，放松，继续放松，放松，继续放松，放松，放松，放松。

（3）松弛练习注意事项：

①紧拉与放松：将肌肉紧拉 3～5 秒的时间即放松。

②紧拉并非过度用力：切忌由于拉紧肌肉以致发抖抽筋。

③注意呼吸：放松练习之前，应先平稳呼吸，尽量等规律后才做，亦即先行吸气，像周遭空气吸尽似的，然后吐气，尽量慢且吐干净。

④先从足部开始：因为脸部属于半随意肌，较易引起自己的注意力，无法达到真正的放松。故此，练习时宜从脚部逐步向上做。

⑤技巧要经常练习。松弛练习是一项技巧，经由学习而得，即使是小学生亦可获得，这是一项易学的技巧，但要通过每天持续的练习方可随心所欲，得心应手。因此，每天必须练习一次以上。

⑥光线的控制。较合适的亮度，似是阴天快下雨时的室内亮度，不要太亮也不要太暗。

⑦衣着。以宽松为原则。如着睡衣或运动服应是很合适的，能够不穿鞋袜，就不要穿。

⑧通风。空气良好是城市里的奢望，所以在室内练习时，空气不至于坏到令人不舒服即可。若以电风扇或冷气机进行调节，切忌让“风”直接吹到身上，因为当人放松了之后，毛孔大致也是较松开的，此时直接受风，较易致病。

⑨时间、场合。仅仅挑选个人不必急着要去做什么事的轻松、空闲时间进行练习。如完成了一天工作的傍晚，又不必急着到哪里去的时候；洗过澡，准备就寝之前。尽量找一个安静而又不会被打扰的地方。肚子还觉得饱的时候，不适合进行松弛练习。

⑩规律与频率。尽量维持在每一天的同一时间进行练习，每天最好练习一至两次，每周最好练习五天以上，并持之以恒。

⑪练习时，如果有任何不舒服的感觉，立即停止。

⑫由于每个人的生理律动有相当大差异，如果条件允许，可自行录制合乎自己使用的暗示指导语的录音带。

（4）松弛训练练习记录。为了提高松弛效果，检讨、记录是必要的，下表可供参考：

日期	时间	放松满意度	可能的阻碍因素	日期	时间	放松满意度	可能的阻碍因素

满意度记录方法以数字表示：

1——完全没有放松的感觉　5——有清楚放松的感觉

2——有一点放松的感觉　6——感觉到相当的放松

3——有一些放松的感觉　7——放松的感觉非常舒服

4——放松得还不错

每周将记录检视一次，看看松弛的满意度，然后针对缺失改进。

4．生物回馈法（bio-feedback method）

生物回馈法是根据身体内部生理变化显示的线索（如通过血压计水银柱的升降可得知自己在什么状态之下血压下降），经由制约学习原理，逐渐学习自由意志控制的内在活动。此法的功能与中国的内功颇为相似，是运用“境由心生”的原理，以自己的意志活动制造一种心境，从而影响内在生理变化，达到间接支配原属不能支配的内在生理运作。如心跳速度不能由个人意志支配，但如主动想到可怕或兴奋的事件时，就可间接加速心跳。

生物回馈法受到医学界的重视，已成为新兴行为医学（behavioral medicine）要研究的方法之一。所谓行为医学，是将心理学的理论与方法用在医学上，研究身心两者的关系，从而解决病理、诊断、治疗上的复杂问题。

生物回馈法是对身体压力反应测验的一种方法，有不同的方式，需要一些工具去实施，最普通的方式是用测量血压、心律及体温的仪器置于人体上，对个体的压力与松弛得出各种不同的回馈反应。

有一种生物回馈方式较易在家中使用，就是用温度计。当有逃避或攻击性的焦虑反应时，血液会自身体的表层流向中心部分，其结果会引起手、足温度降低，在温度计的刻度表上，读数上升或下降会随着个体压力的情况变动。压力的大小会使温度产生变化，压力产生时温度下降，松弛时升高。

在医院里使用的是一种较复杂的仪器，由专业人员来指导，但最后还需要当事人自我训练来达到控制放松。

5. 活化脑内吗啡运动

运动有益身心健康，有助眠安神作用，但运动不当反而会损害身心健康，妨碍睡眠。东方哲学思想强调“中庸之道”，运动与健康睡眠的关系也是如此，过之则招损，不足则无效益。

适当的运动能保持血流正常，脑能得到充分的氧供给，也可使脑内吗啡顺利分泌，可以中和“活性氧”的毒害。活性氧与剧烈运动有关，如在从事运动锻炼大的活动时，需要大量的能源供给及消耗大量的氧，而在使能源产生时，也会跟着产生活性氧，活性氧是有毒的分泌物质。研究发现，活性氧的发生，是当剧烈运动停止瞬间（如跑 100 米到达终点的人必喘气），此时血管猛然收缩，虽是一瞬间，血流跟着减缓或暂停供应，不过，此时的心脏具有辅助作用，会以一定的压力运送血液至脑部，此一过程称为“再灌流”，就在此刻产生大量的活性氧冲击细胞，会伤害遗传 DNA 基因，血管的内壁也会受伤而引发炎症（春山茂雄，1996）。常见世界级运动选手，最后多有运动伤害，偶见猝死，长命的少见，高难度运动害多利少。

春山茂雄建议，30 岁以后的人做伸展体操较理想，伸展体操会用到平时不用的肌肉。因为肌肉的肌紧张性纤维与脑部下视丘联结，当肌肉受到刺激时，就会分泌脑内吗啡使心情变好。如果用力伸展这束肌肉，丰富的血液会流入骨骼中，对防止骨骼老化疏松症也有效果。

此外，活化脑内吗啡的另一种运动，春山茂雄称它为“皮诺乔式走法”，特征是在行走时，脚跟先着地，膝盖不弯曲，当踏出的脚着地时，要确实以脚跟着地，步幅放大，另一只脚踏出去时，以脚趾用力向后抓地，脚趾感觉像抓地面一般，膝盖伸直此时脚趾前端会得到伸展。

这种走法与《木偶奇遇记》里的小木偶主角皮诺乔的走路一模一样。这种运动方式，在着地时可以伸展膝盖后侧的肌肉，踏出的脚抓地面时会伸展大腿前侧和足部正面的肌肉。同时，肌肉伸展时会刺激脑部神经。可以达到燃烧脂肪（减肥）、生长肌肉、帮助冥想、夜间入睡安眠的效果。

此种走路伸展运动，春山茂雄建议先慢、后快、再缓慢，刚开始时速度每分钟约 50 米，全身肌肉放松后，再加快到每分钟约 100 米，结束前 5 分钟再回到缓慢的步伐，每分钟 50 米。

这也是一种散步，一天饭后稍为休息再实施。一天以 1.3 万步为标准，这是因为美国医院曾要求患者散步 1 万步，结果患者再度发病，而散步增加到 1.3 万步就不再复发，所以才定这个标准。

第二十章　睡眠障碍的临床医学治疗

一、刺激控制疗法

睡眠障碍的刺激控制疗法，属于行为治疗之一，目的是减少患者在睡眠时唤醒的刺激，主要是针对睡眠环境不适应的患者。临床发现，有些患者在家中睡得很好，但到别处（即使是旅馆）就会发生问题；相反，也有些人在家中睡不着，可是到其他地方就有很好的睡眠。有些人不能在卧室床上睡，但可以在客厅中睡觉，这些都是睡眠环境不适应问题，当然也有心理作用。临床上建议采用下列几种方法处理：

（1）严格遵守睡眠卫生，养成良好的睡眠习惯。

（2）不要因为睡眠不好而过早上床以求弥补，要在想睡觉时才躺下。

（3）不要在床上看书、写字、玩电脑、吃东西或睡在床上想其他今天烦恼明天要如何解决的事。

（4）当有睡意需上床睡觉，而上床又睡不着超过 20 分钟时，应当起床做些无聊的事，直到疲倦有睡意时再上床。

（5）如果是因室内光线、空气、床具或室外噪音而睡不着，尽可能设法改善这些因素。

（6）对睡眠有妨碍的饮食，如烟、酒、咖啡类，睡前不宜。

（7）睡前激烈的运动不宜。

（8）其他。

二、睡眠缩短疗法

睡眠缩短疗法（sleep restriction therapy）由 A. J. Spielman（1987）等提出，主要是借由部分睡眠剥夺从而增加对睡眠的渴望，增进睡眠效率。

此一疗法主要用于慢性心理、生理性失眠，其实睡眠障碍的患者几乎没有不为失眠所苦，此法是通过缩短躺卧床上时间，使其对睡眠的渴望增加。事实上，患者在晚上睡眠时间通常是四个半小时左右已足，临床上显示，睡眠缩短疗法有明显的效果。但在白天不可以小睡或午睡，以期在晚上易于入睡，使睡眠效率提高。一旦睡眠效率提高至90%（正常值是95%），则可考虑每天增加15分钟的睡眠时间。当睡眠效率低于85%，则应减少15分钟的睡眠时间。使睡眠效率保持在80%至90%之间的卧床时间。一旦睡眠效率在90%时，则停止增加时间。

如何辨识自己的睡眠效率，首先记自己的睡眠日记，项目包括晚上几点睡觉、中断多少时间可以睡着、中间有没有中断或被干扰、中断多少时间、一晚醒几次、醒多少时间、再睡有无困难、再睡多少时间、最后几点醒来、几点下床，整晚真正有多少时间在睡觉。

睡眠效率计算公式：

睡眠效率＝（入睡时间－清醒时间）÷总躺床时间×100%

三、时相疗法

时相疗法（chrono therapy），是针对人体内睡眠→觉醒的生物时钟，每天有一至两小时的调整弹性空间，以及睡眠清醒周期易于延后的倾向，将睡眠时间调整到所期望的范围内。此种疗法通常用于睡眠节律失调性睡眠障碍患者，如睡眠时相延迟症候群及有时差问题的人。通常选择每天延后睡眠周期，则每天延后3个小时；若选择往前提前睡眠周期，则每天提前半小时至一小时（C. A. Czeisler, et al., 1981；Moldofsky H. et al., 1986）。

习惯上，每天延后睡眠周期的方法比每天向前提早睡眠周期的方法较为容易调整适当的睡眠清醒周期，因为人体内睡眠→觉醒的生物时钟本来就是比较倾向延后睡眠周期。例如，喜欢睡懒觉的人起床时都赖在床上，也应该说是延后的习性。

四、光照治疗

光照治疗（light therapy），主要用于睡眠节律失调性睡眠障碍患者，如睡眠时相延迟症候群、睡眠时相提前症候群、昼夜轮班工作者及有时差问题者。

光照治疗的方法，临床上常见将一个 2 500 或 10 000 烛光亮度的光箱，置于患者前面约 1 米的地方，在清晨或傍晚时分，连续照射两小时或 30 分钟的时间，可达到影响人体睡眠→觉醒生理时钟提前或延后的效果。治疗的效果与照射度强弱及时间的长短有关。照射强度不够或照射时间过短均无法产生疗效。然而，照射强度过强或照射时间过长，则会有量剂过重的问题，而导致头痛、头晕、躁动不安的症状。光照的作用主要是抑制褪黑色素（mela-tonine）的分泌（Lewy et al.，1980；Czeiler, et al.，1990）。所以应用此种疗法患者务必找专业治疗师为之，不适于自疗。

据临床报告，强烈的光线照射可以影响人们的睡眠，可治疗失眠，使用 3 000 ~4 500 烛光亮度，照射患者 2 ~3 小时，可调整睡眠→觉醒生理时钟紊乱。不同类型的失眠患者，使用不同光量和光照时间。通常对睡眠易醒的患者，尤其是老年人，在睡眠前进行光照十分有益。一般是在每晚 21：00 ~23：00 用4 000 烛光亮度照射，连续使用 10 天，以后每周两次，一个月后改为一次，连续 3 个月，可以延长患者睡眠时间。对于早醒患者，在傍晚进行光照治疗，以延迟睡眠节律的发生时间。对于白天过度嗜睡患者，在上午进行光照治疗，可增强其白天的兴奋强度，防止嗜睡。此外，对于夜班工作人员，也可以在夜间进行强光照射，调整其睡眠→觉醒节律（刘艳骄等，2006）。

五、药物使用

药物治疗法通常是指服用助眠剂（安眠药），种类颇多。安眠药治疗睡眠障碍通常不会成功，尤其是原发性日夜节律睡眠障碍患者，安眠药更易成瘾，这已是大众普通常识。台湾神经学会为帮助民众警觉睡眠障碍问题提出了五大警讯，呼吁大家“切勿一味只靠安眠药来助眠”（王志弘，2008）。

案例

2007 年 5 月 10 日，台南县一名患有忧郁症的离职护士，连续 5 天到 5 家超市偷窃凯蒂猫公仔及集点券，被捕后供称：“服了安眠药无法控制自己的行为，意识不清，好像在梦游。”

脑神经医师指出，确有患者吃了安眠药后不知道自己做了什么事，医学上称为“安眠药物引起复合行为”。医师提出他有一名患者服用一种名为“史蒂诺斯”的安眠药后，引发复合行为，在睡梦中起床，将家里冰箱内的食物吃光，一觉醒来，根本不知道发生过什么事，还怪家人偷吃他的东西。

另据报道，2007 年，使用一种有 Modafinil 成分的猝睡症治疗物，会因过敏出现严重皮疹，甚至皮肤严重过敏的史蒂文森氏琼森症候群、毒性皮表皮解症等。台湾“行政院卫生署”药政处提醒的一种名叫“普卫醒锭”治猝睡药，中国大陆称为“不夜神”，也会引发严重皮肤过敏症，并可能有致命的危害。

所以，治疗严重睡眠障碍用药时，万万不可 DIY 购买成药。

六、物理治疗

物理治疗主要对象是睡眠呼吸困难的患者，这些人不仅打鼾，而且还有呼吸暂停现象，以往以动手术或戴呼吸矫正器为主，但手术风险高，戴呼吸器睡觉不方便，且佩戴呼吸器必须有专业人士帮忙，主要针对佩戴早期引发的各种问题找出解决方法，才能帮助患者度过适应期，其中包括压力调整、机器选择、口鼻罩或鼻套管选用、潮湿度、过滤棉的更换等都需要专业协助。目前发展出一种“可调式止鼾牙套”，患者戴上后，可增加咽喉肌肉张力，减少因呼吸道塌陷造成的打鼾、呼吸暂停症状。

据报道，香港理工大学医疗及社会科学院汪国成院长主导设计一种防治睡眠窒息症智能手带，获得德国举行的发明展金牌奖，该手带是结合传统中医穴位治疗，配合患者腹部穿戴智能纺织衣物，若感应到患者呼吸停止 10 秒，即透过电流刺激患者的“列缺穴”，使患者在睡眠中保持呼吸顺畅。临床实验显示，可减低患者睡眠窒息指数 30%，较传统的呼吸机宁静，亦不需要医护人员协助，更不会造成创伤（欧阳杏樱，2007）。

结　语

睡眠，占人生 1/3 或 1/4 时间；襁褓中的婴儿更甚，约占掉 2/3。睡眠的意义何等重大!

不管是婴幼儿、青少年、中年人、老年人，对于睡眠障碍无人无之，只是程度不同而已。古人有言：“华山处士如容见，不觅仙方觅睡方”、“吃人参不如睡五更”。古代养生学认为“睡能还精，睡能养气，睡能坚骨强筋”。

科学已经证明，睡眠障碍根源于脑。毋庸置疑，用脑的人，血液常集中在脑部，白天有精神情绪或用脑过度的人，大脑的功能常处于不稳定状态，认知、行为时有失误，晚上自然容易失眠，因为这是同一个脑子运作的延续。所以，治疗睡眠障碍以心理治疗为主，其来有自。《千金方》说：“能息心，自冥目”，脑子放轻松，夜夜梦周公。

如何使脑子放轻松，事涉人生哲学修养，自古以来，不乏这类隽语，仅略述几则作为本书结语，也算是一帖睡方。

一、为人弹性一点

如何面对今日这个复杂的世界，美国著名组织行为学者卡尔伟克做了一个实验，将一只蜜蜂和一只苍蝇各放进一个玻璃瓶中，然后将玻璃瓶平放，瓶底朝向较光的窗口，再打开瓶盖，观察何者先逃出来，实验显示，勤劳的蜜蜂不断地在瓶底找出口，直至力竭而死；而苍蝇却可以在不到两分钟的时间内，从玻璃瓶口逃出。实验结果说明，蜜蜂之死是被传统智能逻辑所误，以为密室的出口必定是在光线最明亮的地方，因此，拼命撞向瓶底，重复这种它认为合乎逻辑的行动。对它来说，自然界并无玻璃这种不能穿透的透明物体，因此，它的智慧愈高，愈重视逻辑与经验的结果，这种奇怪的障碍愈发不可理解。相反，智能较低的苍蝇对逻辑毫不在意，只管四下乱飞，却误打误撞找到了出路，构成一个智者灭亡、头脑简单者得救的事实。可见，冒险、尝试错误、即兴发挥、随机应变以及迂回前进，都有助于应付瞬息万变的世事。

司马迁曾言："智者千虑，必有一失；愚者千虑，必有一得。"基于此，奉劝世人勿以为自己聪明高人一等，人总有失算的时候；笨一点的人，只要不坚持教条，不墨守成规，弹性一点，必会找到出路，健康地活着，睡眠就不会有问题。

二、不要到死时才放手

以色列有两幅名画给世人很大的启示：一幅是婴儿诞生时紧握双手，哇哇大哭。这幅画被解释为，人一出生就懂得紧握一切，包括以后的名利、金钱、地位。因而，情绪很激动，以致号啕大哭。另一幅画是一个老人死亡时，双手的五指是张开的。这幅画被解释为，人生到了这个时候才肯放手。生时何必握得紧紧的，为何不松一松手？到死时才肯松手，又有何用？

当然，这样的人生，晚上要睡得安稳，实难。

三、莫做贫穷的富人

《贫穷的富裕》一书的作者衣马芮莉（Seour Emmanulle）修女，是法国最受崇敬的女性宗教领袖，出生于富裕的比利时世家。她花了一生的时间服务穷人，她在埃及贫民窟居住多年，终日与拾荒穷人、垃圾、家畜为伍，协助建设学校、诊所、养老院。1993 年，她以 85 岁的高龄退休回到法国，一直到 95 岁，仍精力旺盛，四处奔走，支持埃及、苏丹、黎巴嫩、菲律宾等 20 多国的贫民救助与建设。

《贫穷的富裕》一书，揭露了衣马芮莉修女 30 多年来，在世界各地与穷人站在一起，充满欢乐、挫败及质疑的挑战。她发现，追求物质欲望的本质，是一场巨大的幻想。她说："这是一个令人百思不得其解的问题；住在开罗贫民窟的拾荒者，笑容满面；在我们富裕的欧洲，批评、责难则是司空见惯的事，我们甚至忘了最简单地活着的喜悦。"

她回忆，在贫民窟的工作非常辛苦，成效也不大，住的是旧油桶罐搭建的简陋棚屋，既无水也无电，气氛却是欢乐、轻松的，有时甚至还可以说是兴高采烈。可是，回到了富裕国度安逸舒适里，突然间，面对的是一种潜伏的不满足感，到处听到的是埋怨、憎恨的声音，也目睹过让人极度愤慨的悲惨景象。

她感慨地呐喊着："开罗拾破烂的穷人啊！你的安然自在，从何而来？欧洲的富人啊！你又为何不快乐？”她觉得这简直是一场天大的悲剧，欧洲和富裕国家的人民，竟然无法享受他们的生命；相反，生活最贫穷的人却能够喜乐欢畅，分分秒秒因自己的存在而快乐。她反问：“难道唯有贫穷才能够成就幸福，而富裕反具有毁灭性吗？当然不！”她认为，贪婪、逐利、相互剥削的价值，纵使带来财富，也不能带来幸福，只有透过分享与尊重，人的意义才能完成，真正的幸福也才能完成。

《贫穷的富裕》一书中的论点，为本书添加了哲学的基础。人生果能如是，一切睡眠障碍给人们带来的灾难与痛苦，自会递减或消除。

参考文献

一、中文部分

1．丁绮文．一天睡 6～7 小时最长寿．（台北）联合报，2007－02－12

2．井上胜也，长鸠纪．老人心理学．华意蓉译．台北：五洲出版社，1980

3．巨天中．睡眠的艺术．北京：民主与建设出版社，2002

4．王荣等．睡眠与睡眠疾患．北京：军事医学科学出版社，2005

5．王志弘．睡不好不能只靠安眠药．台北：永和耕莘医院精神内科，2008

6．王祖承等．睡眠与睡眠障碍．上海：上海科技教育出版社，2005

7．王智玉．月亮代表我的心——初一、十五易发病的原因．中国医药导报（南加州版），2001－12－12

8．王维蒂．儿童精神分裂症好发于青春期．（台北）联合报，1999－10－21

9．中国医药导报．新生婴儿"吃完睡、睡完吃"．中国医药导报月刊，1989（50）

10．台湾大学医院神经精神科癫痫研究小组．癫痫病须知．台北：水牛出版社，1970

11．台湾睡眠医学会．睡眠障碍九成因心理或作息引发．台北：台湾睡眠医学会，2008

12．朱岑楼．社会变迁与老人．台北：巨流图书公司，1988

13．朱乃欣．台湾有 29 岁个案——帕金森氏症．台北：常庚医院神经内科，1998

14．邱南英．睡多久才算够．彰化：基督教医院睡眠医学中心．（台北）联合报，2005－10－04

15．江汉光．精神分裂症早期治疗效果好．（台北）中国时报，1999－05－01

16．朱克成．临睡十忌助好眠．桃园：长庚医院桃园分院中医部，2005

17．李华．魅力女人．文摘报，2006（16）

18．李文忠等．睡眠与睡眠疾病——精神疾病对睡眠的影响．北京：军事医学科学出版社，2005

19．李宇宙．睡得多不见得睡得好．（台北）联合报，2002－03－22

20．李延忠．睡眠呼吸障碍疾病．济南：山东科学技术出版社，2005
21．李采洪．将癌细胞变回正常细胞．鹿野苑网络，2007－05－28
22．李明滨．精神官能症．台北：橘井文化公司，1989
23．李信谦．请找合格音乐治疗师．（台北）联合报，2001－08－20
24．李舜伟．睡好觉——睡眠障碍80%心理因素．北京：CCTV新闻电视台，2007
25．吴敏．失眠症治疗．上海：上海科学技术出版社，2005
26．吴占熬等．睡眠与睡眠疾患——节律性运动障碍．北京：军事医学科学出版社，2005
27．吴东庭．老人的睡眠问题．（台北）联合报，2001－10－03
28．沈钧贤，严喆．大脑之旅．上海：上海科技技术出版社，2007
29．沈渔邨．精神病学．北京：人民卫生出版社，1998
30．武志红．怕黑没有错那是一种寂寞．广州日报，2005－08－25
31．何志培．精神疾病个案选．台北：合记图书出版社，1993
32．弗洛伊德．梦的解析．丹宁译．北京：国际文化出版公司，2001
33．孟小平等．睡眠与睡眠疾患——常见睡眠性疾病．北京：军事医学科学出版社，2005
34．周东丰．精神病——AD的神经生化研究．北京：人民出版社，1980
35．春山茂雄．脑内革命．魏珠恩译．台北：创意力出版社，1996
36．范晓清．睡眠你我他．北京：军事医学科学出版社，2006
37．洪兰．信念与大脑分泌的吗啡．（台北）联合报，2005－12－10
38．洪兰．别急，没有输在起跑点这回事．（台北）联合报，2009－08－12
39．胡伟敏．怀孕前三月——不能说的秘密．台北：永和耕莘医院妇产科，2000
40．高华．你为什么睡不着——个人情绪管理指南．北京：经济科学出版社，2003
41．容小翔．十法添自信．中国医药导报，2001－03－12
42．陈文和．信念可以治病．（台北）中国时报，1998－10－23
43．陆汝斌．焦虑症五成八会转变为忧郁症．台北：台湾精神医学学会心理卫生日专题座谈会，2001
44．徐俊冕．医学心理学——人格障碍．北京：医科大学联合出版社，1998
45．马建中等．中医内科学．台北：国立编译馆，1987
46．袁勇贵，杨忠．远离失眠——谈睡眠障碍管理．南京：东南大学出版社，2007

47. 庄维哲. 捍卫免疫系统十五方法. 台北：台大医学院微生物研究所，2009

48. 张正利. 两成台湾民众长期失眠.（台北）联合报，2002-03-22

49. 张春兴. 张氏心理学辞典. 台北：台湾东华书局，1995

50. 张景瑞. 精神问题老少大不同.（台北）联合报，2001-12-05

51. 张云杰. 催眠心理奥秘. 台北：元气斋出版社，2007

52. 张鲁原. 睡眠健康指南. 上海：上海科学技术文献出版社，2005

53. 黄玉书. 困饱啦！智力测验76→98.（台北）联合报，2007-10-03

54. 黄立同. 良性儿童癫痫.（台北）联合报，2000-10-03

55. 黄怡翔. 四分钟心情放松法.（台北）联合报，1999-11-04

56. 黄席珍. 睡眠忠告. 广州：广东人民出版社，2003

57. 许圣宣等. 睡眠与睡眠疾患——睡眠与做梦. 北京：军事医学科学出版社，2005

58. 冯观富. 压力、失落的危机处理. 台北：心理出版社，1996

59. 冯观富. 情绪心理学. 台北：心理出版社，2005

60. 曾文星. 现代精神医学. 台北：水牛出版社，1996

61. 杰克·布朗. 心烦意乱可换衣. 中国医药导报，1999-09-12

62. 杨宇等. 睡眠与睡眠疾患——老年人睡眠问题. 北京：军事医学科学出版社，2005

63. 杨锦波. 信仰有助健康.（台北）联合报，2001-11-29

64. 慈书平等. 睡眠与睡眠疾患. 北京：军事医学科学出版社，2005

65. 蔡明兰. 和癫痫长期抗战请勿任意停药.（台北）中央日报，1992-10-01

66. 蔡维祯. 安非他命滥用与中毒.（台北）行政院卫生署毒药季刊，1991

67. 叶世彬. 睡眠疾患手册. 台北：合记图书出版社，2006

68. 郑清荣. 全球父母焦虑时分.（台北）中国时报，1997-11-22

69. 赵克健. 轻松睡眠. 天津：天津科学出版社，2004

70. 熊纯生. 睡眠中学习. 中华百科全书. 台北：台湾中华书局，1976

71. 刘协和. 精神病学——神经衰弱. 北京：人民卫生出版社，1998

72. 刘艳骄等. 明明白白睡眠. 北京：化学工业出版社，生物医药出版社，2006

73. 欧阳杏樱. 智能手带防治睡眠窒息.（香港）文汇报，2007-11-25

74. 卢世盛. 睡眠障碍九成因心理或作息引发.（台北）联合报，2008-04-11

75. 卢慧华. 精神分裂症易在人生关卡诱发. 台北：国泰医院，2001

76. 钱诗金. 生命密码——睡眠决定生机. 北京：中国经济出版社，2005

77. 谢绮珊. 中国城市妇女压力调查. 广州文摘报，2006－04－10

78. 魏忻忻. 化解怒气的七步骤.（台北）联合报，2001－10－10

79. 魏哲彰. 人体图形——黄帝内经的启示. 台北：世贸出版公司，2007

80. 加强记忆，熟睡时闻香.（台北）联合报，2007－03－10

81. 罗占敖等. 睡眠与睡眠疾患——睡眠不宁腿综合征. 北京：军事医学科学出版社，2005

82. 罗荧荃等. 睡眠与睡眠疾病——帕金森综合征对睡眠的影响. 北京：军事医学科学出版社，2005

83. 关尚勇. 癫痫可以怀孕吗.（台北）联合报，1998－12－30

二、英文部分

1. Alvarez W. C. （1970）. Physiological Studies on the Motor Activity of the Stomach and Boweli in Man. *Am J Physiology*, 88：658.

2. American Sleep Disorder Association（1997）. *International Classification of Sleep Disorder*（*Revised*）. Diagnostic and Coding Manual. Rochester, MN: American Sleep Disorders Association.

3. Anderson C. A. （1989）. Temperature and Aggression; Ubiquitous Effect of Heat on Occurrence of Human Violence. *Psychologicl Bulletin*, 106, 74－96.

4. Arkin A. M., Toth M. f. & Baker J. （1970）. The Degree of Concordance Between the Content of Sleep Talking and Mentation Recalled in Wakefulness. *J Nerve Ment*, 151, 375－393.

5. Association of Sleep Disorder Centers（1979）. Diagnostic Classification of Sleep and Arousal Disorders. Prepared by the Sleep Disorder Classification Committee, *Sleep*, 2：1－137.

6. Atchley R. C.（1976）. *The Sociological of Retirement*. Combridge, Mass. Schenkman, 153.

7. Batler R. N. & Lewis M. J.（1977）. *Aging and Mental Health*（2nd）. Sant Louis: the C. V. Monsby, 41－45.

8. Bell J., Lycaki H. &Jones, D.（1983）. Effects of Pre-existing Borderline Personality on Clinical and EEG Sleep Correlates Depression. *Psychiatry Res*, 9：115.

9. Benedict Carey（2007）. As Eyes Close Brain Open Up to New Lessons. *New York Times*, 10：29.

10. Browman C. P. & Cartwring R. D. （1980）. The First-night Effect on

Sleep and Dreams. *Biol Psychiatry*, 15: 809.

11. Brugge K. L., Kripke D. F. & Ancoli-Israel S. (1989). The Association of Menopausal Status and Age with Sleep Disorders. *Sleep Res*, 18: 208.

12. Cathala H. P., Roffont F. & Esnault S. (1983). Compararitive Symtomatology of Dreams Inparadoxical Sleep in Sleep a Slow Sleep in Adult Normal Subjects. *Sleep Res*, 12: 174.

13. Coleman R. M., Roffwarg H. P. & Kennedy S. (1982). Sleep-wake Disorders Based on a Polysomnographic Diagnosis; A National Cooperative Study. *JAMA*, 247: 997 – 1003.

14. Colligan D. (1975). *That Helpless Feeling; The Dangers of Stress*. New York: 29 – 32.

15. Collar E. J., Namerow N. & Pasnau R. O. (1968). Neurological during Sleep Deprivation. *Neurology*, 18: 836.

16. Coons S. (1987). Development of Sleep and Wakefulness During the First Six Months of Life. In: Gulleminalt C (ed). *Sleep and Its Disorders* in *Children*. New York: Raven, 17 – 18.

17. Coote J. H. (1982). Respiratory and Circulator Control during Sleep. *J Exp Biol*, 100: 223.

18. Culebras A. (1996). *Clinical Handbook of Sleep Disorders*. Newton Butterworth Henemann, 362 – 365.

19. Czeisler C. A., Richardson G. S. & Colemen. R. M. (1981). Chronotherapy; Resetting the Circadian Clock of Patients with Delayed Sleep Phase Insomnia. *Sleep*, 4: 1 – 21.

20. Czeisler C. A. (1990). Exposure to Bright Light and Darkness to Treat Physiologic Maladaptation to Night Work. *N Engl J Med*, 322: 1253 – 1259.

21. Dahl R. E. (1992). Child and Adolescent Sleep Disorder. In Kaufman DM, Solomon, G. E. Pfeffer C R (eds). *Child and Adolescent Neurology for the Psychiatrist*, Baltimore, Williams & Wilkins, 169 – 173.

22. Diagnostic Classification Steering Committee. (1990). *Intenational Classification of Sleep Disorders*: Diagnostic and Coding Manual. Rochester, MN: American Sleep Disorders Association.

23. DiMario F. J. & Emery E. S. (1987). The Natural History of Night Terrors. *Clin Pediatr*, 26: 505 – 511.

24. DSM – IV (1994). *Quick Reference to the Diag Nostic Criteria – IV*.

American Psychiatry Association.

25. Dinges D. f. , Douglas S. D. & Humarman (1995). Sleep Deprivation and Human Immune Function . *Adv Neuroimmunol*, 5: 97.

26. Evan D. A. (1989). Prevalence of Alzheiner's Disease in a Community Population of Older Persons: Higher than Previously Reported . *Journal of the American Medical Association* , 262 (18), 2551 –2556.

27. Feinberg I. & Hiatt J. F. (1978). Sleep Patterns in Schizophrenia: A Selective Review . In Williams RL, Karacan I (eds): *Sleep Disorders*; *Diagnosis and Treatment.* New York, Wiley, 205 –231.

28. Ford D. E. &Kramerow D. B. (1989). Epidemiological Study of Sleep Disturbances and Psychiatric Disorders. *JAMA*, 262: 1479 –1484.

29. Foulkes D. (1962). Dream Reports from Different Stages of Sleep. *Journal of Abnormal and Social Psychology*, 65: 14 –25.

30. Gillespie R. D. (1930). *Sleep and the Treatment of Its Disorders.* New York: William Wood.

31. Godbout R. , Montplasir J. & Poirier G. (1987). Epidemiologcial Data in Familiar Restless Legs Syndrome, *Sleep Research*, 16: 338 –341.

32. Greenbery P. J. (1932). Competition in Children. An Experimental Study. *The American Journal of Psychiatry*, 44 (2).

33. Greunberg E. M. (1967). The Social Breakdown-some Origins . *The American Journal of Psychiatry*, 123: 481 –489.

34. Gregg D. , Jacobs (1998). *Say Good Night.* Hanry Holt & Company, LLC.

35. Griffitt W. (1970). Environmental Effect on Interpersonal Affective Behavior; Ambient Effective Temperature and Attraction. *Journal of Personality and Social Psychology.* 15, 240 –244.

36. Haskell E. H. , Palca J. W. & Walker J. M. (1981). The Effects of High and Low Ambient Temperatures on Human Sleep Stages. *Electroencephalography and Clinical Neurophysiology*, 51: 494.

37. Hauri P. , Olmstead E. (1980). Childhood-onset Insomnia . *Sleep*, 3: 59 –66.

38. Hauri P. , Wisber J. (1992). Wrist Actigraophy in Insomnia . *Sleep*, 15: 293 –301.

39. Hollingshead A. B. , Redlich F. C. (1958). *Social Class and Mental Illness*. New York: Wilex, 358.

40. Holmes T. H., Rahe R. H. (1967). The social rejustment scal. *Journal of Psychosomatic Research*, 11: 213-218.

41. Jacobs G. D. (1998). *Say Good Night to Insomnia*. published by Arrangement with Henry Holt & Company, LLG. PⅢ; 17-18.

42. Kales A., Soldatos C. R. & Bixler E. O. (1980). Hereditary Factors in Sleep Walking and Night Terrors. *Br J Psychiatry*, 137: 111.

43. Kageyama T., Kabuto M. Nitta (2000). Prevalence of Periodic Limb movement-like and Restless Legs-like Syndrome among Japanese Adults. *Psychiatry Clin Neurosci*, 54 (3): 296-8.

44. Koella W. P. (1984). The Organization and Regulation of Sleep. A View of the Experimental Evidence and a Novel Integrated Model of the Organizing and Regulating Apparatus. *Experiential*. 40: 309.

45. Lavigne G. J., Montplaisir J. Y. (1994). Restless Syndrome and Sleep Bruxism, Prevalence and Association Among Canadia. *Sleep*, 17: 739-743.

46. Lavie P., Herer P. & pedled R. (1995). Mortality in Sleep Apnea patents: A Multivate of Risk Factors. *Sleep*, 18: 149-157.

47. Lee A. J., Blackburn N. A. & Campbell V. L. (1988). The Nighttime Problems of Parkinson's Disease. *Clinical Neuropharmacology*, 11: 512-519.

48. Lewy A. J., Wehr T. A. & Goodwin F. K. (1980). Light Suppresses Melatonin Secretion in Humans. *Science*, 210: 1267-1269.

49. Lyman H. M, (1885). *Insomnia and Other Disorders of Sleep*. Chiago; Keener.

50. Mindell, J. A. & Jacobson, B. J. (2000). Sleep Disturbance Curing Pregnancy. *J. Obstet Gynecol Neonatal Nurs*, 29: 590-597.

51. Moldofsky H., Musisi S. & Philipson E. A. (1986). Treatment of a Case of Advanced Sleep Phase Syndrome by Phase Advance Chronotherapy. *Sleep*, 9: 61-65.

52. Mellinger G. D., Balter M. B. & Uhlenhuth E. H. (1985). Insomnia and Its Treatment. *Arch Gen Psychiatry*, 42: 225-232.

53. Moore J. G., Englert E. (1970). Circadian Rhythm of Gastric Acid Secretion in *Nature*, 226-261.

54. Mullen P. E., James V. H. T. & Lightman S. L. (1980). A Relationship between Plasma Renin Activity and the Rapid Eye Movement Phase of Sleeping Man. *J. Clin Endocrinol Metab*, 50: 466.

55. Naitoh P., Kales A. & Kollar E. J. (1969). Elect-roencephalographic Activity After Prolonged Sleep Loss. *Electroencephyology Clin Neurophysiol*, 27: 2.

56. Orr W. C., Mall W. H. & Stahl M. L. (1976). Sleep Patterns and Gastric Acid Secretion in Duodenal Ulcer Disease. *Arch Intern Med*, 136: 665.

57. Orr W, C., Robinson M. G. & Johnson L. F. (1981). Acid Clearance during Sleep in the Pathogenesis of Reflux Esophagitis. *Dig Dis Dci*, 26: 423.

58. Orr W. C., Johnson L. F. & Robinson M. G. (1984). The Effect of Sleep Swallowing, Esophageal Peristalsis, and Acid Clearance, *Gastroen-terology*, 86: 814.

59. Oswald I. (1959). Sudden Bodily Jerks on Falling Asleep. *Brain*, 82: 92 – 103.

60. Parkes, C. M., (1969) Broken heart; A Statistical Study of Increased Mortality among Widows. *British Medical Journal*. 4: 740 – 743.

61. Parks J. D. (1985). *Sleep Its Disorder*. Philadelphia, PA: WB Saunders, 187 – 241.

62. Parmeggiani P. L., Rabini C. (1970). Sleep and Environmental Temperature. *Arch Ital Biol*, 108 – 369.

63. Partinen M. (1994). Epidemiology of Sleep Disorders. In: Kryger MH, Roth. T, Dement WC (eds) *Principle and Practice of Sleep Medicine*. 2nd ed. Philadelphia, Pa: WB Saunders, 437 – 452.

64. Pollack C. P. (1994). Regulation of Sleep Rate and Circadian Consolidation of Sleep and Wakefulness in an Infant. *Sleep*, 17: 567 – 575.

65. Retchtschaffen A., Kales A. (1968). A Manual of Standardized Terminology, Techniques and Scoring System for Sleep Stages of Human Subjects. Los Angeles; BIS/BRI, UCLA.

66. Reynolds C. F. Ⅲ., Shipley J. E. (1985). Sleep in Depressive Disorders. In Hales, France A. J. (eds): Psychiatry Update: The American Psychiatric Association Annual. Review Vol 4, Washing ton, DC, *American psychiatric Press*, P. 341 – 351.

67. Ross R. J., Ball W. A., Sullivan K. A., Caroff S. N (1989). Sleep Disturbance as the Hallmark of Posttraumatic Stress Disorder. *Am J Psychiatry*, 146: 697 – 707.

68. Roth T. (1972). The Effect of Noise during Sleep on the Sleep Pattern of Different Age Groups. *Can Psychiat Assoc. J*, 197.

69. Shenck C. H. & Mahowald M. W. (1994). Review of Nocturnal Sleep-related Eating Disorders. *Int* 15: 343 – 356.

70. Spielman A. J., Saskin P. & Thorpy M. J. (1987). Treatment of Chronic Insomnia by Restriction of Time in Bed. *Sleep*, 10: 45 – 56.

71. Steljes D. G., Kryger M. H. & Kirk B. W. (1990). Sleep in Postpolio Syndrome. *Chest*, 98: 133 – 140.

72. Stepansky E. J. (2000). Behavioral Therapy for Insomnia. In: *Principles and Praetice of Sleep Medicine* (*3ed*), Philadephia, Saunders, 647 – 656.

73. Symonds C. P. (1953). Nocturnal Mycoclonus. *Neurosurg Psychiatry*. 16: 166 – 171.

74. Tan E. K., Seah A. & See S. J. (2001). Restless Legs Syndrome in an Asia Population: A Study in Singapore. *Movement Disorders*, 16: 729 – 732.

75. Tan T., Kales J. D. & Kales A. (1984). Biopsychobehavioral Correlate of Insomnia。IV: Diagnoses Based on *DSM* – Ⅲ, *and A* M J *Psychiatry* 141: 356 – 362.

76. Toth L. A. (1995). Sleep, Sleep Deprivation and Infection Diseases; Studies in Animals. *Adv Neuroimmuno*, 5: 79.

77. Thorpy M. J. (1990). Rhythmic Movement Disorder. In: Thorpy, M. J. (ed). *Handbook of Sleep Disorders*, New York, Marcel Dekker, 609 – 626.

78. Ware J. C., Rugh J. (1988). Destructive Bruxism: Sleep Stage Relationship. *Sleep*, 11: 172 – 181.

79. Webb W. B., Ades, H. (1964). Sleep Tendencies; Effects of Barometric Pressure. *Science*, 14: 263.

80. Webb W. B. (1987). *Disorders of Aging Sleep*. Interdisciplinary Topic Gerntology, 22: 1 – 12.

81. Woodruff D. S. (1985). Arouse, Sleep and aging. In J. E. Birren & K. W. Schaie (eds). *Handbook of the Psychology of Aging*, New York: Van Nostrand Reinhold.

82. Young T. & Palta M. & Dempsey J. (1993). The Accurrence of Sleep-Disordered Breathing among Middleaged Adults. *N Engl J Med*, 328: 1230 – 1235.